中西医结合诊疗与康复系列丛书

总主编 李 冀 于 波 吴树亮

胃肠肿瘤术后诊疗与康复

主编 王贵玉 刘 正

科学出版社

北 京

内 容 简 介

本书是"中西医结合诊疗与康复系列丛书"之一,以"胃肠肿瘤术后诊疗与康复"为主题,立意于提高胃肠肿瘤术后管理的规范化与科学化,提升胃肠肿瘤康复治疗的临床、科研、教学水平。全书共分为十五章,首先对胃肠肿瘤概述、治疗总论及术后康复总论进行讲解;然后,按照胃肠肿瘤发生部位的不同,分别详细讲解了胃肿瘤、结肠肿瘤、直肠肿瘤、小肠肿瘤、胃肠道间质瘤的术后康复管理;最后,本书就胃肠肿瘤治疗中的前沿热点方向进行术后康复管理解读,包括内镜治疗、内科治疗、中医药治疗、经自然腔道取标本治疗、机器人辅助手术治疗、围术期营养与饮食管理及术后随访与复查指导,详细地讲解了目前胃肠肿瘤术后康复管理的共识与研究成果。

本书可供从事肿瘤康复管理、胃肠肿瘤治疗的外科及内科临床医生、研究生及其他医务人员、医疗科研人员、医学院校学生参考阅读。

图书在版编目(CIP)数据

胃肠肿瘤术后诊疗与康复/王贵玉,刘正主编. —北京:科学出版社,2022.2

(中西医结合诊疗与康复系列丛书/李冀,于波,吴树亮总主编)

ISBN 978-7-03-071544-9

Ⅰ. ①胃… Ⅱ. ①王… ②刘… Ⅲ. ①胃肿瘤-诊疗 ②肠肿瘤-诊疗 ③胃肿瘤-康复 ④肠肿瘤-康复 Ⅳ. ①R735

中国版本图书馆 CIP 数据核字(2022)第 028235 号

责任编辑:刘 亚/责任校对:申晓焕

责任印制:苏铁锁/封面设计:蓝正设计

科学出版社出版

北京东黄城根北街 16 号

邮政编码:100717

http://www.sciencep.com

北京凌奇印刷有限责任公司印刷

科学出版社发行 各地新华书店经销

*

2022 年 2 月第 一 版 开本:787×1092 1/16
2022 年 2 月第一次印刷 印张:11
字数:249 000
POD定价:68.00元
(如有印装质量问题,我社负责调换)

中西医结合诊疗与康复系列丛书

编 委 会

胃肠肿瘤术后诊疗与康复

编　委　会

总　序

　　中医被誉为"古老的东方智慧"，它蕴含着中国古代人民同疾病作斗争的过程中积累的临床经验和理论知识，是在古代朴素的唯物论和辩证法思想指导下，通过长期医疗实践逐步形成并不断发展的医学理论体系。近年来，随着理论研究的不断深入和技术的不断发展，中医学焕发勃勃生机，尤其是在新冠肺炎疫情以来，中医药抗疫效果显著，中医药的疗效日益得到公众的认可，人们深刻认识到中医药的独特地位。

　　中西医结合是中国传统医学与现代医学现实并存的必然结果，是科学发展和科学研究走向交叉、综合、系统化、国际化和多元化的必然趋势。旨在互相取长补短、提高临床疗效、发展新的医疗模式、创新医学理论、弘扬中华传统医药文化，以丰富世界医学，贡献全人类。

　　2021 年 6 月 30 日，国家卫生健康委、国家中医药局、中央军委后勤保障部卫生局联合发布《关于进一步加强综合医院中医药工作推动中西医协同发展的意见》，给中西医结合带来了前所未有的发展契机，这也必将带来对中西医结合人才培养和知识储备的巨大需求。鉴于此，我们集合了中医和西医领域的专家学者，从中西医结合的角度，精心编写了这套"中西医结合诊疗与康复系列丛书"，以飨读者（分册书名见下页）。希望本丛书能为广大医疗工作者解决中西医结合领域的诸多问题提供思路和方法，能对我国中西医结合事业的发展有所裨益。

丛书编委会

2021 年 7 月

中西医结合诊疗与康复系列丛书

消化系统疾病诊疗与康复

神经系统疾病诊疗与康复

内分泌疾病诊疗与康复

血液病诊疗与康复

冠心病诊疗与康复

脑卒中诊疗与康复

肾脏疾病诊疗与康复

肺癌诊疗与康复

耳鼻喉科疾病诊疗与康复

临床罕见病诊疗与康复

口腔疾病诊疗与康复

胃肠肿瘤术后诊疗与康复

骨科疾病诊疗与康复

妇产科疾病诊疗与康复

儿科疾病诊疗与康复

老年病诊疗与康复

目 录

第一章

胃肠肿瘤概述

胃肠肿瘤是人类最常见和最主要的恶性肿瘤，主要包括胃部肿瘤、小肠肿瘤、结直肠肿瘤。很多胃肠肿瘤早期缺乏特异性症状与体征，加之人们肿瘤疾病相关知识的匮乏，对疾病早诊早筛的认识不完善，错过了胃肠肿瘤治疗的最佳时机，严重影响了人们的身体健康和生活质量。

本章节将围绕胃肠肿瘤的分类及定义、流行病学概述、病因及发病机制、病理分型及临床病理分期、临床表现、诊断及鉴别诊断等内容进行概述。

第一节　胃肠肿瘤的分类及定义

一、根据解剖位置划分

（1）胃部肿瘤主要分为胃底贲门癌、胃体癌、胃窦癌。

（2）小肠肿瘤主要分为十二指肠肿瘤、空肠肿瘤、回肠肿瘤。

（3）结肠肿瘤主要分为左半结肠肿瘤（左侧 1/3 横结肠肿瘤、结肠脾曲肿瘤、降结肠肿瘤和乙状结肠肿瘤）、右半结肠肿瘤（右侧 2/3 横结肠肿瘤、结肠肝曲肿瘤、升结肠肿瘤和回盲部肿瘤）。

（4）直肠肿瘤主要分为低位直肠肿瘤（距肛缘 5cm 以内）、中位直肠肿瘤（距肛缘 5～10cm）、高位直肠肿瘤（距肛缘 10～15cm）。

二、根据良恶性划分

良性肿瘤主要有平滑肌瘤、脂肪瘤、腺瘤，而血管瘤、神经纤维瘤、纤维肌瘤等较少见。起源于上皮组织的恶性肿瘤称为癌，如胃癌、结肠癌、直肠癌等；起源于间叶组织的恶性肿瘤称为肉瘤，胃肠道间质瘤（gastrointestinal stromal tumor，GIST）是消化道常见的间叶源性肿瘤；起源于胃肠道黏膜下淋巴滤泡的恶性肿瘤称为淋巴瘤。还有一种特殊类型的肿瘤，目前研究认为处于良恶性之间，起源于神经内分泌细胞，称为神经内分泌肿瘤。

三、根据大体形态分类

1. 胃癌

（1）早期胃癌：指肿瘤组织局限于胃黏膜或黏膜下层，不论肿瘤有无淋巴结转移。

（2）进展期胃癌：指肿瘤组织浸润深度超过黏膜下层。

2. 结直肠癌

（1）溃疡型：肿瘤形成深达或者贯穿整个肠壁肌层的溃疡，可向肠壁深层生长并向周围浸润，分化程度较低，转移情况发生较早。

（2）隆起型：肿瘤的主体向肠腔内突出，多见于右半结肠，盲肠常见，瘤体较大时可见表面有溃疡，周围浸润较少见。

（3）浸润型：肿瘤向肠壁的各个层弥漫浸润，能够使局部肠壁增厚，管腔狭窄，表面无隆起或溃疡面，转移情况发生较早。

四、根据组织学类型分类

1. 胃癌　世界卫生组织（WHO）于 2018 年将胃癌分为腺癌（包括乳头状腺癌、管状腺癌、黏液腺癌、低黏附性癌、混合型腺癌）、腺鳞癌、鳞状细胞癌、未分化癌及其他癌。

2. 结直肠癌　此分类具体内容参见本章第四节。

第二节　胃肠肿瘤的流行病学概述

一、胃癌的流行病学概述

胃癌是我国常见的上消化道恶性肿瘤之一。由于胃癌早期缺乏明显的临床症状，被误以为消化不良，盲目服药，导致错过最佳治疗时间。在世界范围内，东亚、东欧和南美国家胃癌发病率较高，北美和非洲国家胃癌发病率较低，不同地域饮食生活习惯不同导致其发病率也不同。胃癌发病率的高低与社会、经济状况相关，但与国家的经济发展程度无明显关联。目前，随着医疗水平的不断发展、人们对癌症的认识程度的提高、饮食习惯的改变、幽门螺杆菌的检出率和治愈率提升，大部分地区的胃癌发病率和死亡率已明显下降。

二、结直肠癌的流行病学概述

根据我国登记的结直肠癌统计数据，2014 年新发病例数为 79 180 例，占恶性肿瘤总数的 9.6%，死亡例数为 38 264 例，占总数的 7.65%；年龄在 45 岁之前，发病率和死亡率处于较低水平，45 岁后明显升高，80 岁以上年龄组发病率最高；发病部位方面，结肠癌发病率占 49.09%，直肠癌发病率占 49.66%，剩下的为两者交叉跨越。同 2013 年相比，结直肠癌的整体发病率趋于平稳，但死亡率仍在增长，发病率居世界第 75 位，死亡率居世界第 78 位。同国外（如美国等）发达国家相比，我国有必要借鉴他国防治经验，尤其是结直肠癌筛查工作。同样，诊疗手段的高低也影响结直肠癌的死亡率。对于结直肠癌肝转移，影像诊断水平的进步提高了病灶的检出率，靶向药物的广泛应用也对晚期结直肠癌患者生存率的提高做出了贡献。

第三节 胃肠肿瘤的病因及发病机制

一、胃癌的病因和发病机制

胃癌是多因素导致的消化道常见肿瘤之一，与人类居住的自然环境、地理位置、饮食习惯、生活方式、幽门螺杆菌（Hp）感染、个人体质情况、年龄，性别、遗传因素等多因素共同影响有关。至今胃癌的病因和发病机制尚未完全阐明，但目前认为：饮食习惯、Hp 感染、胃食管反流病等因素是导致胃癌的主要危险因素。接下来将对胃癌的病因和发病机制进行简要概述。

（一）基因突变与遗传因素

目前认为，导致遗传性胃癌的突变基因主要是上皮钙黏素基因（*CDH1*），位于人类染色体 16q22.1，编码钙依赖性细胞黏附蛋白——E-钙黏蛋白（E-cadherin），它是参与细胞黏附的细胞表面蛋白，具有调节相关基因表达、参与细胞内信号转导、控制细胞运动和活性等作用。*CDH1* 基因还具有抑癌作用，可以防止细胞无限生长和分裂，特有的黏附性可阻止肿瘤细胞入血和远处转移，其突变最终会导致基因表达失活，不仅见于遗传性胃癌，在原发性胃癌中也可发现此基因的超甲基化，并且可以促使 β-catenin 相关的 Wnt 信号通路激活，促进胃癌的发生、发展。

抑癌基因存在于正常细胞内，但其失活能够导致癌症的发生。如 *p53* 基因是位于染色体 17p13.1 的常见抑癌基因之一，大约有半数的癌症伴有 *p53* 基因突变，其中包括胃癌。有文献报道指出，建议对符合遗传性胃癌的患者筛查 *p53* 基因。乳腺癌易感基因 2（breast cancer susceptibility gene 2，*BRCA2*）与家族性乳腺癌的发生密切相关，但近年研究显示，其突变也可导致胃癌的家族性发病。肝激酶 B1（liver kinase B1，LKB1）可通过抑制细胞生长、促进细胞凋亡等生物活性发挥抑癌作用，但在胃癌中发现 LKB1 与胃癌的病理分期、侵袭性相关。原癌基因在正常细胞基因组中处于低表达或不表达状态，在感染与炎症刺激、化学致癌物暴露等非正常条件下，原癌基因可能被激活，诱导细胞发生癌变。溴结构域蛋白、中性粒细胞明胶酶相关载脂蛋白在胃癌的发生、发展及肿瘤转移中有一定的调控作用。

（二）Hp 感染

遗传性胃癌主要由基因导致，而散发性胃癌是多因素共同作用的结果，发病机制较为复杂，目前研究认为，主要是由 Hp 感染所致。WHO 国际肿瘤研究署于 1994 年将 Hp 确定为"人类

Ⅰ类致癌物"。既往研究显示，Hp 感染发病率高的国家和地区，其胃癌发病率也高。Hp 感染的患者发生胃癌的危险性是未感染 Hp 人群的 4～6 倍。Hp 感染后可通过多种途径导致胃黏膜的损伤，引发慢性萎缩性胃炎，影响胃分泌和消化功能，最终导致胃癌的发生。所以，控制 Hp 感染在胃癌的防治中起着重要的作用。

（三）地理因素和生活习性

胃癌发病有明显的地域差别，其原因可能是土壤和水质不同。世界范围内，日本胃癌发病率较高，在我国西北与东部沿海地区胃癌发病率高于南方地区。

高盐、高淀粉、低蛋白、少新鲜蔬果等是诱发胃癌相关的饮食结构，腌熏、煎炸、过夜蔬菜等亚硝酸盐、多环芳烃致癌物含量高的食品也可潜在导致胃癌发生，饮食无规律、暴饮暴食与胃癌发病也有一定关系。目前我国居民胃癌发生的危险因素主要有油炸食品摄入过多、喜烫食、重盐、暴饮暴食、三餐不规律。

吸烟已被认为是胃癌的风险行为因素之一，能降低前列腺素的分泌。维持胃黏膜完整性的能力降低，可引起胃炎、胃溃疡和肠上皮化生等。吸烟人群与非吸烟人群相比，有更高的 Hp 感染率和胃十二指肠炎症的发病率。同样，嗜酒也是胃癌的风险行为因素，经常饮用烈性酒的人群胃癌发病风险高于饮用低度酒的人群。

（四）胃部慢性疾病和癌前病变

慢性萎缩性胃炎、胃息肉等胃部慢性疾病易导致胃癌的发生，慢性萎缩性胃炎的主要特征是胃黏膜的腺体发生萎缩、黏膜上皮异型增生，部分胃腺瘤可导致胃癌的发生，且腺瘤直径越大，发生胃癌的概率越大。胃癌前病变是指胃黏膜组织病理学发生改变，但不具备恶性肿瘤的特征。

二、小肠肿瘤的病因和发病机制

小肠恶性肿瘤比较少见，约占胃肠恶性肿瘤的 5%，常见的小肠恶性肿瘤为腺癌，其余为类癌、淋巴瘤和肉瘤。近年我国小肠肿瘤的发病率略有升高，除分子遗传学机制外，可能与饮食结构改变等危险因素密切相关。小肠肿瘤为罕见肿瘤，其发病原因和机制与结直肠癌类似。

三、结直肠癌的病因和发病机制

（一）遗传学和表观遗传学机制

随着近几年全基因组测序技术的迅猛发展，遗传性结直肠癌的发生机制逐渐被认识。遗传性非息肉性结直肠癌（hereditary nonpolyposis colorectal cancer，HNPCC）又称林奇综合征（Lynch syndrome），是公认的遗传性肿瘤综合征，是由错配修复基因（mismatch repair，*MMR*）突变引起的常染色体遗传病，与其密切相关的基因有 *MLH1*、*MSH2*、*PMS2* 和 *MSH6*。*MMR* 基因具有纠正 DNA 复制时产生的错误或突变作用，但其本身发生突变会导致 DNA 复制时出现碱基配对错误，错误配对的不断累积使微卫星区域发生突变，称微卫星不稳定性

（microsatellite instability，MSI），MSI 被认为是 HNPCC 的遗传学标志。HNPCC 患者肠道生长腺瘤的概率要比正常人高，发现年龄普遍较小，并且腺瘤的病理类型一般为高危型，罹患结直肠癌的平均年龄在 44～65 岁，其发病的平均年龄早于散发型结直肠癌。

（二）肠道菌群对结直肠癌的影响

肠道菌群是定植于肠道内的细菌群体，与肠道互利共生，维持了肠道的内环境稳态，参与肠道内物质的分解与代谢，促进营养物质的吸收，保护肠道免受毒素侵害。人体肠道内大约有 10 万亿个细菌，常见的有拟杆菌门、放线菌门、梭杆菌门、大肠埃希菌、链球菌等。肠道内环境和肠道菌群共同组成肠道微环境，菌群参与了肠道的三大营养物质的代谢，并且调节肠黏膜屏障，随着年龄的增长、饮食习惯的改变、代谢疾病的积累，肠道内菌群的种类发生变化，有害菌和有益菌比例破坏，当微环境稳态被打破时，可导致肠道炎症，甚至是结直肠癌等多种疾病。肠道菌群在一定程度上可以影响表观遗传的变化，促进结直肠癌的发生、发展。

肠道菌群可通过多种途径影响结直肠癌，大肠埃希菌的过度繁殖可引起肠上皮损伤，毒素可透过细胞膜引起基因突变，导致癌症发生。梭杆菌为肠道厌氧菌之一，研究表明，其可影响肠黏膜的黏附功能并使其发生障碍，使肠黏膜的通透能力增强，致病菌侵入黏膜下组织。脆弱拟杆菌可以促进炎症反应，引起肠道慢性炎症，增加肠癌的发生概率。同样，通过改善饮食结构、摄入益生菌、避免使用能扰乱肠道菌群的抗生素等，可以改善肠道菌群、维持肠道稳态，降低结直肠癌发生的风险。

目前越来越多的研究已经揭示肠道微生物在结直肠癌的发生、发展中的重要性，更好地理解肠道菌群在人体肠道中的作用，更能透彻地为结直肠癌的预测和诊疗提供新的思路、方向。

第四节　胃肠肿瘤的病理分型及临床病理分期

一、胃癌的病理分型

（一）大体分型

1. 早期胃癌

（1）Ⅰ型：隆起型，肿瘤隆起生长，可呈息肉样。

（2）Ⅱ型：浅表型，肿瘤平坦，无明显隆起。根据肿瘤表面情况又可分 3 种：Ⅱa 型，浅表隆起，肿瘤黏膜稍隆起，厚度不超过黏膜的 2 倍；Ⅱb 型，浅表平坦型，肿瘤几乎与周围黏膜同高，部分可呈灰白色；Ⅱc 型，浅表凹陷型，肿瘤周围黏膜凹陷，其凹陷深度不超过黏膜厚度。

（3）Ⅲ型：凹陷型，肿瘤明显凹陷，周围黏膜隆起，但凹陷程度未超过黏膜下层。

2. 进展期胃癌 进展期胃癌的 Borrmann 分型是目前国内外应用最广泛的分型方法。

（1）Borrmann Ⅰ型：息肉型，肿瘤向肠腔内生长，基底宽，界线清楚，可呈息肉状，表面也可呈菜花样，糜烂或溃疡比较少见，浸润现象不明显。

（2）Borrmann Ⅱ型：局部溃疡型，肿瘤表面有溃疡，溃疡边缘明显隆起，边界清楚，向周围浸润不明显。

（3）Borrmann Ⅲ型：浸润溃疡型，与Ⅱ型溃疡类似，溃疡周围边缘隆起，但溃疡底部向周围及深层呈浸润性生长，瘤体与周围组织界线不清。

（4）Borrmann Ⅳ型：弥漫浸润型，肿瘤向胃壁的各个肌层弥漫浸润生长，黏膜表面无肿块或隆起，无法确定肿瘤与正常黏膜的边界，胃壁因被浸润的肿瘤组织影响变厚变硬，黏膜皱襞小时，胃内腔缩小，呈"皮革胃"。

（二）组织学分类

参照 2018 年版《消化系统肿瘤 WHO 分类》，胃癌组织学分型可分为如下内容。

1. 腺癌 起源于上皮的恶性肿瘤，主要包括乳头状腺癌、管状腺癌、黏液腺癌、低黏附性癌、混合型腺癌等。

2. 腺鳞癌 是腺癌与鳞癌并存的一种类型，腺癌部分分化较好，鳞癌部分分化较差。

3. 鳞状细胞癌 癌细胞为典型的鳞癌结构，若累及食管末端，考虑为由食管源性鳞癌所致。

4. 未分化癌 癌细胞弥散成片，异型性明显，无论是组织学还是功能上均缺乏特异性指征。

5. 其他类型 如髓样癌、肝样腺癌。

二、胃癌的临床病理分期

美国癌症联合会（AJCC）和国际抗癌联盟（UICC）联合制定的胃癌 TNM 分期（第 8 版）对制定胃癌治疗方案、评价治疗效果、评估治疗预后有很重要的参考意义。

三、结直肠癌的病理分型

（一）大体分型

1. 溃疡型 此型较多见，约占半数。根据生长情况可分为局限性溃疡型和浸润性溃疡型。肿瘤组织可向深层生长，深及肌层，向周围浸润，形状通常为圆形或卵圆形，早期可见溃疡和出血。此型分化较差，转移情况发生较早。

2. 浸润型 肿瘤可沿着肠壁弥漫浸润性生长，可使肠壁局部增厚，累及肠壁全周，使管腔狭窄，此型在左半结肠、乙状结肠较多见，分化程度低，转移较早，预后差。

3. 隆起型 肿瘤呈结节状或菜花样向肠腔内突出生长，瘤体表面可见溃疡、出血或坏死，浸润情况较少，与周围组织界线清楚，基底部高于癌旁正常黏膜，转移情况较晚。

（二）组织学分类

1. 腺癌 主要包括管状腺癌、乳头状腺癌、黏液腺癌和印戒细胞癌，其中前两种类型占腺癌的大多数。

2. 腺鳞癌　癌组织中有腺癌及鳞癌两种组织，此类型较少见。

3. 未分化癌　癌细胞体积较小，细胞核大且深染，细胞质少，细胞弥漫成片、排列无规律，不形成腺管结构，预后差。

四、结直肠癌的临床病理分期

结直肠癌的分期对指导治疗、判断预后有很重要的参考意义，近年 UICC/AJCC 的 TNM 分期系统广泛应用在各个国家和地区的肿瘤机构，现已更新至第 8 版。

第五节　胃肠肿瘤的临床表现

一、胃癌的临床表现

（一）症状

早期胃癌一般无明显症状，但随着病情的进展，患者可出现类似消化不良、胃溃疡、胃炎的症状，如腹部隐痛、胃酸、嗳气、恶心呕吐、食欲变差，甚至黑便等。具体症状如下。

1. 胃痛　较常见，具体部位为上腹部，常为隐痛，疼痛无规律，进食后加重。如果疼痛持续或加重并且自觉向腰背部放射，则考虑可能存在腹部神经丛受侵犯。若胃癌穿孔，则表现出剧烈腹痛并伴有腹膜炎体征。

2. 食欲减退　食欲减退并伴有逐渐消瘦，体重短时间内明显减轻，进食后腹胀嗳气、反酸，进食油腻或肉食明显感觉消化功能不良。

3. 恶心呕吐　常由肿瘤引起的梗阻或胃肠功能紊乱所致。早期可仅有饱胀感，进展期胃癌所致的幽门梗阻可引起明显的恶心呕吐，呕吐物有腐败酸臭味，同时伴有胃扩张。弥漫性全胃癌一般无明显的呕吐症状。

4. 消化道出血　主要表现为呕血和（或）黑便。肿瘤侵犯血管或晚期胃癌穿孔出血时，可表现为黑便，便隐血阳性。若出血速度较快、出血量较大可引起呕血。

5. 其他症状　腹泻、便秘、癌性发热、黄疸、发现转移灶或全身脏器功能衰竭等肿瘤恶病质表现。

（二）体征

早期胃癌由于病灶较小，一般无明显体征。进展期胃癌可有上腹部深压痛、腹部肿块等体征，提示肿瘤属于中、晚期。

1. 腹部压痛　表现为上腹部深压痛，部分患者可伴有轻度肌紧张、肌抵抗感，一般见于早期胃癌患者，也是部分进展期胃癌患者可获得的唯一体征。

2. 腹部肿块　晚期胃癌患者肿瘤逐渐增大，与周围组织或大网膜粘连后，可在上腹部触及质硬包块。

3. 转移灶体征 癌肿可转移至锁骨上和腋下淋巴结，也可转移至脐周淋巴结。若女性患者于下腹部触及可推动包块，考虑 Krukenberg 瘤可能。肿瘤压迫胆管可出现黄疸。转移至肺脏严重者可有呼吸系统体征。转移至胸膜可有胸腔积液。腹膜转移、肝脏转移、门静脉癌栓时可有血性腹水。

二、结直肠癌的临床表现

（一）右半结肠癌的临床表现

右半结肠癌的典型临床表现是腹痛、腹部包块、贫血。

右半结肠癌主要包括右侧 2/3 横结肠癌和升结肠癌，右半结肠主要吸收维生素 K，肿瘤发生后，维生素吸收受限，导致凝血物质合成不足。右半结肠的肠腔比较大，并且肿瘤多以隆起型为主，生长较缓慢，肿瘤远端容易出现供血不足，导致缺血性坏死、继发感染。临床主要表现为贫血、乏力、食欲减退、消化不良、发热等全身症状。后期可在右腹部触及质地较硬的肿块，活动度差，消化道症状和贫血等全身症状会明显加重。

（二）左半结肠癌的临床表现

左半结肠癌的典型临床表现是肠梗阻、排便习惯或粪便性状的改变。

左半结肠癌主要包括左侧 1/3 横结肠癌、降结肠癌和乙状结肠癌，多为浸润性生长，容易导致肠腔狭窄、梗阻等，由于肿瘤位置距离直肠较近，患者早期就可出现排便习惯和粪便性状的改变，比如腹泻、便秘、排便次数增加、血便或黏液血便。随着病情的进展，肠腔不断狭窄，可出现（不全）肠梗阻的表现，部分患者需要使用缓泻药排便。查体可触及左侧腹部有包块，活动度差，晚期患者因肠腔被肿物堵塞，大量肠内容物堆积，可触及明显膨胀的肠管，出现完全肠梗阻的临床表现。

（三）直肠癌的临床表现

直肠癌的典型临床表现是便血及排便习惯的改变。

直肠癌早期以排便习惯改变为主要症状，便中可有血，往往按照痔疮治疗后无明显好转，因此耽误了诊断和最佳的治疗时机。随着肿瘤的生长，表面出现坏死、溃疡后可见脓血便或黏液血便，位置较低的肿瘤可有排便频率增加、排便不净、里急后重感。肿瘤增大导致肠腔狭窄时，可有大便变形、变细，排便困难等症状，严重者可出现腹胀、腹痛加重。极低位直肠癌患者肿瘤侵犯肛门括约肌或肛周皮肤时，可有肛门疼痛、下坠感，也有患者自觉肛门失禁，时常有黏液或血便自肛门流出。70%的直肠癌患者通过直肠指诊，可触及菜花样肿物，活动度差，退出指套可见染血。

（四）梗阻性结直肠癌的临床表现

随着肿瘤的不断生长，浸润周围脏器或占满肠腔，导致肠腔狭窄，引起肠梗阻症状，由于结直肠位置分布于全腹部，不同位置出现梗阻引发的临床症状也不尽相同。结肠癌若压迫肾、输尿管或膀胱可引起泌尿系统症状，如排尿困难、血尿、尿频尿急等。肝曲结肠癌可侵犯或压迫胆道系统，造成梗阻性黄疸。横结肠癌可向上和后方侵犯胃的后壁、下壁，偶有侵犯胰腺，可在上腹部触及肿块，进食后腹胀感明显。也有部分直肠癌或乙状结肠癌患者肿瘤压迫髂血管，引起双下肢水肿。肿瘤生长到晚期时，由于肿瘤向肠腔内生长，最终堵塞肠腔，造成完全性肠梗阻。患者可有腹痛、腹胀逐渐加重，无肛门排气排便，无法进食，长时间造成肠壁水肿，肠内容物及消化液潴留，患者出现全身症状，如离子紊乱、肝肾功能异常等，继而肿瘤坏死组织或细胞入血，造成全身性感染和肿瘤热，严重者可危及生命。

（五）穿孔性结直肠癌的临床表现

肿瘤慢性浸润性生长，穿透肠壁导致肠内消化液、内容物流入腹腔。急性穿孔表现为腹痛突然加重，伴有腹胀。查体可见明显的腹膜刺激征、板状腹、肠鸣音减弱，叩诊可呈浊音，腹腔诊断性穿刺可穿出肠内容物。慢性穿孔则由于肿瘤穿透肠壁周围组织包裹穿孔部位，肠内容物流入腹腔较少。患者无明显腹膜炎体征，此情况病程更长，根据穿孔的不同位置，临床表现也不同。穿孔侵犯盆腔脏器时，可有下腹坠痛，女性患者若侵犯阴道会出现阴道流血、血性分泌物或直肠阴道瘘。慢性穿孔患者一般全身感染情况不明显，偶有发热，部分患者可有贫血等症状。

三、小肠肿瘤的临床表现

小肠肿瘤一般起病较隐匿，症状多且复杂，缺乏一定的规律性和特异性，因其症状和结直肠癌相关临床表现重合，故临床上易导致误诊。其主要的临床表现为腹痛，此症状最常见，70%的小肠肿瘤患者有腹痛症状。腹痛多不规则、程度轻重不一，阵发性绞痛转为持续性则考虑肠套叠或绞窄性肠梗阻。其次表现为腹部肿块，由于小肠肿瘤患者一般就诊时间较晚，大多数肿块在体表即可触及；消化道出血，常见为间断的柏油样便，出血量大时则表现为便鲜血；肠梗阻，当肿瘤生长到一定程度时，可诱发肠套叠。

第六节　胃肠肿瘤的诊断及鉴别

一、胃癌的诊断

（一）实验室检查

具有一定诊断价值的实验室检查包括大便隐血、胃液脱落细胞学分析、肿瘤标志物等。但随着影像学技术的不断发展，实验室检查指标已作为治疗和预后的参考指标，对胃癌的诊断有一定的指导作用，但特异性不强。

早期胃癌患者，大便隐血检查阳性率约为1/5，特异性虽不强，但检查方法简单，可作为胃癌筛查的首选方法。

肿瘤标志物癌胚抗原（CEA）、糖类抗原 19-9（CA19-9）、癌抗原 12-5（CA12-5）升高可见于部分胃癌患者。CEA 是一种糖蛋白，存在于胃肠黏膜的上皮细胞和一些恶性肿瘤的细胞表面，其升高可见于多种肿瘤，对胃肠肿瘤敏感性较高，但特异性不强。CEA 可用于监测患者预后，术前 CEA 高值的患者提示预后比术前低值者差，术后 CEA 下降后突然短时间成倍升高，提示肿瘤复发，预后不良。术后化疗期间监测 CEA 的下降幅度可评价患者对化疗药物的敏感性。CA19-9 是高分子糖蛋白，对胰腺癌、胃肠肿瘤、肝胆管肿瘤敏感性较高，与 CEA 联合可提高诊断率，其作为评价肿瘤周围浸润、淋巴结转移的情况，可早期预测预后的情况，高水平 CA19-9 提示肿瘤患者生存期较短。CA12-5 属于高分子跨膜蛋白，是卵巢癌的特异性标志物，但在胃肠肿瘤中有一定的参考意义。

（二）消化道造影

消化道造影为目前诊断胃癌的常用方法，主要有上消化道钡剂、胃气钡双重造影和胃低张双对比造影，其中胃气钡双重造影较常用。造影通过观察黏膜相、充盈相等特点做出判断，检查方便、痛苦小是其优点，但不如胃镜直观且无法活检是其弊端，下面简要介绍消化道造影的诊断方法。

1. 检查方法

（1）上消化道钡剂：少量口服钡剂时，站立位观察食管、贲门、胃表面黏膜，大量口服钡剂时分别在站立位、仰卧位和俯卧位观察胃和十二指肠黏膜，并摄影。

（2）胃气钡双重造影：首先温水送服产气粉使胃扩张，然后吞服钡剂，嘱患者卧位并顺时针、逆时针翻身数圈，使对比剂（又称造影剂）充分布满胃表面，并摄影。

（3）胃低张双对比造影：患者先注射山莨菪碱，随后检查方法如同胃气钡双重造影，此方法对微小病变效果较好。

2. 禁忌证和适应证

（1）禁忌证：胃肠道穿孔；肠梗阻；消化道出血；患者体质差，无法耐受检查；药物过敏。

（2）适应证：消化性溃疡、炎症；消化道肿瘤；先天畸形；术后复查等。

3. 造影表现 早期胃癌主要见凹凸不平的颗粒状杂影，形态不规则的龛影，黏膜皱襞增粗、中断或融合；进展期胃癌可见明显充盈缺损，与邻近胃壁分界不清，龛影不规则，胃壁僵硬、狭窄、变形，贲门部肿瘤可见食管连续性中断，食管下段僵硬。

（三）内镜检查

自 20 世纪 70 年代，纤维胃镜在临床逐渐开展并推广，内镜检查可以直接观察胃黏膜病变的部位和范围，为胃癌诊断和治疗提供了更便捷、准确的方法，胃镜检查和胃镜下治疗目前已经成为消化内科的一线选择。

除了常规纤维胃镜外，附带超声探头的超声胃镜目前已应用到临床，可以判断肿瘤的浸润程度和周围淋巴结情况，有助于术前判断病情。对于早期胃癌，超声内镜主要判断肿瘤浸润深度和判断有无淋巴结转移，同时可行超声下穿刺明确诊断；对于进展期胃癌，其优势不如 CT 检查。

（四）CT 检查

胃肠道 CT 检查包括平扫和增强，CT 检查可清楚地显示胃肠道壁的厚度，其主要价值是对进展期胃癌进行术前分期，制定治疗方案，但对早期胃癌的诊断难度较大。

进展期胃癌的 CT 检查主要表现为弥漫性或局限性的胃壁增厚和胃内腔狭窄，胃黏膜皱襞平坦或消失，黏膜层增厚，胃内软组织肿块，增强时肿块不均匀强化；伴有淋巴转移时可见胃周肿大淋巴结。常见转移器官为大网膜、肝、肺、横结肠，甚至卵巢等，CT 检查对胃癌远处转移的诊断有一定优势。

（五）MRI 检查

MRI 检查胃癌具有多角度、多方位、多参数成像的特点，并且具有对软组织的分辨率较高、辐射小等优点，对胃癌的术前分期诊断有一定的指导作用，但由于胃是空腔脏器，且存在蠕动，故 MRI 检查对胃癌的诊断有一定的局限性，对胃壁的分层扫描技术仍有局限性，对小淋巴结转移的检出率不如高分辨率 CT。

（六）PET-CT 检查

近年来 PET-CT 已逐渐应用到胃肠肿瘤的诊断、分期的判断、远处转移灶的评估等，目前指南已经将 PET-CT 作为胃癌术前可选择的检查方法之一。

$[^{18}F]$-代脱氧葡萄糖（^{18}F-FDG）是具有放射性的葡萄糖类似物，进入细胞后形成 FDG-6-磷酸，因其不能进一步代谢而存在于细胞内。^{18}F-FDG 可被 PET 检测并显像，通过检测 ^{18}F-FDG 在体内的分布，可了解组织或器官的代谢情况。由于肿瘤细胞的高代谢率，加之 ^{18}F-FDG 不能被进一步分解，导致其在肿瘤细胞内积聚，经显像后可得到肿瘤病灶的位置、大小、周围转移等临床信息。PET-CT 检查同样在术后监测复发和转移中发挥重要作用，PET-CT 全身显像的优势可以全面了解病变累及的范围，有较高的灵敏度和特异度，对评估化疗的临床效果，调整治疗方案也有一定指导作用。

二、胃癌的鉴别诊断

息肉样胃癌需与胃间质瘤、胃淋巴瘤和胃石相鉴别；溃疡型胃癌主要与良性溃疡相鉴别；浸润型胃窦癌与胃窦炎相鉴别。

三、小肠肿瘤的诊断

（一）实验室检查

小肠恶性肿瘤由于其临床症状、影像学检查不具有特异性，诊断较难，一般排除常见胃和结直肠肿瘤后考虑小肠部位肿瘤，目前常见的胃肠肿瘤血清标志物如 CEA、CA19-9、CA12-5 对小肠恶性肿瘤的诊断有一定的辅助作用，对早期小肠肿瘤的诊断有一定价值，但目前仍缺乏特异性标志物。

（二）小肠气钡双重造影

此方法在检查小肠时可以观察到小肠黏膜形态以便明确病变部位，对小肠肿瘤、憩室、狭窄段病变有一定的诊断意义，此方法操作简单，痛苦小，患者易于接受，是目前诊断小肠疾病最佳的方法之一。

（三）B 超

B 超检查操作方便，价格较低，可清晰地显示脏器及周围器官的层次结构，并且动态监测肠管蠕动情况和具体的梗阻位置，但缺点是易受气体干扰，容易造成误诊、漏诊。

（四）CT 检查

普通 CT 对早期小肠肿瘤的敏感度较低，但通过使用造影剂，使肠管充盈后，CT 不仅可以判断肿瘤的大小和部位，同时可以结合静脉造影剂来判断肠管的血运情况，观察肠系膜、肠壁厚度便于评估肿瘤分期，可作为小肠肿瘤的首选检查方法。

（五）血管造影和放射性核素的应用

血管造影作为有创性 X 线检查，操作较为复杂，风险较高，且有出现并发症的概率，但对于血管畸形、出血活动期的定位诊断和危重症患者的栓塞治疗有一定疗效。放射性核素显像技术较敏感、检出率高，仅用于小肠活动性出血的定位诊断。

（六）胶囊内镜

胶囊内镜操作简单，目前最佳适用的脏器即为小肠，可更直观地检出小肠黏膜病变，观察范围广，对早期的小肠肿瘤、轻度克罗恩病、癌前病变和慢性出血都有一定的优势。和小肠镜相比，胶囊内镜可以检测到小肠镜不能到达的地方，但小肠镜的敏感性要高于胶囊内镜，肠梗阻是胶囊内镜的禁忌证且无法行病理活检。目前小肠镜已成为经胃镜、结肠镜检查均阴性的患者的首选检查方法。

（七）小肠镜

小肠镜目前应用范围不如胶囊内镜，其操作较胃镜和结肠镜复杂，且患者不易耐受，但双囊电子小肠镜有较好的视野，并且可以抵达回肠末端，可以抓取肠黏膜组织行病理活检和止血。

四、小肠肿瘤的鉴别诊断

原发性小肠肿瘤需与原发性小肠淋巴瘤鉴别。小肠腺癌是最常见的小肠恶性肿瘤，原发于小肠上皮，好发于十二指肠，表现为典型的肠壁局限性增厚，管腔狭窄，也见于息肉样肿块和浸润性病变，增强 CT 可见动脉期强化、静脉期不明显强化。小肠淋巴瘤原发于小肠壁黏膜下淋巴组织，占小肠肿瘤的 15% 左右，好发于小肠回肠段。原发性小肠淋巴瘤 CT 表现多样化，息肉样肿块可引起肠套叠，浸润性病变导致肠壁增厚，肠系膜淋巴结肿大的肠道病变是小肠淋巴瘤的特征性表现，CT 增强后动脉期无明显强化。

五、结直肠癌的诊断

（一）实验室检查

血常规、生化系列、凝血项目等可以反映患者的一般状态。血清肿瘤标志物对结直肠癌的辅助定性诊断意义较大。结直肠癌常用的肿瘤标志物中 CEA 可以预测预后，术前 CEA 升高的患者复发率较 CEA 正常的患者高。术后 CEA 在半年内恢复至正常值，若持续增高，说明预后较差；复查时 CEA 持续性增高，提示有复发迹象，应尽快明确复发部位。CA19-9 和糖类抗原 242（CA242）可以预测肿瘤的转移情况，若升高提示其他部位有转移。CA12-5 升高，提示可能存在卵巢转移。

（二）体格检查

体格检查包括腹部触诊和直肠指诊。腹部触诊是已形成肿块的结直肠癌患者有效的体格检查，可估计肿瘤的位置、大小和手术方式；直肠指诊对距离肛门 8cm 以内的直肠癌患者检出率可达到 75%。直肠指诊的作用：明确肿瘤情况，包括肿瘤距肛门的距离，肿瘤具体位置、大小、方位、类型、活动度、浸润情况，初步判断肿瘤分期，判断能否保留肛门；了解肛门情况、肛门有无狭窄，初步判断术后肛门功能及手术难度。

（三）纤维结肠镜检查

此检查作用类似于纤维胃镜检查，可以直观清楚地观察结直肠内的情况，对评估肿瘤的大小、形态、与黏膜的关系、有无出血、手术难度等有一定的指导作用，可以在肠镜下行黏膜活检、息肉切除、对肿瘤行定位标记、止血等治疗，纤维结肠镜对直肠部位的肿瘤定位较准确，由于结肠活动度较大，定位难度比直肠大，对医生的操作水平要求较高。

（四）大肠灌肠造影检查

灌肠造影是最直观、简捷的检查方法，可了解肠道长度、肿瘤位置，为切口和手术方式的选择提供直观的依据，但因有钡剂残留，需肠道准备后再行手术或其他检查。

（五）CT 检查

CT 检查可以弥补结肠镜、灌肠造影检查的不足，可以充分了解病灶及周围的状况，判断肿瘤的浸润程度、是否有周围或远处转移，为术前判断分期、选择更适合的手术方法提供参考。CT 的诊断与临床病理的 Borrmann 分型有很高的一致性，在指导临床治疗或评估疗效中均有很重要的价值。

（六）MRI 检查

MRI 成像可以清晰地显示直肠壁各分层的结构、肿瘤下缘距离肛门的距离、周围淋巴结的情况、肿瘤局部浸润的情况等，可初步判断 T 分期，指导手术方案的制定。

（七）结直肠超声

结直肠超声简便易行，借助超声内镜，可评估肿瘤的浸润深度和判断肿瘤分期，不仅可以检查肠壁内肿瘤的情况，也可以检查肠腔外的病变及对周围器官的影响，其准确率较高，但肠腔内肿瘤情况的直观性不如纤维结肠镜。

（八）PET-CT 检查

PET-CT 可以检出小病灶、多原发病灶，可以明确肿瘤病灶的性质、肿瘤的转移情况，全面了解肿瘤对全身的影响。对于 N 分期和 M 分期，PET-CT 可谓是最佳的评估方式，准确度、特异度和灵敏度均较高，有着明显的优势。但最新结直肠癌诊疗规范中不建议将 PET-CT 纳入常规检查方法，一般于其他常用检查方法无法评估病情后考虑此项检查。

六、结直肠癌的鉴别诊断

结直肠癌主要与下列疾病相鉴别：结肠息肉、溃疡性结肠炎、克罗恩病、肠结核、血吸虫病、细菌性痢疾、阿米巴肠炎等。最具有鉴别意义的方法是结肠镜下取组织行病理检查。

（王贵玉　袁子茗）

参 考 文 献

Bacher JW，Sievers CK，Albrecht DM，et al. 2015. Improved Detection of Microsatellite Instability in Early Colorectal Lesions [J]. PLoS One，10（8）：e0132727.

Chen W. 2015. Cancer statistics: updated cancer burden in China [J]. Chin J Cancer Res，27（1）：1.

Kim IJ，Kang HC，Shin Y，et al. 2004. A TP53-truncating germline mutation（E287X）in a family with characteristics of both hereditary diffuse gastric cancer and Li-Fraumeni syndrome [J]. J Hum Genet，49（11）：591-595.

Park JG，Yang HK，Kim WH，et al. 2000. Report on the first meeting of the International Collaborative Group on Hereditary Gastric Cancer [J]. J Natl Cancer Inst，92（21）：1781-1782.

Raskov H，Burcharth J，Pommergaard HC. 2017. Linking Gut Microbiota to Colorectal Cancer [J]. J Cancer，8（17）：3378-3395.

Sender R，Fuchs S，Milo R. 2016. Revised Estimates for the Number of Human and Bacteria Cells in the Body [J]. PLoS Biol，14（8）：e1002533.

Veziant J，Gagniere J，Jouberton E，et al. 2016. Association of colorectal cancer with pathogenic *Escherichia coli*: Focus on mechanisms using optical imaging [J]. World J Clin Oncol，7（3）：293-301.

Win AK，Parry S，Parry B，et al. 2013. Risk of metachronous colon cancer following surgery for rectal cancer in mismatch repair gene mutation carriers [J]. Ann Surg Oncol，20（6）：1829-1836.

第二章

胃肠肿瘤治疗总论

第一节　胃肠肿瘤的手术治疗

手术是治疗肿瘤的经典方式之一，早在公元前 1600 年，古埃及就有了手术切除肿瘤的文献记载。在晋朝，我国也有"初帝目有瘤疾，使医割之"的记载。1809 年 McDowell 首次报道了卵巢肿瘤的切除手术。随着麻醉技术及抗生素的推广使用，外科技术得以快速发展，从而也推动了肿瘤外科从单纯的肿瘤切除向着区域淋巴结整块切除的根治术方向发展。1889 年 Halsted 提出了乳腺癌根治术，这一理念的提出极大地推动了肿瘤外科的发展。在 Halsted 的引领下，后来的学者陆续提出了前列腺癌根治术、宫颈癌根治术、腹会阴联合直肠癌根治术、胰十二指肠切除术（Whipple 手术）。这些手术方式至今仍然是肿瘤外科治疗中的经典术式。随着外科理念的不断完善，外科技术的不断提高，手术器械、麻醉技术、抗生素的进一步发展，肿瘤外科的领域越来越广。功能外科和微创外科的兴起，改变了传统肿瘤外科的理念，在追求肿瘤根治的同时也更关注患者的生活质量。

一、胃肠肿瘤的开放手术治疗

（一）胃癌的开放手术治疗

1. 胃食管结合部腺癌的外科治疗　胃食管结合部腺癌又称贲门区域腺癌，是指解剖学上、下 5cm 范围内食管及胃部发生的肿瘤。德国外科医生 Siewert 提出了胃食管结合部腺癌的分型：Ⅰ型，系发生于远端食管的腺癌，常常发生自 Barrett 食管，肿瘤通常浸润至近端食管；Ⅱ型，是狭义上的贲门癌，系发生于解剖学贲门及胃食管结合部的胃黏膜发生小肠上皮化生的部位；Ⅲ型，系指贲门下方的胃癌，向胃部浸润。

目前的外科学界普遍认为，不同 Siewert 分型的胃食管结合部腺癌的外科治疗方式存在一定的差异。Siewert Ⅰ型的胃食管结合部腺癌，建议采用经纵隔或者胸腹联合途径，行食管切除+近端胃大部切除术。淋巴结清扫的方式与下段食管鳞癌一致，需行纵隔内淋巴结清扫。此外，还建议进行腹腔干及腹主动脉旁淋巴结探查。Siewert Ⅲ型的肿瘤由于常常起源于高位胃体，一般可单纯经腹腔完成手术操作。淋巴结清扫的范围根据胃癌的清扫原则，探查胃周围淋巴结转移和胰腺、脾脏的受累情况,选择行根治性近端胃大部切除术或全胃切除术。Siewert Ⅱ型肿瘤情况相对比较复杂,需要综合考虑Ⅰ型和Ⅱ型的各种因素。

2. 远端胃癌的开放手术治疗 远端胃癌是我国常见的消化系统恶性肿瘤,发病率居高不下。远端胃癌的治疗以外科手术为主,但是手术方式目前存在一定的争议。欧美国家不提倡更广泛的淋巴结清扫,仅行 D1 手术即可,但是以中国、日本和韩国为代表的亚洲的学者提倡更加广泛的 D2 淋巴结清扫。

胃癌开放手术的切口可根据肿瘤的位置进行选择。胃角、胃窦、胃体的肿瘤可以选择腹部正中切口。腹部正中切口具有手术视野宽阔、易于暴露、便于手术医生操作的优点。胃窦部癌、胃角癌或胃体下部癌可选择远侧胃癌根治性手术,根据不同的疾病分期,可以进行不同范围的淋巴清扫,如根治Ⅰ式（D1）、根治Ⅱ式（D2）、根治Ⅲ式（D3）。如果达不到 D1 手术范围者则为 D0 手术。早期胃癌可清除以胃左动脉干淋巴结为中心的选择性 D2 手术,对于进展期胃癌则需做 D2 或者 D3 手术。经过大样本的临床研究显示,目前亚洲学者主张大部分胃癌应行标准 D2 手术。而欧美学者对于这种手术方式存在异议,就目前的患者生存数据而言,亚洲胃癌患者术后的 5 年生存率高于欧美患者,因此推荐 D2 手术作为优先选择。

（二）小肠肿瘤的开放手术治疗

1. 十二指肠肿瘤的开放手术治疗 发生在十二指肠的肿瘤处理起来相对比较复杂。对于小而带蒂的腺瘤,可切开十二指肠,做深达肌层的局部切除,缝合黏膜。但是对于侵及十二指肠乳头的腺瘤,局部切除后复发的概率较高,特别是无蒂、广基的绒毛状腺瘤。这部分肿瘤需要将肿瘤连同基底部部分肠壁一并切除。若肠壁缺损较小,可横行内翻缝合并进行浆肌层加固;若肠壁缺损较大,可切取邻近一段带系膜的空肠,在系膜缘剖开肠管,剪裁成肠瓣,按蠕动方向做间断全层缝合,并进行浆肌层加固。

十二指肠常见的恶性肿瘤为十二指肠腺癌。65%的十二指肠腺癌发生在十二指肠乳头周围,20%发生在乳头上部,十二指肠乳头下部癌罕见。十二指肠腺癌一般均需行胰头十二指肠切除术（Whipple 术）。手术需要切除全部十二指肠、部分空肠、胰头及胆总管下端。此外,还需要清除胰十二指肠后、肠系膜上血管周围、肝总动脉周围、肝十二指肠韧带内的淋巴结。消化道重建需行空肠-胰腺、空肠-胆总管、空肠-胃及空肠-空肠吻合。Whipple 术创伤大,术后并发症多,术后死亡率高达 5%。

2. 空肠、回肠肿瘤的开放手术治疗 空肠及回肠的良性肿瘤,可根据肿瘤的位置、大小和病理类型选择不同的手术方式。体积较小的浆膜下肿瘤（如脂肪瘤、神经鞘瘤）,可行局部切除;对于来源于肠道黏膜的带蒂腺瘤,可做切除肌层的局部切除;广基无蒂的绒毛管状腺瘤,需行包含腺瘤基底部小肠肠管全层切除;如果肿瘤体积大,或临床高度怀疑有恶性变可能的,需距离肿瘤边缘 5cm 做肠段切除,扇形切除对应的小肠系膜,并行肠管吻合。

空肠癌好发于屈氏韧带附近,如果肿瘤邻近屈氏韧带,手术切除的方式同十二指肠水平部癌。若回肠癌发生在距离回盲瓣 20cm 以内,需行常规的根治性右半结肠切除。其他区段小肠腺癌,需行对应区段的小肠切除。

3. 小肠其他肿瘤的开放手术治疗 小肠间质瘤是来源于小肠平滑肌组织的肿瘤,有良性和恶性之分。小肠间质瘤应行根治性小肠切除术,手术切缘距离肿瘤边缘应在 5cm 以上。如果肿瘤侵犯邻近器官,需行联合脏器切除。

小肠淋巴瘤根据不同部位，手术方式及切除范围同相应小肠癌手术。值得注意的是，小肠淋巴瘤可能散在分布，不相邻的病灶之间可能有正常肠管，易造成漏诊。

小肠平滑肌肉瘤通常肿瘤体积较大，向外侵犯邻近的脏器，需行联合脏器切除术。对于晚期或复发肉瘤病例，若解剖条件许可，姑息性切除可能也会为患者的生存带来获益。

（三）结直肠肿瘤的开放手术治疗

结直肠良性肿瘤，多数可以通过内镜下切除治疗。对于肿瘤直径较大，或者内镜切除术后病理提示高度复发可能的患者须行外科手术。

结直肠癌因肿瘤生长的部位不同，手术方式也各不相同。同一位置的肿瘤，因为分期不同，切除范围及淋巴结清扫范围也各不相同。结肠癌根治术要求切除距离肿瘤 5～10cm 的肠段，包括肿瘤病灶、肠系膜及对应区域的淋巴结。要求淋巴结清扫的范围达到第 3 站淋巴结。此外，考虑患者的年龄、基础疾病及一般状态，也可采用肠段切除。结肠癌淋巴结的清扫对于手术的效果至关重要。结肠的淋巴结与结肠营养血管相伴行，可分为结肠边缘淋巴结、中间淋巴结和主淋巴结。边缘淋巴结为位于肿瘤 5cm 以内的边缘动脉与肠壁之间的淋巴结；主淋巴结为结肠营养血管根部周围的淋巴结；中间淋巴结为位于结肠系膜内动脉干及其分支周围的淋巴结。中间淋巴结通常分为 5 组，即回结肠淋巴结、右结肠淋巴结、中结肠淋巴结、左结肠淋巴结及乙状结肠淋巴结，这些淋巴结分别与同名的动脉相伴行。结肠癌根治术应清扫肿瘤部位所在的一组及相邻两组淋巴结，包括边缘淋巴结及主淋巴结。

直肠癌的治疗模式是以外科手术为中心的综合治疗。直肠癌术前新辅助放化疗对于减少局部复发有着重要意义。大量研究发现，对于距离肛门 12cm 以下 $T_{3\sim4}N^+$ 的直肠癌，术前给予新辅助放化疗，已经成为治疗的标准模式。外科手术在直肠癌的治疗过程中也占据重要地位。1982年由英国著名外科学者 Heald 提出了直肠全系膜切除术（total mesorectal excision，TME）。该理论已经被越来越多的外科医生接受，是直肠癌外科治疗的金标准。

二、腹腔镜技术及机器人在胃肠肿瘤中的应用

（一）胃癌的腹腔镜治疗

1994 年日本著名胃肠外科医生 Kitano 完成了世界首例腹腔镜胃癌根治术，开启了腹腔镜技术治疗胃癌的时代。《日本胃癌处理规约》将腹腔镜胃癌根治术作为早期胃癌治疗的标准方式之一。早期胃癌复发和转移的概率较低，预后较好。目前大多数学者认为，腹腔镜下胃癌 D2 根治术在技术层面上说是可行的。尽管目前进展期胃癌可行 D2 根治术，但是仍然需要大样本的随机对照研究进一步证实。目前腹腔镜下可完成远端胃切除术、全胃切除术和近端胃切除术。此外，腹腔镜技术也可以完成胃癌切除术后的吻合。根据吻合的部位可分为：①腹腔镜辅助的胃癌手术，即胃的游离和淋巴结清扫都是在腹腔镜下完成的，但是消化道重建则是通过腹壁切口拖出体外完成的。此种方式目前应用最多。②全腹腔镜胃癌手术，胃的游离、淋巴结的清扫和消化道的重建都是在腹腔镜下完成的，腹壁切口仅仅适用于取出切除的标本。③手辅助腹腔镜胃癌根治术，通过特殊的手术装置，将手放入腹腔，辅助腹腔镜系统完成胃的游离、淋巴结的清扫及消化道重建。

（二）结肠癌的腹腔镜治疗

腹腔镜技术在结肠癌的治疗中也起步比较早。多项大规模的随机对照临床试验证实腹腔镜手术在手术时间、术中出血量、术后恢复情况、患者无复发生存和总体生存时间等方面优于传统开腹手术。腹腔镜手术逐渐成为结肠癌根治的标准手术方式。目前，腹腔镜辅助的结肠癌根治术，在腹腔镜下完成了肠管的游离和淋巴结的清扫，通过腹壁的小切口辅助完成了标本的取出和肠管的吻合。另外，借助腹腔镜平台还有手辅助腹腔镜结肠切除术，通过腹壁小切口将手伸入腹腔内进行操作。目前在腹腔镜技术下，可完成右半结肠癌扩大根治术、横结肠癌扩大根治术、左半结肠癌扩大根治术和乙状结肠癌扩大根治术。

（三）直肠癌的腹腔镜治疗

虽然腹腔镜技术在结肠癌的治疗过程中取得了令人鼓舞的效果，但是腹腔镜技术对直肠癌的效果目前尚存在争议。研究结果显示，开腹直肠癌根治手术与腹腔镜直肠癌根治手术在局部复发率、无瘤生存率和总体生存率上无统计学差异。后续的多项基于欧美人群的大型随机对照研究也未得出腹腔镜直肠癌根治手术优于传统开腹手术的结论。而基于亚洲人群和欧美人群的研究显示了腹腔镜直肠癌手术优于传统开腹手术的结论。对于上述研究呈现的矛盾结果，有学者指出腹腔镜直肠癌根治术手术难度较大，学习曲线较长，手术效果与术者的手术技术密切相关。

在我国，腹腔镜直肠癌根治术已经开始用于进展期直肠癌的治疗。与国外不同的是，我国居民直肠癌的发病率高，外科医生的熟练程度可能高于欧美医生。然而，目前尚无基于中国人群的大型随机对照试验对比腹腔镜直肠癌手术与开腹直肠癌手术的效果。从目前的普及程度来看，腹腔镜直肠癌根治术有望成为直肠癌治疗的标准模式。

（四）达芬奇机器人手术系统在胃肠肿瘤治疗中的应用

达芬奇机器人手术系统是 2000 年由美国食品药品监督管理局（FDA）批准应用于临床的机器人手术系统。该系统融合了机器人技术与腹腔镜微创外科技术，能够在高度自动化的平台上发挥外科技术的优势。机器人手术系统，一改传统的腹腔镜操作系统，具有 4 条机械手臂和可以 360°旋转的机械关节，同时机器人手术视野可以放大 20 倍以上，非常适合在狭小的空间内完成复杂的手术操作，弥补了腹腔镜技术的多项不足。

三、NOSES 技术

伴随外科技术的飞速发展，患者对于微创手术的认识也越来越深入，同时对微创外科的优势也越来越接受。在胃肠肿瘤的治疗中，腹腔镜技术已经代替了绝大部分的开腹手术操作，已经成为外科治疗的不可缺少的手段。经自然腔道内镜手术（natural orifice translumenal endoscopic surgery，NOTES）打破了传统外科手术的理念，将微创技术带入了无切口的时代；3D 腹腔镜技术、单孔腹腔镜技术、手辅助腹腔镜技术及经肛门微创外科技术在胃肠肿瘤的治疗领域已经广泛应用，这些技术的普及拉开了微创外科的序幕。

近些年来，经自然腔道取标本手术（natural orifice specimen extraction surgery，NOSES）

作为微创外科中一颗冉冉升起的新星，受到国内外学者的广泛关注。NOSES 理念巧妙地融合了 NOTES 技术的"无切口"理念和腹腔镜技术的成熟操作技巧，在达到了微创的同时，能够保证肿瘤治疗的效果。目前，以结直肠外科为代表，NOSES 技术已经在胃、小肠、泌尿和妇科中逐渐开展。根据标本取出的途径，将 NOSES 分为三种，即经肛门取标本 NOSES、经阴道取标本 NOSES 及经口取标本 NOSES。其中应用最为广泛的是经肛门取标本 NOSES。根据取标本的不同方式，NOSES 又可以分为三类，即标本外翻切除、标本拉出体外切除、标本内切除拖出体外。应根据肿瘤的位置选择取标本的方式。在结直肠肿瘤中，标本外翻切除式主要适用于低位直肠肿瘤，标本拉出体外切除式主要适用于中位直肠肿瘤，而标本内切除拖出体外式适用于高位直肠、乙状结肠、左半结肠、右半结肠或全结肠。其他器官切除 NOSES，选择标本内切除拖出体外式更为适合。经过不断的开拓发展，目前已经有 10 种 NOSES 结直肠肿瘤术式，9 种 NOSES 胃肿瘤术式。

　　NOSES 技术在如火如荼地开展中，如何选择 NOSES 的适应证，选择适合进行 NOSES 手术的人群也是至关重要的问题。《中华结直肠疾病电子杂志》于 2017 年发布了《结直肠肿瘤经自然腔道取标本手术专家共识》，系统阐述了 NOSES 选择的适应证。在上述共识中指出 NOSES 技术需要满足腹腔镜手术的最基本要求，建议在具有腹腔镜手术经验的医生中开展；不可应用于局部晚期肿瘤；术前需明确肿瘤定位；不可应用于肿瘤引起的急性并发症，如肠梗阻等。由于 NOSES 技术的关键环节是经自然腔道取出标本，因此对于肿瘤特有的适应证包括肿瘤浸润深度在 $T_2 \sim T_3$；经肛门取标本建议肿瘤环周直径小于 3cm，经阴道取标本建议肿瘤环周直径在 3~5cm。同时，对未婚、未育或已婚计划再育的女性患者，不建议进行经阴道取标本。另外，患者的肥胖程度也是影响 NOSES 开展的因素之一。患者体重越大，肠管系膜越肥厚，自然腔道取标本的难度越大。共识中也指出，对于重度肥胖的患者，不建议开展 NOSES。

　　NOSES 技术有效避免了手术切口，其切除的组织主要通过直肠、阴道等人体自然腔道取出体外。如何保证在经自然腔道取标本中，避免对自然腔道的损伤，是 NOSES 技术需要解决的问题。NOSES 技术严格遵守肿瘤功能外科原则和损伤效益比原则，给予合理的选择取出方式，如结直肠手术经肛门取出肿物更为合适，妇科肿瘤经阴道取出标本更为合适。NOSES 技术对自然腔道功能的影响，是大部分学者担忧的另外一个问题。王锡山教授团队开展的多中心研究结果显示，在经肛门取标本 NOSES 技术中，仅有 1.5%的患者出现了不同程度的肛门功能异常，而在经阴道取标本的患者中未见性功能障碍的报道。通过上述数据可见，合理选择适应证及熟练精细的手术操作，可以保证 NOSES 技术的安全性及有效性。NOSES 技术给患者带来的不仅仅是一个简单的无切口，而是更加快速的康复。没有手术的切口，减少了疾病带给患者的心理暗示，增加了患者自信，让患者重归社会，重新拾回追求美好生活的信心。没有了腹壁的切口，减少了患者术后的疼痛。术后患者早期甚至术后 1 天就可以离床行走，促进了胃肠道蠕动，有助于患者排痰，同时也可以避免静脉血栓的形成，这些隐性的优势都能加快患者术后的康复。

第二节 胃肠肿瘤的内镜治疗

一、胃肿瘤的内镜治疗

（一）胃息肉的内镜治疗

消化道息肉泛指消化道黏膜隆起的良性肿瘤。1973 年 Lawrence 首次报道了内镜下圈套治疗胃息肉，之后经过逐渐发展，内镜下息肉切除治疗逐渐取代了开腹胃息肉切除治疗。随着内镜技术和配套器械平台的发展，内镜下胃息肉切除术已经成为胃息肉治疗的首选模式。息肉的性质难以仅仅通过内镜图像判断，因此内镜下息肉切除要求对肿瘤完整切除，并进行病理学检查，以确定息肉性质。

（二）早期胃癌的内镜治疗

早期胃癌是指胃癌仅侵犯黏膜及黏膜下层而未达到肌层。肿瘤未穿透黏膜肌层又称为黏膜内癌，其中直径小于 5mm 的称为微小胃癌。早期胃癌可实施内镜下切除，而不需要传统的开腹手术，从而减少了手术相关并发症的发生。目前内镜治疗采用的方法是内镜下黏膜剥离切除术（endoscopic mucosal resection，EMR）。EMR 手术切除的病灶体积有限，对于体积较大的病灶不能做到完整切除，这促进了内镜医生研究更新的内镜技术。内镜下黏膜剥离术（endoscopic submucosal dissection，ESD），使得更多病灶能够在内镜下一次完整地切除。ESD 技术具有可以一次性全部切除大病灶、减少肿瘤细胞残留的优点，便于术后的病理学分析。

二、结直肠肿瘤的内镜治疗

结直肠肿瘤的内镜治疗与胃部肿瘤的内镜治疗有很多相似之处，但是由于解剖学差异，也存在许多不同之处。本部分内容主要介绍结直肠狭窄、息肉、早期癌的内镜治疗。

（一）结直肠狭窄的内镜治疗

在结直肠肿瘤外科中，管腔狭窄是常见的临床问题。引起结直肠管腔狭窄的因素有很多，包括肿瘤堵塞、吻合口狭窄、溃疡性结肠炎或克罗恩病等。以往狭窄引起的肠梗阻多需要手术治疗，但是在内镜设备的推动下，一些患者采用内镜下球囊扩张或减压导管及金属支架植入等方式治疗，可取得很好的疗效。

在肠镜的辅助下可以将球囊送至肠管狭窄段，可以根据需要扩张的不同直径，选择不同的扩张压力，可以用于术后吻合口狭窄的扩张。球囊扩张有时可造成肠黏膜的轻度撕裂，导致轻度的消化道出血，可以观察处理。若出血量较大，可以考虑应用止血药物。

　　肠梗阻减压导管是一种新型的胃肠减压装置，包括导丝、造影导管、扩张器、导管和"Y"形接头。肠梗阻减压导管适用于麻痹性肠梗阻、先天性巨结肠和结肠癌诱发的肠梗阻。对于低位直肠癌伴有肠梗阻的患者，由于植入金属支架后直肠刺激症状明显，可以考虑经肛门放置肠梗阻导管进行减压引流。

　　肠梗阻支架特别适用于结直肠癌导致的肠梗阻。但是对于中低位直肠癌患者，放置金属支架可以导致严重的直肠刺激症状，不适合支架植入治疗。肠梗阻支架能将急诊手术转变为限期手术，缩短患者住院天数，减少结肠造口的概率，减少术后并发症的发生。金属支架植入后是否会增加肿瘤转移的概率，目前尚有争议。部分学者认为支架挤压肿瘤，增加了肿瘤细胞转移的机会。

（二）结直肠息肉的内镜治疗

　　结直肠息肉是指高于肠道黏膜突向肠腔内的肿物，分为有蒂息肉和无蒂息肉。临床病理分型包括腺瘤性息肉、错构瘤息肉、炎症息肉和增生性息肉，其中腺瘤性息肉是癌前病变。有研究发现，80%的结直肠癌起源于结直肠癌腺瘤，息肉切除可以明确肿物的病理性质，预防结直肠癌的发生。因此对于结直肠息肉，一经发现均建议早期切除。内镜下治疗方法与胃部肿瘤相同，包含 EMR 和 ESD 两种主要的手术方式。

（三）早期结直肠癌的内镜治疗

　　早期大肠癌指浸润深度局限于黏膜及黏膜下层的结直肠癌，其中局限于黏膜层的为黏膜内癌，浸润至黏膜下层但未侵犯固有肌层者为黏膜下癌。局限于黏膜内的结直肠癌，一般无淋巴结转移；但是累及黏膜下层的早期大肠癌有 5%～10%存在局部淋巴结转移。因此，早期结直肠癌应该进行病理学诊断的评估，对于有高度复发风险的患者，应建议外科手术切除。

第三节　胃肠肿瘤的内科治疗

　　1943 年，Gilman 和 Goodman 首次在淋巴瘤患者中使用氮芥治疗，取得了很好的疗效，进而拉开了化学药物治疗肿瘤的序幕。此后，20 世纪 50 年代氟尿嘧啶的问世，60 年代环磷酰胺的合成，以及 70 年代顺铂和多柔比星的投入，加速了化疗技术的发展。对肿瘤细胞生物学的深入研究，也推动了新药的不断研发。肿瘤的化疗逐渐延伸到根治性治疗、辅助治疗和姑息治疗等多个领域。著名医生 Karnofsky 根据化疗在儿童白血病和淋巴瘤中取得的疗效，首次提出了"肿瘤内科学"（medical oncology）的概念。而后进入了 20 世纪 80～90 年代，多种新型的细胞毒性药物，如紫杉类、喜树碱等问世，推动了多药物联合应用，肿瘤化疗的地位得到巩固。20 世纪 90 年代肿瘤分子生物学、测序技术和遗传工程的进一步发展，癌症分子靶向药物得到了快速研发，使得晚期肿瘤的治疗效果进一步提高。

　　至今，肿瘤内科治疗与外科手术治疗、放疗成为癌症治疗的三种基本手段。肿瘤内科治疗也表现出勃勃生机。

一、胃癌的内科治疗

（一）胃癌的术后辅助化疗

胃癌术后的病理分期是决定患者是否化疗的重要因素。术后病理分期为 $T_1N_0M_0$ 的患者，5 年生存率高，无须化疗；但是对于存在高危因素（如低分化、印戒细胞癌，淋巴管、血管、神经侵犯，年龄＜50 岁）或者手术未能达到根治水平的 $T_2N_0M_0$ 患者，均应该考虑化疗。术后的辅助化疗除了兼顾肿瘤预防的作用外，患者自身的耐受情况、如何保证安全性是化疗需要考量的重要问题。所以，把握合适的时间点开始化疗至关重要。一般常规建议最好在术后 4 周左右开始化疗，不宜超过 8～12 周，否则难以带来生存获益。一般根据患者的病理分期、手术方式、高危因素和一般身体状况，给予两药或三药的化疗方案。常用的方案有卡培他滨单药治疗、卡培他滨+奥沙利铂、卡培他滨+顺铂，奥沙利铂+氟尿嘧啶/亚叶酸钙、表柔比星+顺铂+氟尿嘧啶等。

（二）胃癌的术前新辅助化疗

术后复发或转移风险较高的患者，从术前的新辅助治疗中可以得到生存获益，所以术前的新辅助化疗对于胃癌患者的治疗意义重大。新辅助化疗应选择高效、低毒性的联合治疗方案，不推荐单药治疗。新辅助化疗无效的患者，同样很难从手术治疗中获益，可以作为评价患者预后的指标之一。新辅助化疗的有效方案尚在探讨中，以紫杉类、奥沙利铂和氟尿嘧啶为基础的三药治疗，应用较为广泛。对于新辅助化疗，应该定时给予疗效评估，对于有效的患者，不应给予持续化疗，应尽早给予手术治疗。

（三）晚期胃癌的化疗

晚期胃癌是指不可切除和术后复发的胃癌，包括确诊时为局部晚期不可切除、确诊时已经为局部不可切除及确诊时已经转移的胃癌。尽管晚期胃癌的患者预后极差，但是与最佳姑息治疗相比，化疗可以减轻患者的症状，延长患者的生存时间，因此化疗在晚期胃癌中的作用不可忽视。目前，晚期治疗选择需要兼顾疗效和安全性，根据患者的一般状态选用单药治疗或联合治疗的方案。

（四）胃癌治疗中的分子靶向治疗

近几十年的研究发现，胃癌中的表皮生长因子受体（EGFR）、血管内皮生长因子受体（VEGFR）和人类表皮生长因子 2（HER-2）的表达与患者的预后相关。对于 HER-2 阳性的晚期胃癌患者，相比单纯化疗，联合曲妥珠单抗治疗可以显著延长患者的生存时间。另外针对 EGFR 和血管内皮生长因子（VEGF）的分子靶向药物——西妥昔单抗和贝伐珠单抗联合化疗，与单纯化疗相比，也能显著延长患者的生存时间。

二、小肠肿瘤的内科治疗

小肠腺癌发病率很低，同时对放疗及化疗均不敏感。仅有少数研究报道了化疗可控制小肠腺癌的进展。相关的临床研究也很少。对于局部复发或不能手术切除的患者，可考虑使用以氟尿嘧啶为基础的治疗方案。

三、结直肠癌的内科治疗

（一）结直肠癌的辅助化疗

接受根治性手术治疗的结肠癌患者，可以通过辅助化疗杀灭微小转移灶，达到控制复发、延长生存期的目的。原位癌及 $T_{1\sim2}N_0M_0$ 的 I 期结肠癌患者，在行根治术后，无须接受化疗，只需要定期随访。氟尿嘧啶是结肠癌辅助化疗的基础药物，大量的研究证实氟尿嘧啶持续滴注结合亚叶酸钙增敏，取得了一定的疗效。卡培他滨是一种口服的氟尿嘧啶前体药物，在肝脏内代谢成为中间体 5′-DFCR，而后在肿瘤细胞内形成氟尿嘧啶，发挥抗肿瘤作用。相比氟尿嘧啶，卡培他滨具有一定的选择性，毒性反应较轻，同时可以口服，给药方式便捷，目前在结肠癌术后的辅助治疗中应用广泛。

（二）直肠癌的内科治疗

相比结肠癌的治疗，直肠癌的治疗更为复杂，亟待解决的问题更多。早期直肠癌（$T_{1\sim2}N_0M_0$），手术标本完整，切缘阴性，无预后不良因素的患者，术后无须辅助化疗或放疗。若手术未满足 TME 原则，具备预后不良因素者，术后需行以氟尿嘧啶为主的同步放化疗。

局部进展期直肠癌是指术前临床分期为 T_3、T_4，伴有或不伴有周围淋巴结转移的直肠癌（locally advanced rectal cancer，LARC）。这部分患者需行术前新辅助放化疗。未经过手术治疗的直肠组织含氧量较高，肿瘤细胞对射线敏感性高；可避免术后放疗所致的吻合口损伤，降低射线对术后小肠的损伤。新辅助放化疗是目前 LARC 的标准治疗方案。接受新辅助放化疗的患者术后 6～8 周可以进行手术治疗，术后需行辅助化疗。化疗方案的选择与结肠癌相似，多以氟尿嘧啶或卡培他滨联合奥沙利铂治疗为主。

（三）转移性结直肠癌的内科治疗

随着医学技术的不断进步，I～III期结直肠癌患者的 5 年生存率明显升高，但是对于IV期转移性结直肠癌患者（metastatic colorectal cancer，mCRC），5 年生存率仍然很低。mCRC 的治疗格外强调治疗的目的。对于初始可切除的 mCRC 给予的术前化疗，称为新辅助治疗；对于初始不可切除的 mCRC 患者给予的术前化疗，称为转化治疗。通过术前的化疗可以将最初不可切除的病灶变成可切除的病灶；使可切除的病灶体积缩小，从而保证足够的切缘，最大限度地保留脏器功能；还可以将术前化疗的敏感性作为术后选择化疗方案的依据，对于术前化疗方案有效的患者，术后可以继续沿用原方案。所以，术前化疗可以用于新辅助治疗，也可以用于转化治疗。

靶向治疗在 mCRC 患者的综合治疗中也占有重要的地位。多项临床试验证实，西妥昔单抗和贝伐珠单抗可以提高结直肠癌肝转移的切除率。以欧洲肿瘤内科学会（ESMO）和美国国立综合癌症网络（NCCN）为代表的国际结直肠诊疗指南也指出了将靶向治疗用于术前的转化治疗。靶向药物的选择目前也有合适的分子标志物。RAS 野生型的患者接受西妥昔单抗联合

FOLFOX 方案或 FOLFIRI 方案，而 RAS 突变型的患者推荐贝伐珠单抗联合 FOLFOX 方案、FOLFIRI 方案或 XELOX 方案。

（胡汉卿）

参 考 文 献

秦新裕，姚礼庆，陆维祺. 2011. 现代胃肠道肿瘤诊疗 [M]. 上海：复旦大学出版社：627.

汤钊猷. 2011. 现代肿瘤学 [M]. 第三版. 上海：复旦大学出版社：1872.

第三章

胃肠肿瘤术后康复总论

第一节 围术期常规管理

一、概 论

围术期是围绕手术治疗的全过程，指患者从决定手术治疗开始，至本次手术相关治疗结束的一段时间，包括术前、术中、术后三个阶段。围术期管理对肿瘤患者的治疗、康复和预后至关重要，术前应当明确诊断、充分了解肿瘤的进展情况，调整患者机体和心理状态以适应手术治疗；术后应当采取积极的治疗措施，加速患者康复并防治术后相关并发症。

二、术前管理

胃肠肿瘤手术常为限期手术，术前准备时间较充足，应当充分利用这段时间全面地了解患者肿瘤进展的情况和身体功能，制定适合患者的最佳治疗方案。详细询问病史并进行全面的体格检查，结合实验室和影像学检查充分评估患者身体功能，尤其注意患者是否有远处脏器转移和腹膜种植转移等，必要时可行 PET-CT 等检查进一步明确转移情况。

1. 术前讨论 胃肠肿瘤尤其是伴发远处脏器转移的患者，术前应当由手术医生结合其身体功能和肿瘤的进展情况，制定最佳治疗方案，包括手术方式、切除范围等。如有必要，应当邀请相关科室进行多学科会诊（MDT）。同时，应就疾病诊断、手术方式、术中和术后可能出现的不良反应、相关并发症、意外情况及应对方案，充分告知患者及其家属，取得患者及其家属的同意并进行书面记录。

2. 术前饮食 胃肠肿瘤患者术前建议以少渣流食或半流食为主，术前 2~3 日进流质饮食，可以减少胃肠道内的食物残渣；对于出现胃肠道梗阻的肿瘤患者，如为完全性梗阻，应当禁食、水，术前以肠外营养为主要能量来源；如为不完全性梗阻，在术前饮食方面应当慎重，原则上与完全性梗阻相同，应当禁食、水，但可以根据实际情况，适当进流食，同时警惕转变为完全性梗阻。

3. 胃肠道准备 为避免术中因麻醉或手术刺激而引起窒息或吸入性肺炎，患者应在术前

8～12 小时禁食、术前 4 小时禁饮。必要时可留置胃管防止胃部扩张和肠道痉挛。胃部肿瘤患者，术前一日可行肥皂水灌肠，如伴发幽门梗阻，应在术前洗胃。结直肠肿瘤患者，术前一日和手术当日清晨可行清洁灌肠，术前 2～3 日应口服肠道抑菌药，以降低术后感染风险。对于有长期便秘病史的老年患者，可在术前一周内服用首荟通便胶囊等药物促进胃肠蠕动、缓解便秘症状，有利于肠道排空。

4. 预防性应用抗生素　胃肠肿瘤患者，无论手术时间长短，均应在术前 0.5～2 小时或麻醉开始前预防性应用抗生素，手术时间超过 3 小时或失血量超过 1500ml 的患者可第二次给药。根据试敏结果选择合适的抗生素，用药总时间一般不超过 24 小时，可视情况酌情延长至 48 小时。

5. 调整机体状态　术前应及时纠正患者的水、电解质紊乱及酸碱失衡、贫血和低白蛋白血症，必要时可输注血制品。恶性肿瘤禁忌自体血液回输，所以拟行大手术或怀疑术中大出血的患者，术前应进行血型鉴定和交叉配血试验并准备充足的血制品。恶性肿瘤好发于老年人，且常合并多种基础疾病，尤其是心脑血管疾病及糖尿病，因此，术前应结合相关科室会诊意见，调整患者的药物种类和剂量，对基础疾病控制不佳、近期不适宜手术的患者，应推迟手术时间。

三、术 后 管 理

1. 疼痛管理　术后疼痛管理对患者十分重要，镇痛不足会增加住院时间，延缓身体功能的恢复，甚至影响患者的预后。宜采用多模式镇痛方案，可应用小剂量罗哌卡因对手术切口进行局部浸润产生感觉阻滞以控制外周神经痛，而非甾体抗炎药可以降低前列腺素水平起到镇痛消炎的作用，也常被用于外科手术镇痛。应尽量避免或减少阿片类药物的使用，以减少其可能导致的肠麻痹、腹胀、恶心、呕吐、尿潴留等不良反应。对于胃肠及结直肠择期手术，尤其是开腹手术，常推荐胸段硬膜外镇痛，镇痛效果显著，同时可以减少阿片类药物的使用，以促进胃肠功能的恢复。腹腔镜手术后疼痛持续时间较开放手术更短，因此，对于早期恢复进食的腹腔镜手术患者可通过口服药物进行镇痛，故常不推荐术后硬膜外镇痛。

2. 术后饮食　胃肠肿瘤手术后，胃蠕动恢复较慢，右半结肠需要 48 小时恢复，左半结肠需要 72 小时恢复，因此，患者术后早期应依靠肠外营养以维持机体的生理功能。但《加速康复外科中国专家共识及路径管理指南（2018 版）》推荐早期口服或行肠内营养支持可促进术后胃肠功能的恢复，减少术后感染并发症，缩短住院时间；同时指出，如果不应用多模式镇痛，术后早期进食可能会增加呕吐的风险。《结直肠癌围手术期营养治疗中国专家共识（2019 版）》提示，术后早期进食肠内营养制剂应根据患者的胃肠功能恢复情况，从低浓度、小剂量逐渐增加，以提升患者的耐受性。对于胃肠肿瘤患者，术后早期可以使用整蛋白的标准肠内营养制剂，但需考虑肠功能的恢复情况，可从低浓度、小剂量逐渐增加，使患者能够更好地耐受。

3. 术后活动　病情允许的情况下，术后应当尽早离床活动，早期活动可以增加肺活量，减少肺部疾病，改善血液循环，促进切口愈合，减少胰岛素抵抗，更为重要的是，降低深静脉血栓的发生率。同时，尽早活动还可以促进肠道功能的恢复，减少恶心、呕吐及腹胀的发生。术后 1～3 天能否离床活动与加速康复外科成功与否显著相关，术后第一天活动受限与镇痛不足、持续静脉输液、留置导尿管、合并基础疾病等因素相关。不能离床活动会延缓术后恢复并延长住院时间，甚至影响患者的预后。但应根据患者的身体功能状况及耐受程度，决定是否离床活动，建议从低活动量开始，逐渐增加活动量，使患者更好地适应。

4. 胃管护理　传统管理路径认为留置鼻胃管可以加速胃肠功能的恢复，降低吻合口漏的风险，但最新研究表明，术后不留置鼻胃管不会增加术后并发症的发生率和病死率，却可以促进早期排气、缩短住院时间。因此，ERAS 指南与共识推荐胃部手术中不常规使用鼻胃管，若必须使用，可在术中留置，术后拔除；如吻合满意，可在术后 24 小时内拔除；若吻合不满意，则需确保吻合口血运良好、缝合稳固，同时排除出血、吻合口漏和胃瘫等风险后，拔除鼻胃管。而择期结直肠手术后无须常规放置经鼻胃管。但对于胃和小肠手术后的患者，若出现急性胃扩张、显著肠梗阻或患者神志不清等情况，应经鼻置入鼻胃管，进行负压吸引，经常冲洗以确保鼻胃管通畅，待胃肠功能恢复后拔除。

5. 管道护理　传统胃肠肿瘤术后，常会在腹盆腔内留置 1～2 根引流管以防止术后并发症的发生，腹腔内积液可以依靠虹吸原理经引流管转移至体外，腹盆腔引流管的作用主要是防止腹腔内积液聚集引起的术后感染及其他并发症的发生。但最新研究证实，择期胃肠及结直肠手术未留置腹腔引流管，不会增加术后感染及吻合口漏等并发症的发生率。因此，《加速康复外科中国专家共识及路径管理指南（2018 版）》不推荐胃肠及结肠手术常规放置腹盆腔引流管。但对于全胃切除和近端胃切除的患者，可留置腹腔引流管，术后 2～3 天拔除；直肠手术可根据实际情况判断是否留置盆腔引流管。根据加速康复外科理念，胃肠肿瘤患者可在术后 1～2 天拔除尿管，早期离床活动，以促进胃肠道功能的恢复。

6. 造口护理　肠造口是指因病情及治疗需要，将部分结肠或末端回肠拉出体外，固定于腹壁，肠内容物经造口排出体外，按造口部位分为结肠造口和回肠造口，按造口用途分为暂时性造口和永久性造口。回肠造口排出物量多且稀，含有多种消化酶，易侵蚀皮肤，造成糜烂，长期腐蚀极易引起皮肤并发症的发生。若皮肤出现破溃应立即清洗，然后以造口护肤粉、皮肤保护膜和造口防漏膏进行保护。肠造口护理对胃肠肿瘤患者至关重要，严重影响患者的术后康复与生活质量；若造口护理不到位，极易引起肠造口及周围皮肤相关并发症的发生，为患者及其家属带来严重的生理和心理负担。

第二节　围术期症状管理

一、概　　论

外科手术作为一种恶性肿瘤的治疗方式，本身也会对机体各脏器系统造成损伤，因此术后常会出现各种不适症状。围术期症状管理的目的是通过早期发现、早期诊断、早期干预围术期各种不适症状，保证肿瘤患者平稳度过围术期，避免病情加重形成严重并发症而影响术后康复和生活质量。

二、围术期的不适症状

1. 发热　是包括胃肠手术在内的腹部手术的常见术后症状，持续发热可能会导致机体免疫力下降，延迟手术切口愈合，影响手术的治疗效果，甚至引起多脏器功能衰竭。但并非所有发热都是由感染引起的,术后炎性渗出及无菌坏死物质的吸收,亦可引起吸收热,属于正常现象;而异常发热往往预示着感染和术后并发症的发生,需要引起特别的注意。

胃肠肿瘤术后常见发热原因可归纳如下。①呼吸道感染:多发生于术后第5~10天,主要是由于术中插管引起呼吸道损伤、术后长期卧床及手术切口疼痛引起排痰不畅导致呼吸道感染;②胸腔积液:多发生于术后第1~3天,主要是由于术后切口疼痛限制腹肌运动、膈下局部压力及全腹内压升高引起;③腹水:多发生于术后第1~3天,主要由术后腹腔液体渗出较多,引流不充分造成,同时,低蛋白血症也会促进积液的形成;④切口感染:多发生于术后第5~10天,主要是由于胃肠道手术前肠道准备不充分、术中腹腔冲洗不完全等,导致胃肠内容物及消化液浸润切口,引起切口感染,肥胖或腹壁脂肪较丰富的患者亦可能出现脂肪液化引起切口感染;⑤吻合口漏:术后第5天即可出现发热,且持续时间较长,主要与吻合方式、吻合口血供及营养状态等相关,导致胃肠内容物和消化液经漏口流入腹腔引起感染;⑥其他:包括静脉导管相关感染、腹腔引流管相关感染、药物过敏等。

术后发热应根据发热原因和程度的不同选择合适的治疗策略。术后早期体温38℃以下常为术后吸收热,3~4天后可逐步恢复正常体温,无须特殊处理;体温超过38.5℃或患者出现不适症状时,应给予物理降温,如温毛巾擦拭、冰袋冰敷等;体温持续升高或不缓解的患者应当给予退热治疗,由于胃肠手术早期禁食、水,因此可肌内注射复方氨林巴妥等药物控制发热;同时行白细胞计数及血培养检查,由于细菌培养时间较长,如果患者感染较重,可在未获得细菌培养结果前根据经验提前应用抗生素治疗;而对于长期应用抗生素的持续发热患者应当警惕真菌感染的可能。

2. 呃逆　是由膈肌或膈神经、迷走神经、中枢神经等受到刺激后引起的膈肌阵发性痉挛,可见于胃肠术后的患者,其中以胃部术后较多见。多数呃逆为暂时性,常可自行缓解;少数膈肌持续痉挛且超过48小时,为顽固性呃逆。顽固性呃逆可能会影响患者的饮食和睡眠,严重者可能会影响切口愈合、手术疗效及术后康复,因此预防和治疗呃逆对胃肠术后患者十分重要,应当引起足够重视。

引起呃逆的原因可归纳如下。①麻醉因素:全身麻醉手术时,气管插管损伤呼吸道、刺激分泌物的产生、术后长期卧床和切口疼痛引起排痰不畅影响呼吸功能,导致二氧化碳潴留和低氧血症等,从而引起呃逆的发生。②手术因素:术中操作可能刺激迷走神经和膈神经等,引起呃逆的发生。而膈下积液或感染也是引起呃逆发生的重要原因,术中出血量较大、手术时间较长或术中操作不规范等,导致膈下积液或感染刺激膈肌引起术后呃逆。③胃管留置时间:尽管加速康复外科理念强调胃肠手术中不常规留置鼻胃管或术后早期拔除鼻胃管,但术后早期胃肠功能尚未恢复而过早拔除鼻胃管可能会导致胃肠胀气刺激膈肌引起呃逆的发生。④电解质紊乱:研究表明,低钠血症可提高膈肌的兴奋性,引起呃逆的发生。这主要由长期禁食及胃肠减压丢失较多胃内液体,钠离子水平显著下降引起。⑤心理因素:手术应激、切口疼痛及术后焦虑等也可能是引起术后呃逆的原因,因此,术后镇痛管理、调整心理状态有助于呃逆的缓解。

呃逆应当根据其诱发原因进行对症治疗。术后早期呃逆患者,推荐压迫眶上缘、短时间吸入二氧化碳、鼻胃管吸引胃肠内积气积液、纠正酸碱失衡及电解质紊乱,必要时可给予镇静、解痉药物缓解膈肌痉挛。尽早离床活动和康复锻炼可促进胃肠蠕动、加速胃肠功能恢复;而有效的咳嗽、咳痰和深呼吸有助于排尽呼吸道分泌物、改善二氧化碳潴留和低氧血症,减少对膈肌的刺激;同时,良好的术后镇痛管理是离床活动和促进排痰的基础,应当严格按照加速康复外科理念，选择多种模式规范镇痛管理。要警惕膈下积液和感染的发生，可行超声或 CT 等检查，必要时穿刺置管引流膈下积液，并保持引流通畅。对于术后焦虑的患者，应当做好心理疏导，使患者缓解紧张、焦虑的心情，对手术疗效和术后恢复充满信心。

3. 疼痛　是胃肠肿瘤术后最常见的不适症状之一，术后疼痛可以引起患者精神情绪异常、激素代谢紊乱及呼吸、消化、循环功能变化，长期处于应激状态严重影响患者的术后康复。术后疼痛主要包括手术切口疼痛和内脏牵拉疼痛，手术切口疼痛主要由皮肤感觉引起，常于呼吸、咳嗽及翻身时牵拉手术切口引起剧烈疼痛，导致患者难以忍受而不能腹式呼吸、主动排痰及离床活动，延缓了患者身体功能的恢复，甚至可导致严重并发症的发生；内脏牵拉疼痛主要由腹腔内脏器牵拉、粘连腹壁等引起，术后胃肠蠕动功能尚未恢复导致胃内积气积液可使疼痛加重。

良好的术后镇痛管理可以加速患者术后康复进程，早期咳嗽可促进呼吸道痰液的排出，早期活动可促进胃肠功能的恢复，防止术后并发症的发生。但由于传统观念的局限性和麻醉药物的成瘾性，患者往往会默默忍受术后疼痛，并认为术后疼痛是正常的，而随着麻醉药物和麻醉方式的不断发展，术后完全镇痛已经被广泛接受并应用于临床。良好的术后镇痛管理应当做到以下几点：①充分保证患者安全，尽量减少或避免麻醉镇痛不良反应的发生；②镇痛效果持续有效，运动后镇痛效果依然良好；③镇痛时保证患者意识清醒。

第三节　围术期并发症管理

一、概　　论

胃肠肿瘤治疗主要是以手术、放疗、化疗为基础的综合性治疗，其中外科手术占有至关重要的地位，而并发症作为衡量手术安全性的重要指标越来越被广大临床医生所重视。2018 年，中国胃肠肿瘤领域专家结合国际相关指南共识共同制定了《中国胃肠肿瘤外科术后并发症诊断登记规范专家共识（2018 版）》，该共识纳入胃肠肿瘤术后的主要并发症，包括胃肠道相关并发症、切口相关并发症、呼吸系统并发症、心脑血管并发症、泌尿系统并发症、感染并发症、栓塞并发症及其他并发症等；以 Clavien-Dindo（CD）分级系统为基础，根据术后并发症的干预方式来评估并发症的严重程度并进行分级，促进了我国胃肠肿瘤术后并发症的规范化诊疗水平。

二、主要并发症

1. 吻合口漏　术后吻合口漏的诊断较为复杂，常发生在术后第 7 天左右，少数直肠癌患者可在术后 1 个月发生吻合口漏，因此应当警惕迟发性吻合口漏，避免延误诊断与治疗。胃癌术后吻合口漏的典型表现为不明原因的发热、白细胞升高、C 反应蛋白增加及吻合口相关的腹痛；结直肠癌术后吻合口漏的典型表现是腹膜炎体征、经手术切口或引流管内排出粪便、全身感染症状。吻合口漏的诊断主要依靠影像学检查，高度怀疑吻合口漏的患者可接受包括泛影葡胺在内的水溶性造影剂联合 X 线检查，同时结合吻合口相关的腹痛及腹膜炎症状、实验室指标的异常改变、吻合口周围引流液浑浊及气味改变、吻合口周围脓肿等进行诊断，部分吻合口漏不易发现，可能通过再次手术确诊。

　　胃肠吻合口漏发生后，为防止发展成急性弥漫性腹膜炎，应当立即接受治疗。首选非手术治疗，包括禁食水、胃肠减压、静脉补液和营养支持，肠外营养途径可以维持营养需求和液体量，同时减少消化液的分泌，维持内环境稳定、纠正酸碱失衡及电解质紊乱。但肠内营养的能量效益高于肠外营养，肠内营养只需提供机体正常需求 20% 的非蛋白热量，即可保护肠黏膜，防止细菌移位，同时可以降低感染性并发症的发生率和死亡率。早期发现吻合口漏的发生，及时建立肠内、肠外营养支持通道，有助于吻合口漏的愈合。对于抗生素的使用，应当严格遵循血培养及引流液培养结果选择敏感的抗生素。由于细菌培养时间较长，因此，如果患者局部或全身感染较重，可在未获得细菌培养结果前根据经验提前应用抗生素治疗。由于吻合口漏的存在，胃肠消化液等刺激性液体可进入腹腔形成脓肿，若局部脓肿体积较大不能自行吸收，可由介入科医生在 CT 或超声引导下进行经皮穿刺置管引流，对于位置较深、不能进行经皮穿刺置管引流的脓肿，可由外科医生进行手术引流，术中应在充分冲洗腹腔、检查吻合口的位置后，选择合适的位置置管引流，术后应当保持引流通畅，有助于局部感染的缓解，以促进吻合口的愈合。随着消化内镜技术的发展，常规治疗不能愈合的吻合口漏可由内科医生利用内镜下钳夹封闭、放置金属支架及可分解的网片封闭缩小漏口进行治疗；对于非手术治疗无效的顽固性吻合口漏，不建议通过手术进行修补，而应通过外科手术切除全部吻合口并重建消化道的连续性。而对于低位直肠癌患者，由于吻合口漏引起的污染导致周围组织形成瘢痕，不利于消化道的重建，此时部分患者可能需要接受永久性造口所带来的痛苦与不便，永久性造口可能源自首次手术时的回肠预防性造口，也可能是后期发生吻合口漏时的结肠治疗性造口。

　　2. 腹盆腔感染　是胃肠肿瘤手术后常见的并发症之一，主要包括腹膜炎和腹盆腔脓肿，腹盆腔感染的发生严重影响患者的手术疗效与生存预后；随着感染加重，极易合并重症脓毒血症或脓毒血症休克，导致严重腹盆腔感染而危及患者生命，因此，应当给予充分的认识。胃肠术后腹盆腔感染主要指吻合口漏和吻合口漏以外的其他腹盆腔感染；后者是指通过影像学或二次手术诊断的远离吻合口并考虑与吻合口无关的腹盆腔感染、脓肿、腹膜炎等，除外吻合口漏后明确为腹腔感染或盆腔感染。

　　对于腹腔感染或腹腔脓肿的治疗，首先应当查找病因，对症治疗，可经 CT 或超声引导下确定腹腔脓肿位置，进行经皮穿刺引流，将聚集的胃肠内容物或感染性液体引流至体外，必要时可负压持续冲洗引流，收集引流液进行细菌培养并根据细菌学试验和药敏试验结果应用敏感的抗生素控制感染，在药敏结果未出时可经验性应用抗生素治疗。经过系统规范的治疗后，如果腹盆腔感染不能得到有效的控制，应怀疑腹腔多发感染病灶、包裹性积液或严重腹腔感染，可通过 CT 扫描或超声检查确定。

　　3. 乳糜漏　是指局部区域的淋巴液循环被破坏或中断，导致淋巴液压力高于组织液压力或体腔内压而引起外漏，常好发于手术创面较大、淋巴清扫范围较广泛的手术。腹部肿瘤根治术后乳糜漏的发生率约为 7.4%，而胃癌手术后乳糜漏的发生率约为 3.55%，结直肠癌手术后乳糜漏的发生率约为 3.7%。术后乳糜漏若处理不当，可导致营养不良、水及电解质失衡等并发症，增加住院时间和住院费用，影响患者的术后康复，应当引起重视。

　　目前，关于乳糜漏的诊断尚无明确标准，常采用的标准为：①腹腔引流量超过 200ml/d，持续时间超过 7 天。②非血性引流液，淀粉酶和胆红素结果正常，同时排除出血、胆瘘、肠瘘或胰瘘等其他并发症。③经乳糜定性或三酰甘油测定确定为乳糜液。术后乳糜漏的典型表现是与饮食相关的术后腹腔引流量增加，即术后恢复饮食后引流量迅速增加；若损伤部位发生在肠干引流区或引流肠干的主要淋巴干，会导致引流液性状改变，即进食脂肪餐后，漏出液呈浑浊乳白色的乳糜液。若乳糜液量较大，可引起腹胀，严重者压迫膈肌出现呼吸困难，同时，由于腹水中持续丧失大量淋巴液，引起体内淋巴细胞免疫功能降低，易致感染，因此，对于进食后引流液明显增多并伴有腹胀的患者应当格外注意乳糜漏的发生。

胃肠肿瘤术后乳糜漏应根据引流量的多少选择治疗方案，但通常以非手术治疗为主，手术治疗常作为非手术治疗无效后的被迫选择。①漏出量小于 500ml/d 时，无须特别处理，持续引流常可自愈，但应注意调节饮食，以高蛋白低脂肪、中链三酰甘油为主的饮食可明显降低漏出量。②漏出量为 500～1000ml/d 时，以非手术治疗为主，保持腹腔引流管通畅，持续引流腹腔乳糜漏出液，避免恶心、腹胀等消化道不适症状，必要时可在超声引导下穿刺重新置管；乳糜液持续外漏可导致脂肪、蛋白质、水、电解质及维生素的丢失，因此，应利用全肠外营养治疗补充机体所需的热量和蛋白质，保持较好的营养状态，促进漏口愈合，减少乳糜液漏出量；静脉输注生长抑素可抑制消化液的分泌，减少腹腔内器官的血流量，抑制胃肠道和胰腺肽类激素的分泌，从而减少乳糜液的产生。③漏出量超过 1000ml/d 时，仍以腹腔引流、肠外营养、生长抑素等非手术治疗为主；对于非手术治疗后无效或出现严重腹胀甚至呼吸困难的患者，可选择手术治疗，但是手术应该是治疗乳糜漏最后的选择。术前应尽量通过淋巴管造影或核素淋巴显像来明确漏口的位置，术中可采用结扎或缝扎漏口的方法，广泛渗出的创面可以进行缝扎或覆盖网膜后加压缝扎，同时可在局部喷涂医用蛋白胶。

4. 出血　是胃肠肿瘤手术较为少见的一种并发症，尤其是年轻外科医生，往往缺乏相应的诊疗经验，极易延误治疗导致不可逆转的严重后果，因此应当引起格外的重视。出血可发生在术中和术后，术中出血主要是由手术操作误伤血管引起，小血管出血可通过纱布压迫或超声刀电凝止血，大血管持续出血可通过缝线结扎或止血夹封闭止血。术中出血最为严重的是骶前或盆腔大出血，发生率为 4.6%～9.4%，对于直肠癌患者，由于盆腔空间狭小、手术操作困难，术中可能会引起骶前或盆腔大出血，尽管骶前和盆腔大出血的发生率极低，但是死亡率极高。盆腔大出血常好发于骶前静脉丛和椎静脉系统，由于缺乏静脉瓣的阻拦，损伤后极易引起大出血，导致失血性休克，如止血不及时，可危及患者生命。

术后早期出血多发于吻合口周围，少量出血可通过静脉补液、输血等非手术方式进行治疗，若控制不佳或病情加重，可考虑内科医生内镜下电凝或止血夹封闭，尽量避免外科手术增加创伤风险；而术后迟发性出血好发于腹腔动脉，出血更为凶险、复杂，可通过床旁超声或腹部CT 检查以明确腹腔动脉出血，一旦确诊应当立即进行止血治疗。由于腹腔动脉具有血供大、压力强的特点，如止血不及时，易失血过多，发生休克而危及生命安全，应当选择快速、高效的止血方法，血管造影栓塞具有定位精确、止血快速等优势，可有效治疗胃癌术后腹腔出血，并且在止血效果方面优于外科手术。主要经股动脉穿刺置入导管，注入造影剂后各腹腔动脉分支显影，发现出血位置后利用明胶海绵等栓塞物进行栓塞止血。尽管血管造影栓塞可以有效控制腹腔出血，但仍然存在再次出血的风险，可能需要多次介入栓塞治疗。由于腹腔大量出血后血容量下降、血压较低，很难确定出血点，外科手术常不作为首选止血方案。

5. 肠梗阻　术后肠梗阻的诊断主要依靠临床症状和影像学检查。临床表现为恶心、呕吐、腹痛、腹胀、术后恢复排气排便时间延长等；而急性输入袢梗阻常表现为右上腹疼痛伴恶心呕吐，呕吐物不含胆汁；慢性输入袢梗阻常表现为餐后上腹部疼痛伴腹胀，有时可见喷射状呕吐，呕吐物中含有胆汁和食物；输出袢梗阻的表现为餐后上腹部疼痛、腹胀伴恶心呕吐，呕吐物含胆汁和食物。怀疑术后肠梗阻的患者可行 X 线或腹部 CT 检查，发现梗阻的肠袢即可明确诊断，常需与胃排空障碍、肠系膜血管血栓形成、肠扭转、肠穿孔等疾病进行鉴别。

术后肠梗阻的治疗主要分为非手术治疗和手术治疗。除急性输入袢梗阻外，其他肠梗阻首选非手术治疗，主要以禁食水、胃肠减压、静脉补液和营养支持治疗为主；肠梗阻患者常因频繁呕吐导致低钾血症、低钠血症、低氯血症和代谢性碱中毒，因此，应根据实验室检查结果及时纠正酸碱失衡和电解质紊乱；术后肠梗阻的发生可影响肠壁血液循环，损伤肠黏膜功能，导致肠道菌群移位，而诱发腹腔内感染，故可给予抗感染治疗；同时术后镇痛所用阿片类药物可抑制胃肠蠕动，因此应当尽量避免或减少使用阿片类药物，可改用非甾体抗炎药或患者自控式硬膜外镇痛等方式。急性输入袢梗阻是一种闭袢性梗阻，极易发生肠绞窄，如果治疗不及时，肠腔内聚集的消化液和胃肠内容物会随着压力的升高而发生逆行感染，导致逆行性胆管炎、梗阻性黄疸及胰腺炎等，严重者可诱发胃肠穿孔和脓毒血症，危及患者的生命健康，因此临床医生应当高度警惕急性输入袢梗阻的发生，一旦确诊应当立即手术治疗。输入袢梗阻最常用的手术方式是将 Billroth Ⅱ 式胃空肠吻合改为 Roux-en-Y 胃空肠吻合、输入袢输出袢肠管侧侧吻合（即 Braun 吻合）等。对于经非手术治疗无效或病情加重的术后肠梗阻患者，可根据梗阻原因的不同，选择合适的手术方式解除梗阻。因腹腔肠管粘连而诱发的肠梗阻可行粘连松解手术；当解除梗阻有困难时，可将梗阻部位远端和近端分离出来进行短路吻合手术，旷置梗阻肠段；对于机体状态较差不能耐受较长时间手术或梗阻肠段分离困难的患者可行近端肠造口手术，引流消化液和胃肠内容物、缓解肠腔压力、避免梗阻继续加重而导致肠穿孔等严重并发症的发生，已发生缺血坏死的肠段应当完全切除，将两断端提出至腹壁做肠造口，二期手术重建肠道的连续性。

6. 胃排空延迟　是胃癌根治术后常见的并发症之一，它是一种由继发的非机械性梗阻因素引起的以胃排空障碍为主要征象的胃动力紊乱综合征，亦称"胃瘫"。胃癌术后胃排空延迟的发病率为 0.47%～2.40%，它的发生会延长鼻胃管的留置时间、延缓患者的术后恢复，给患者及其家属带来痛苦。

胃排空延迟的诊断较为复杂，临床工作中常以排除诊断为主，《中国胃肠肿瘤外科术后并发症诊断登记规范专家共识（2018 版）》指出，胃肠术后胃排空延迟的诊断要点为：①恶心、呕吐等上消化道临床表现；胃肠减压量较大。②须鉴别排除术后吻合口狭窄。③肠道功能基本正常（须排除麻痹性肠梗阻，如胃排空延迟常伴有正常的肠鸣音及排气排便）。④与麻痹性肠梗阻无法鉴别时可暂诊为术后胃肠道功能恢复障碍。影像学检查主要采用腹部 CT 扫描结合肠道造影，通过评估胃内积液，同时排除机械性肠梗阻等进行诊断。

胃排空延迟主要以非手术治疗为主，包括：①禁食、水和营养支持，可利用肠内营养（空肠营养管）或肠外营养补充机体所需的营养物质。②胃肠减压，应当延长鼻胃管的留置时间，进行持续胃肠减压，引流胃内积聚的消化液和胃内容物，缓解胃肠道负担。③促胃动力药，研究表明，红霉素作为胃动素受体激动剂可作用于胃动素受体促进胃内容物的排空，缓解胃肠动力紊乱。而甲氧氯普胺（胃复安）作为多巴胺拮抗剂具有促进胃肠动力的功效，有助于治疗胃排空延迟。④控制基础疾病，减少麻醉药物的使用。营养不良、糖尿病等与胃排空延迟具有一定的相关性，因此，无论是在术前还是术后，都应当严格监测并控制基础疾病，同时应当尽量避免或减少使用阿片类药物进行术后镇痛管理，防止胃排空延迟进一步加重。⑤纠正酸碱失衡及水、电解质紊乱。由于长期禁食、水和胃肠减压会丧失大量消化液，导致酸碱失衡和水、电解质紊乱，因此，应定期监测血糖水平、钠钾离子及电解质，及时补液对症治疗，维持内环境稳定，有助于胃排空障碍的治疗。

7. 吻合口狭窄 消化道重建是胃肠肿瘤手术中至关重要的手术步骤，而吻合效果直接影响患者的手术疗效和术后恢复等。吻合口狭窄是胃肠术后的并发症之一，最常继发于吻合口漏，单纯吻合口狭窄较少见。胃癌术后吻合口狭窄的发生率为 1.2%～4.9%，结直肠癌术后吻合口狭窄的发生率为 9.8%，吻合口狭窄严重影响患者预后和生活质量。

吻合口狭窄分为瘢痕性狭窄和膜性狭窄，前者多继发于吻合口漏，后者则与吻合方式、吻合操作有关。胃肠肿瘤术后吻合口狭窄发生的原因包括：①吻合口血运障碍，是引起吻合口狭窄最重要的原因，主要是由于吻合口周围组织血供不足或处于低灌注状态，组织长期乏氧引起纤维组织增生，吻合口局部瘢痕形成而产生吻合口狭窄；同时，吻合口出血也是导致吻合口狭窄的原因之一。②吻合口漏，常并发吻合口周围局部感染，反复的炎症刺激、肉芽组织增生及瘢痕修复可引起吻合口瘢痕性狭窄。③吻合器型号：随着手术器械和吻合技术的发展，诞生了胃肠手术吻合器，虽然提高了手术效率，但也带来了吻合器相关并发症。吻合器的使用不恰当或不规范会影响胃肠吻合效果；吻合器型号或口径选择不当可能会导致吻合口狭窄的发生。④肿瘤局部复发：由于手术操作不规范，术中未严格遵循无菌无瘤原则，引起肿瘤局部残余或播散种植，可能会导致吻合口周围肿瘤局部复发，形成吻合口狭窄。

目前，针对胃肠吻合口狭窄的诊断标准尚未完全统一，普遍认为腹痛、腹胀、恶心、呕吐等梗阻症状结合影像学或内镜检查，同时排除胃肠功能恢复障碍、机械性梗阻，可诊断吻合口狭窄。通常以胃吻合口 9mm 内镜无法顺利通过和直肠吻合口 12mm 内镜无法顺利通过作为参考指标。

吻合口狭窄应根据狭窄原因及程度选择适宜的治疗策略，以非手术治疗为主，手术治疗常作为非手术治疗无效的解救办法。胃、十二指肠吻合口轻度狭窄的患者可调整饮食以流食为主，多可自行缓解；若梗阻症状持续不缓解可采用禁食水、胃肠减压，给予抑酸药、黏膜保护药及高渗盐水洗胃等治疗；胃、十二指肠吻合口重度狭窄的患者需行内镜下球囊扩张术或狭窄瘢痕内镜下切开术，必要时行二次手术切除狭窄的吻合口，重新吻合或 Roux-en-Y 吻合；对于局部肿瘤复发引起的吻合口狭窄，可考虑切除复发肿瘤并重新吻合，若肿瘤无法切除可考虑短路手术、造口手术或内镜下支架等姑息治疗以缓解症状，提高患者的生活质量。直肠吻合口轻度狭窄的患者可进行人工扩肛、机械扩肛或直肠指检，多数可恢复正常直径，对于位置较深、直肠指检不能到达的吻合口，可行结肠镜球囊扩张；对于直肠吻合口严重狭窄者，可行经肛门狭窄环切开或切除术，必要时可行经腹手术切除狭窄部位。

8. 切口愈合延迟 手术切口愈合对胃肠肿瘤患者的术后恢复十分重要，切口愈合延迟可能引起切口感染、切口裂开，而切口感染和切口裂开亦是切口愈合延迟的常见原因，严重者可影响手术疗效和术后康复。而开腹手术切口相比于腹腔镜戳卡孔，其切口更长，愈合时间更久，因此切口愈合延迟更易发生。临床上，胃部肿瘤常以上腹正中切口为主，直肠肿瘤常以下腹正中切口为主，结肠肿瘤常根据肿瘤位置选择合适的手术切口，但研究表明正中切口可能导致术后腹壁切口疝的发生率升高，影响切口愈合，因此在可能的情况下可尝试非正中切口。

　　手术切口愈合延迟的原因主要包括：①患者自身因素：主要涉及性别、年龄、营养状态、体重指数及基础疾病。研究表明，女性相比于男性皮下脂肪更厚，术后易引起皮下脂肪液化造成切口感染而发生切口愈合延迟；老年患者身体功能衰退导致免疫力下降，术后切口恢复较慢，同时老年患者常合并基础疾病，尤其是糖尿病，围术期血糖控制不佳可以引起组织水肿，导致切口愈合延迟；而贫血、低蛋白血症和肥胖等也会影响术后切口愈合。②切口局部因素：切口局部张力过高、局部感染、缺血坏死及神经损伤等也是影响术后切口愈合的关键因素。③手术因素：研究显示，手术时间延长导致切口创面长时间暴露引起表面细菌数量增多会影响切口愈合，同时长时间手术应激和麻醉刺激会降低机体免疫力，增加切口感染的概率，导致切口愈合延迟；切口保护不到位，术中操作不规范，没有严格按照无菌无瘤原则导致手术切口感染亦可造成切口愈合延迟；而切口缝合方式是影响切口愈合的另一个关键因素，切口缝合应当对合严密、不留残腔和积血，因此开腹手术常选用分层缝合，但分层缝合导致缝线较多影响血供、易引起排线反应，不利于切口愈合，在此基础上提出全层缝合。研究表明，全层缝合可以显著降低切口并发症，已逐渐被广大临床医生所接受。

　　切口愈合延迟的诊断主要依靠以下三个标准：①切口感染：手术切口出现局部红肿，伴有脓性渗出液，经细菌培养检查发现细菌，同时体温升高。②脂肪液化：常见于皮下脂肪较厚的患者，指术后切口皮下脂肪细胞因手术损伤、血供不足等因素导致坏死液化，患者手术切口疼痛明显，但体温和切口周围皮肤温度正常，皮下组织游离，愈合不良，渗出液较多，可见大量脂肪滴，细菌培养无细菌生长。③线结反应：手术切口基本愈合，形成手术瘢痕，出现间断突起的疱状肉芽或脓包，可有脓性分泌物。

　　切口愈合延迟的治疗较为复杂，应根据诱发原因选择合适的治疗策略。①切口感染引起的愈合延迟应根据细菌培养试验及药物敏感试验结果选择合适的抗生素进行抗感染治疗，但细菌培养试验时间较长，临床中常以经验性用药为主，胃肠肿瘤术后患者切口常见病原体为大肠埃希菌、粪肠球菌、铜绿假单胞菌、产酸克雷伯菌等，偶可见真菌感染，药物敏感试验中以美罗培南、亚胺培南的耐药率较低，常作为切口感染的经验性用药首选；另外，切口感染患者应定期进行切口换药和引流处理，即在切口内放置引流条或纱布，利用体内液体与体外大气压的气压差，以毛细血管虹吸原理与体位引流将伤口渗液引流出体外，对于引流效果欠佳的深层窦道可利用负压吸引持续抽吸坏死性及脓性渗出液。②脂肪液化治疗的关键是早期发现、通畅引流，切口渗出液较少可拆除周围少数缝合线，留置纱布引流并定期切口换药后，多可自行愈合；切口渗出液较多则应早期开放切口，切口定期换药，新生肉芽组织生长后可根据情况行二期手术缝合；对于伴有细菌感染的患者可加用庆大霉素浸湿的纱布局部填塞切口，如有必要可根据细菌培养和药物敏感试验结果应用抗生素治疗。③线结反应的治疗视情况而定。单纯线结反应者，如果反应轻微，可在无菌条件下以外科手术刀片刺破手术瘢痕处的包块以便寻找皮下线结，拆线后用止血钳取出，反复冲洗手术切口，去除脂肪液化物，以无菌纱布清除切口内冲洗液，最后以阿米卡星注射液冲洗，覆盖无菌纱布；如果反应强烈引起切口裂开，则以无菌手术刀片清除所有皮下线结，彻底清创，通畅引流，最后以阿米卡星注射液冲洗，覆盖无菌纱布。④对于合并基础疾病，如糖尿病，应控制血糖在正常范围内，同时调节患者的心理状态，避免烦躁焦虑和应激状态。

　　9. 引流部位感染　以往胃肠肿瘤手术中会留置腹腔引流管，利用虹吸原理引流腹腔内积液，避免腹腔感染等相关并发症的发生，但最近的研究表明胃肠手术中不留置腹腔引流管，不会增加术后感染及吻合口漏的发生率。但全胃切除和近端胃切除可留置腹腔引流管，术后早期即可拔除，除此之外，急诊手术尤其是胃肠穿孔的患者，炎性渗出较多，无法引流可能会导致局部感染病灶的形成，因此，放置腹腔引流管可充分引流感染病灶。

尽管引流部位感染发生率较低，但放置引流管可能会导致引流部位感染的发生，主要是由于：①引流管管径较细，与皮肤表面引流口直径不符，引起皮肤表面细菌经引流管空隙进入腹腔，引起腹腔感染。②引流管管径较粗，压迫周围组织，血液循环受阻，引起继发感染，同时可刺激引流管周围皮肤产生红肿疼痛，甚至牵扯附近其他部位不适。③术中无菌操作不严格，术中腹腔冲洗不完全，腹腔内积液引流不畅，形成局部感染病灶，引起腹腔感染。④引流管留置时间过长，与腹腔内脏器及网膜等组织粘连，长期牵拉刺激引起炎性渗出导致腹腔感染。

因此，胃肠肿瘤患者应尽量避免或减少使用腹腔引流管，如必须留置腹腔引流管，则应选择管径合适的引流管，同时术中应当严格按照无菌无瘤原则进行手术操作，腹腔冲洗充分彻底，避免局部残留感染病灶；如长时间留置引流管，应定期消毒周围皮肤并更换引流袋，防止逆行性感染；必要时可在引流管口周围皮肤涂抹氧化锌软膏或垫凡士林纱布以防止皮炎的发生。

第四节　术后康复总论

一、概　　论

肿瘤康复治疗是指克服肿瘤疾病本身或肿瘤治疗方法所导致的功能异常、躯体残缺及心理障碍等，使患者最大限度恢复身体功能、生理功能、心理状态、社会支持等方面的综合治疗手段，而胃肠肿瘤患者术后康复目标与之相同，其目的是帮助肿瘤患者快速恢复生理功能及心理状态。随着术后康复重视程度不断加深，越来越多的治疗理念和治疗方式被接受并应用于临床工作中。心理认知康复、躯体功能康复、营养康复、镇痛治疗等是术后康复最主要的方式，主要通过缓解焦虑情绪、建立正确认识、促进机体恢复、纠正营养不良、规范癌痛管理等促进胃肠肿瘤患者加快术后康复，提高生活质量，影响生存预后。

二、心理认知康复

传统观念中，肿瘤是一种不可治愈的疾病，罹患肿瘤即意味着死亡的来临，也造成民众谈"瘤"色变的发生，因此，肿瘤患者确诊后首先面对的是心理防线的崩溃。而消极的心理状态可通过下丘脑-垂体-肾上腺轴调控免疫状态，消弱淋巴细胞，尤其是自然杀伤细胞的能力。罹患恶性肿瘤的患者普遍存在焦虑和抑郁的心理问题，并且这种情绪会贯穿整个治疗，严重影响患者的治疗效果和术后恢复，甚至影响生存预后。因此，应当关注肿瘤患者的术后心理问题，及时调整患者的心理状态，使之早日走出焦虑抑郁的阴霾。

肿瘤患者的心理治疗可归纳为：①情绪疏导：在患者出现心理问题的早期应充分评估患者的心理状态，帮助肿瘤患者宣泄内心的焦虑、抑郁、痛苦等负面情绪。鼓励患者倾诉或记录内心感受以缓解心理压力，可培养个人兴趣爱好，转移注意力以释放不良情绪，比如听音乐、旅游、运动、打太极拳、练瑜伽、垂钓等都是很好的放松方法，不仅锻炼身体还能陶冶情操、稳定心理状态、调节身体功能等。音乐中和谐的节奏和曲调可以缓解过度紧张的交感神经，调节内心情绪，减轻心理压力，起到放松心情的作用，并且研究表明，音乐可以配合止吐药治疗化疗引起的恶心、呕吐。②改善睡眠：多数肿瘤患者由于焦虑的情绪可引起睡眠障碍，导致神经衰弱，严重影响患者的术后恢复，因此解决肿瘤患者的睡眠问题对康复治疗至关重要。应当消除患者的焦虑情绪，尽量不要去思考肿瘤和死亡相关的负面信息，同时增加运动和锻炼，保持良好的心理状态有助于提高睡眠质量。③自我认知：肿瘤患者产生焦虑情绪与对肿瘤的认知错误密切相关，因为自我认知过程是行为和情感的媒介，不良情绪的产生是由于对外界刺激信息的错误看法和评价。每个患者的心理素质和可承受范围都不同，应当根据每个患者性格特点，选择合适的方式分析其对肿瘤的错误看法，纠正其对肿瘤的认知偏差，使其建立对肿瘤的科学认识、树立健康恢复的信心。尽管肿瘤存在着许多危害，甚至可能是致命的，但是要相信接受积极的治疗、保持良好的心态才能战胜肿瘤。④社会支持：作为心理应激的间接影响因素，可对应激反应起到缓冲作用。社会关系尤其是家庭成员的情感支持对肿瘤患者克服肿瘤、战胜疾病至关重要。而患者周围弥漫着紧张焦虑的环境氛围不利于患者的心理健康和术后康复。心理干预能帮助患者正确地认识到社会支持的作用，并主动地寻求各种社会支持，营造良好的社会环境，善于表达内心情感，共同讨论解决问题的方法。

三、躯体功能康复

术后肿瘤患者身体功能较差、全身各系统处于恢复阶段，因此躯体功能康复对其至关重要。躯体功能恢复有助于消除紧张焦虑的抑郁情绪、提高机体免疫力、促进机体恢复、改善生活质量。躯体功能恢复的治疗措施主要包括：①康复护理：需要长期卧床或病情较重短期内无法离床活动的老年肿瘤患者，需要定期翻身以避免局部皮肤严重受压影响血运；鼓励患者主动腹式呼吸及咳嗽、咳痰以防止坠积性肺炎的发生；同时在床上适当活动以促进各脏器功能的恢复，防止深静脉血栓形成等并发症的发生；另外，应当做好患者的皮肤清洁护理工作，保持皮肤舒爽干燥，存在胃肠造口的患者应该定期更换造口底盘，及时清除造口袋内的胃肠内容物。②运动锻炼：胃肠肿瘤患者术后推荐早期活动，以促进胃肠蠕动及其他脏器功能的恢复。适当活动有助于改善失眠焦虑、加速术后康复、消除放化疗所引起的疲劳和器官损害等不良反应。研究表明，运动可调节激素及生长因子的水平，调控机体免疫功能。术后康复期间，患者可根据身体状态进行体育锻炼，包括慢跑、游泳、打太极拳、球类运动等，同时应当按照临床医生或康复师的建议，严格控制锻炼强度和锻炼时间，在合理的范围内进行运动恢复。③恢复造血功能：胃肠肿瘤患者术中失血较多可引起血容量降低、术后放化疗可引起骨髓造血功能抑制，因此，肿瘤患者术后应当尽早恢复骨髓造血功能、恢复循环血容量；同时应当注重营养支持治疗，调整机体营养状态，满足术后康复需要。

四、营 养 康 复

肿瘤是一种消耗性疾病，营养消耗高于正常人，而胃肠肿瘤因其自身特殊性极易引起恶心呕吐、食欲减退等消化系统症状，严重阻碍患者摄取营养物质，因此，营养康复治疗对肿瘤患者术后康复至关重要。目前，肿瘤患者营养不良已经成为一种普遍现象，究其原因，主要是肿瘤营养认知不足和知识缺乏导致长期轻视肿瘤患者的营养治疗。营养康复一直是我国肿瘤综合治疗的短板，长期缺乏充足的营养物质可导致患者得不到最佳治疗。因此，应当确立营养康复在肿瘤患者术后康复中的地位，推动肿瘤营养康复的发展，整体提高我国肿瘤营养康复治疗水平。

　　胃肠肿瘤患者在围术期应根据营养代谢特点和营养状态评估结果，选择不同的营养途径，《结直肠癌围术期营养治疗中国专家共识（2019 版）》指出：消化道有功能的患者应首先选用肠内营养（enteral nutrition，EN）；依据胃肠道的功能，可以选择口服营养补充剂（oral nutritional supplements，ONS）和（或）管饲（enteral tube feeding，ETF），如果单用 ONS 或 ETF＞7 天仍未达到患者的能量目标需要量，则建议加用肠外营养（parenteral nutrition，PN）；而完全肠外营养（TPN）治疗仅适用于完全性肠梗阻、严重吻合口漏、肠功能衰竭等具有 EN 绝对禁忌证的患者。营养治疗提倡优化能量供应，如优质高蛋白饮食，补充充足的维生素及微量元素，同时可以借鉴中医理论进行膳食平衡。均衡的营养对于肿瘤患者的术后康复是必需的。

五、癌 痛 管 理

　　疼痛被 WHO 确定为继血压、呼吸、脉搏、体温之后的"第五大生命体征"，癌痛管理效果不佳会对肿瘤患者造成难以忍受的痛苦，长期疼痛可以使患者改变心理状态，诱发焦虑抑郁情绪，影响生理功能引起免疫力下降，降低生活质量，严重影响治疗效果，因此，镇痛治疗对胃肠肿瘤患者的康复管理十分重要，是康复治疗的基石。本小节主要关注晚期胃肠肿瘤患者姑息性疼痛的康复治疗。

　　癌痛管理主要包括药物治疗、神经阻滞和手术治疗等。①药物治疗：主要是 WHO 推荐的三阶梯镇痛疗法，即根据药物的镇痛强度不同，按照三阶梯方式选择合适的药物进行镇痛，一阶梯为非阿片类镇痛药，用于轻度癌性疼痛患者，主要药物有阿司匹林、对乙酰氨基酚等，可酌情应用辅助药物。二阶梯为弱阿片类镇痛药，用于当非阿片类镇痛药不能满意止痛时或中度癌性疼痛患者，主要药物有可待因，一般建议与第一阶梯药物合用，可增强镇痛效果。三阶梯主要指强阿片类药物，用于中、重度疼痛患者的镇痛治疗。芬太尼的镇痛效果明显强于吗啡，并且可以通过血脑屏障，在控制慢性癌痛中作用较大，因其分子量低、脂溶性高和经皮肤吸收的理化特性，被制成阿片类透皮制剂，利于患者自行操作而不需过多医疗干预；阿片类药物具有强效镇痛作用，但易导致乏力、便秘、恶心等不良反应；对于伴有神经病理性疼痛的患者，可以选择抗抑郁药或抗惊厥药联合治疗。②神经阻滞：主要用于疼痛区域明确的患者，其作用机制是使神经组织脱髓鞘、变性，中断痛觉传导使疼痛消失。神经根毁损主要用于癌症引起的躯干部位疼痛，在 X 线或 CT 引导下，在颈、胸、腰椎椎间孔附近操作，注入神经损毁药物或者射频损毁。腹腔脏器所引起的癌痛主要毁损腹腔神经丛，此方法可以显著提高晚期癌性疼痛患者的生存质量，已被广泛应用于临床。通常在 CT 或超声引导下向肠系膜上动脉、腹主动脉、下腔静脉等被肿瘤压迫的背侧区域进行无水乙醇注射，阻断痛觉传导通路，从而达到止痛的目的。③手术治疗：主要适用于具有明确原因或明确定位的癌性疼痛的治疗，通过手术切断外周神经干、脊髓传导束（如脊髓丘脑束、缘束等）、脊神经后根等神经以达到止痛目的。尽管该技术已经应用于临床，但是由于近半数患者会在治疗后短期出现疼痛复发，因此应当严格把控适应证（表 3-1）。

表3-1 胃肠道术后主要并发症Clavien-Dindo分级标准

并发症分类	并发症名称	Ⅰ级	Ⅱ级	Ⅲa级	Ⅲb级	Ⅳa级	Ⅳb级	Ⅴ级	后缀"d"[1]
胃肠道相关并发症	吻合口漏	通过造影或其他检查等发现的微小漏但无明显临床表现,或引流液性质异常但无明显临床表现,或吻合口周围引流管置管时间>1周但无明显临床表现,未行特殊干预	药物干预(抗生素等)或需要全肠外营养>1周	影像学引导下穿刺或置管等	全麻下干预(冲洗、引流、造口、重新吻合等)	至少导致1个器官功能衰竭(呼吸衰竭导致机械通气或肾功能衰竭需要血滤等)	脓毒症或多脏器官功能衰竭	死亡	出院后仍需要肠外营养或未拔管引流
	腹腔感染	临床观察,或腹腔引流管留置时间>1周,未采取任何特殊干预	药物干预(预防性抗生素用时间延长或改为治疗性抗生素)	影像学引导下穿刺或置管等	全麻下干预(置管引流等)	至少导致1个器官功能衰竭	脓毒症或多脏器官功能衰竭	死亡	出院后仍有相应症状或未拔引流管
	乳糜漏	临床观察,未采取任何特殊干预	低脂膳食,静脉营养时间延长	影像学引导下穿刺	全麻下干预			死亡	持续腹胀
	腹盆腔积液	临床观察,或腹腔引流管留置时间>1周,未采取任何特殊干预	药物治疗	影像学引导下穿刺或置管等	全麻下干预	至少导致1个器官功能衰竭	脓毒症或多脏器官功能衰竭	死亡	出院时仍有症状或未拔管
	胰瘘	未采取任何特殊干预	药物干预(抗生素等)或需延长抑制胰酶治疗的时间	影像学引导下穿刺或置管等	全麻下干预(置管引流等)	至少导致1个器官功能衰竭	脓毒症或多脏器官功能衰竭	死亡	带引流管出院或出院后仍接受相应治疗
	其他消化道瘘	未行任何特殊干预	药物治疗(例如抗生素等)	影像学引导下穿刺或置管等	全麻下干预(如造口)	至少导致1个器官功能衰竭	脓毒症或多脏器官功能衰竭	死亡	出院时仍有症状或未拔管

续表

并发症分类	并发症名称	I 级	II 级	IIIa 级	IIIb 级	IVa 级	IVb 级	V 级	后缀"d"¹⁾
胃肠道相关并发症	出血	无特殊干预(静脉止血药物除外)	输血或出现休克表现但经血管活性药物可维持	局麻下介入操作	全麻下干预	至少导致1个器官功能衰竭	多脏器功能衰竭	死亡	出院时仍存在
	机械性肠梗阻	除了肠外营养等之外,无特殊干预	除了前述之外的其他干预(例如胃肠减压)	空肠营养管麻下操作	全麻下干预	严重的肠坏死并导致至少1个器官功能衰竭	脓毒症或多脏器衰竭	死亡	出院后仍需要肠外营养
	麻痹性肠梗阻	除了肠外营养和导泻剂之外,无特殊干预	药物干预,拔出胃管后重新放置胃管或全肠外营养>1周	空肠营养管麻下操作	全麻下干预	严重的肠坏死并导致至少1个器官功能衰竭	脓毒症或多脏器功能衰竭	死亡	出院后仍需要肠外营养
	胃排空延迟	胃肠减压时间>3 d,无特殊干预	药物干预(促胃排空药物),拔出胃管后重新放置胃管或全肠外营养>1周	空肠营养管麻下操作	全麻下干预			死亡	出院时症状仍持续且需要干预
	吻合口狭窄	无特殊干预	药物干预,拔出胃管后重新放置胃管或全肠外营养>1周	空肠营养管或其他局麻下操作(例如内镜下操作等)	全麻下干预	至少导致1个器官功能衰竭	脓毒症或多脏器功能衰竭	死亡	出院后仍需要肠外营养
	腹泻	临床观察,无特殊干预(通过口服补盐等维持水电解质平衡除外)	伴随脱水或电解质紊乱等情况并需要通过静脉补液纠正			至少导致1个器官功能衰竭	脓毒症或多脏器功能衰竭	死亡	出院时仍有明显腹泻表现
切口相关并发症	切口愈合延迟	临床观察,无特殊干预(单纯长换药时间或伤口冲洗除外)	切口打开、冲洗,并使用抗生素等	局麻下干预(置管引流、缝合等)	全麻下干预(重新缝合等)	至少导致1个器官功能衰竭	脓毒症或多脏器功能衰竭	死亡	出院后持续伤口冲洗、换药
	引流部位感染	临床观察,未采取任何特殊干预(油纱或引流条填塞除外)	抗生素治疗	局麻下干预(切开引流)	全麻下干预	至少导致1个器官功能衰竭	脓毒症或多脏器功能衰竭	死亡	出院后继续伤口冲洗、换药

续表

并发症分类	并发症名称	I级	II级	IIIa级	IIIb级	IVa级	IVb级	V级	后缀"d"[1]
呼吸系统并发症		无特殊干预	药物治疗(例如抗生素等)	局麻下干预(支气管镜吸痰、支气管穿刺、影像学引导下穿刺置管等)	全麻下干预(气管造口等)	机械通气	多脏器功能衰竭	死亡	出院后仍有呼吸窘迫或发热等
心脑血管并发症		无特殊干预	非术后常规使用的心脑血管药物治疗(包括抗心律失常药物、血管活性药物等)	局麻下介入操作	全麻下干预	至少导致1个器官功能衰竭	多脏器功能衰竭	死亡	出院时仍存在
栓塞类并发症	血栓形成/栓塞	临床观察，或诊断性检查，无特殊干预	药物治疗(例如抗凝药物，但术后预防性抗凝除外)	局麻下干预(介入治疗)	全麻下干预(肺栓塞栓子取出等)	栓塞导致1个器官功能衰竭	多脏器功能衰竭	死亡	相应症状出院仍持续
泌尿系统并发症		除导尿或导尿管留置外，无特殊干预	药物治疗(例如抗生素)	局麻下操作(内镜、膀胱镜下干预)	全麻下干预(例如造口)	急性肾衰，须血滤	脓毒症多脏器衰竭	死亡	出院时仍有相应症状表现
感染并发症		无特殊干预	药物治疗(例如抗生素等)	局麻下干预(切开引流等)	全麻下干预	至少导致1个器官功能衰竭	脓毒症多功能脏器衰竭	死亡	出院时仍有感染表现
其他并发症		术后任何原因导致的不需要药物、手术、内镜或放射干预的与正常康复过程不同的临床症状。允许适当的药物治疗范围包括：止吐药、解热药、镇痛药、利尿药、常规电解质补充及物理治疗等	需要除I级罗列药物之外的其他药物治疗(包括抗生素、输血、全肠外营养等)	局麻下干预	全麻下干预	单个器官功能衰竭	多脏器功能衰竭	死亡	出院时仍有并发症表现

注：1) 如病人出院时仍存在并发症相关症状，须在后方增加后缀"d"，并在其出院后随访并发症转归。

(刘 正 刘思瑞)

参 考 文 献

曹晖，赵恩昊. 2017. 胃手术后淋巴漏和乳糜漏原因及防治［J］. 中国实用外科杂志，37（4）：355-358.

陈凛，陈亚进，董海龙，等. 2018. 加速康复外科中国专家共识及路径管理指南（2018 版）［J］. 中国实用外科杂志，38（1）：1-20.

高春会，梁平，史淑萍，等. 2019. 首荟通便胶囊预防肿瘤化疗所致便秘的临床观察［J］. 中国老年保健医学，17（4）：86-87.

江志伟，李宁. 2015. 结直肠手术应用加速康复外科中国专家共识（2015 版）［J］. 中华结直肠疾病电子杂志，4（5）：2-5.

李伟，所剑. 2017. 胃癌术后腹腔脓肿［J］. 中华胃肠外科杂志，20（2）：173.

李子禹，李浙民，李双喜，等. 2015. 腹腔镜胃癌根治术后出血的原因与处理策略［J］. 中华普外科手术学杂志（电子版），9（2）：90-93.

刘文韬，燕敏. 2013. 胃癌根治术后吻合口漏原因及处理［J］. 中国实用外科杂志，33（4）：284-286.

陶凯雄. 2019. 腹腔镜胃癌根治术并发症的防治策略［J］. 临床外科杂志，27（5）：363-366.

王倩，王德强，孙书勤. 2018. 癌痛康复治疗进展［J］. 中国康复医学杂志，33（12）：1498-1501.

杨永，王笑民，许炜茹，等. 2018. 肿瘤康复的研究进展［J］. 医学综述，24（7）：1324-1328.

中国胃肠肿瘤外科联盟，中国抗癌协会胃癌专业委员会. 2018. 中国胃肠肿瘤外科术后并发症诊断登记规范专家共识（2018 版）［J］. 中国实用外科杂志，38（6）：589-595.

中华医学会外科学分会结直肠外科学组，中华医学会外科学分会营养支持学组，中国医师协会外科医师分会结直肠外科医师委员. 2019. 结直肠癌围手术期营养治疗中国专家共识（2019 版）［J］. 中国实用外科杂志，39（6）：533-537.

周佳宝，周锦花. 2019. 首荟通便胶囊治疗老年功能性便秘的疗效观察［J］. 中国全科医学，22（S2）：149-151.

Ramphal W，Boeding J，Gobardhan PD，et al. 2018. Oncologic outcome and recurrence rate following anastomotic leakage after curative resection for colorectal cancer［J］. Surg Oncol，27（4）：730-736.

Xiong JJ，Nunes QM，Huang W，et al. 2013. Laparoscopic vs open total gastrectomy for gastric cancer：a meta-analysis［J］. World J Gastroenterol，19（44）：8114-8132.

Zimmermann MS，Wellner U，Laubert T，et al. 2019. Influence of Anastomotic Leak After Elective Colorectal Cancer Resection on Survival and Local Recurrence：A Propensity Score Analysis［J］. Dis Colon Rectum，62（3）：286-293.

第四章

胃肿瘤术后康复管理

第一节 胃部肿瘤及其常见手术方式概述

一、定 义

在我国，消化道肿瘤一直极大地威胁着公众健康，胃癌的发病率仅次于肺癌，位居第二，死亡率排第三位。近年来，分子生物科技、内镜技术、免疫治疗及化疗的蓬勃发展，为胃部肿瘤的治疗提供了更多的选择，但手术依然是首选的方法。除胃癌外，胃溃疡出血、穿孔，胃间质瘤，胆胰系统疾病，以及近年来治疗肥胖症与糖尿病的胃减容手术均涉及胃部手术。相比于肠道，胃部肿瘤除具有较高的恶性程度和快速的疾病进展，也因其具有更为复杂的解剖生理结构和多种不同的消化道重建方式，术后的并发症也更多，因此科学有效的术后康复管理尤为重要。

二、治 疗 现 状

胃部肿瘤是一个广泛的概念，包含多种胃部疾病，如腺癌、淋巴瘤、间质瘤和神经内分泌瘤及良性肿瘤等，胃癌占所有胃恶性肿瘤的 95%，是我国第二好发的消化道肿瘤，也是病死率最高的恶性肿瘤。

三、手 术 方 式

根据肿瘤所在位置及肿瘤大小，可将手术方式大体分为近端胃切除术、远端胃切除术、全胃切除术。根据手术入路不同又可分为开腹手术、腹腔镜辅助手术（包括全腔镜下操作术、单孔腹腔镜手术、NOSES 术及机器人援助下操作的胃切除术等）。

（一）近端胃切除术

近年来全球胃恶性肿瘤的发病率有所下降，但近端胃癌的发病率却在逐渐升高，有研究显示，34%的胃癌发生在近端，且近端胃恶性肿瘤的病死率高于其他部位。近端胃切除术是指切除胃近端及胃贲门部后，将食管与下级消化道吻合。可有多种吻合方式，包括食管–残胃吻合、残胃空肠双通道吻合、双肌瓣吻合、Sideoverlap 法、管状残胃食管吻合术、空肠间置等。其中，食管–残胃吻合是最常用的吻合方式，是因其操作简单且符合正常的生理结构。但此种术式用于治疗胃底、贲门恶性肿瘤的手术适应证一直存在争议。

（二）远端胃切除术

与近端胃切除术不同之处在于肿瘤位置，远端胃切除术适用于肿瘤位于胃大弯与胃小弯下1/3 连线以下，同时也包括侵犯十二指肠等位置的病变。目前远端胃切除术后消化道重建方式有 Billroth Ⅰ式、Billroth Ⅱ式和胃空肠 Roux-en-Y 吻合。

（三）全胃切除术

全胃切除术适用于胃体与胃近端或胃小弯侧肿瘤，切除全部胃，下至幽门下 3～5cm 十二指肠，上至食管胃交界部以上 3～4cm 食管。目前关于全胃切除术后消化道重建的方法有许多种，其中以食管–空肠 Roux-en-Y 吻合使用最多。连续性空肠代胃术是指以近端 35cm 空肠顺行置于食管与十二指肠之间代胃，这种方法操作相对简便，吻合口张力适中，理论上可减少术后并发症的发生，但由于此术式纳入病例较少，随访时间尚短，这种吻合方式的应用效果还有待进一步深入研究。

四、手 术 评 价

现今，微创精准已经成为外科医生追求的目标，腹腔镜技术也获得了全世界外科医生的认可和青睐。虽然不乏有关于淋巴结检出数量与质量等方面的质疑，但随着腹腔镜手术技术与手术器械的进步，通过腹腔镜的放大作用，可以更加清晰地解剖术区血管、神经及淋巴组织，同时，腹腔镜手术技术也为腔镜下消化道吻合重建争取了很多操作空间，显著减少了因手术操作挤压肿瘤而造成的肿瘤细胞扩散。此外，超声刀的使用有效减少了术中的出血量，使手术操作更加精细，提高了手术的精细程度和安全系数。腹腔镜技术已在手术切口、手术效果、手术打击及术后康复等诸多方面显现出传统开腹手术无法比拟的独特优势，尤其是基于腹腔镜技术出现的单孔腹腔镜手术、全腔镜下手术、NOSES 术。数据显示，腹腔镜辅助手术相比传统开腹手术，除手术时长稍长外，在减少术中出血、术后并发症，缩短术后恢复时间、住院时长，改善疾病的预后等方面有积极作用。

第二节　胃肿瘤术后管理

一、术后管理与快速康复

加速康复外科（enhanced recovery after surgery，ERAS）的概念起源于 20 世纪末的欧洲，

最早应用于心脏外科并在结直肠外科得到公认和推广。研究人员发现，术前的紧张焦虑、手术刺激、术中输注过量液体、术中低体温、术后疼痛、不活动等诱发机体出现应激反应的事件是导致术后胃肠道功能障碍的主要原因。ERAS 理念应用于胃肿瘤术后是指通过一系列医疗性的改进，包括手术技术的微创化，最大限度地减少患者围术期应激、减轻患者的痛苦，从而尽快恢复其正常的生理功能。最终目的是减少术后并发症、缩短住院时间、促进快速康复。但 ERAS 在胃肿瘤手术的临床实践中执行并不到位，还有很大的提升空间。

　　ERAS 理念获益主要体现在：提高治疗效果、减少术后并发症、加速患者康复、缩短住院时间、降低医疗费用、减轻社会及家庭负担。但限于我国医疗环境，以及常规外科理念的束缚，相关研究开展相对滞后且多为单中心、小样本，缺乏更加权威规范的指导，其在胃部肿瘤中的应用尚需临床医学及循证医学等多学科做出努力，使 ERAS 更加精准化、个体化，从而真正适用于具体患者，真正实现安全、快速、顺利康复。

二、术后常规管理

　　术后短期内，患者的管理可按照手术方式分为两类，腹腔镜微创手术相比开腹手术在患者术后痛苦、腹壁创伤、恢复速度等方面具有明显不可比拟的优势。

　　1. 术后初期管理　胃肿瘤患者术后因手术方式不同，在术后初期的管理要点也不尽相同。相比传统开腹手术，腹腔镜手术具有更加微创的手术切口，更加快速的术后康复周期。全身麻醉患者恢复意识回到病房后，除监护、吸氧、补液等常规处置外，临床医生应当与患者家属充分沟通，告知其看护好引流管与鼻胃管或空肠营养管，保证其通畅及位置不变，指导并协助患者家属扎紧腹部约束带，并告知患者禁食、体位等相关注意事项。

　　除合并较严重基础疾病或开腹切口较大外，胃肿瘤患者术后提倡尽早离床活动。术后首日可视患者体力恢复情况适当调整体位，由适当摇高床头到半卧位、坐位再到站立，直至下床活动，但应嘱咐患者改变体位或咳嗽时扎紧腹带，以免切口撕开。若患者接受开腹手术，手术切口较长或合并有其他基础疾病而不能离床，应交代护理人员为患者按摩活动双腿、辅助翻身、叩背咳痰等，可有效减少长期卧床所致的术后肠粘连、坠积性肺炎、压疮、血栓形成等并发症。

　　2. 排气及进食、水时间　术后排气或排便是胃肠道功能恢复的直接体现，时间上因人而异，老年人或承受较大手术打击者稍慢，适当增加离床活动可促进患者肠道活动，严重者可由临床医生进行人工扩肛等方法刺激肠道蠕动，但应首先排除手术导致的梗阻因素。现代快速康复外科理论认为，术后早期拔除胃管适当提早经口进食也有助于加速胃肠道功能的恢复。若患者病情允许，可于术后 24 小时内拔除胃管，少量饮温水；术后 48 小时进半流食；术后 72 小时进食全流质饮食并逐渐过渡至易消化普食。

　　3. 腹腔引流管及胃管、尿管的管理　无论采取何种手术方式，胃肿瘤患者术后常规均留有腹腔引流管、鼻胃管或空肠营养管及尿管等，观测各管引流液的性状与流量，是临床医生监测患者术后恢复情况的重要手段。良好通畅的引流是避免术后腹腔感染的关键环节，也可以在早期判断是否存在吻合口愈合不良等问题，甚至可以由腹腔引流管冲洗腹腔，治疗局部感染。术后早期腹腔引流液可呈鲜红色血性，随着患者的恢复，引流液逐渐转变为淡黄色或无色澄清液体，术后 1 周左右，每日引流量<20ml，患者无其他明显不适，视为拔管时机。

　　对于术后胃管留置时间的探讨一直是胃肠外科术后康复的热点问题，传统外科观点认为胃管将留置直至患者完全排气进食，为 10 天左右，无形中增加了患者咽喉区的不适感和肺感染的概率。现代加速康复外科认为，75 岁以下非急诊且无糖尿病或其他器官功能障碍患者可适当提早拔除胃管，早期经口进食，可加速胃肠功能的恢复，加速康复，而并不增加吻合口漏等相关并发症出现的风险。

胃肿瘤术后患者，若既往无泌尿系统疾病且体力恢复情况允许，多可于术后首日晨拔除尿管，恢复正常排尿。长时间处于尿管置入状态，不仅不利于病情的快速恢复，还有增加泌尿系统感染的可能。

三、常见症状管理

1. 疼痛　胃肿瘤患者术后疼痛程度主要取决于手术方式，不难理解，腹腔镜微创手术甚至腹部无辅助切口的 NOSES 手术相比传统开腹手术在避免术后疼痛方面具有明显优势。在胃肠外科，常规使用镇痛泵、静脉滴注非甾体抗炎药即可减轻疼痛，一般不使用阿片类药物。

2. 呕吐　胃肿瘤患者术后短期内大多留有胃肠减压管，出现呕吐症状较少，少数可能与胃管刺激、麻醉、焦虑、手术时间过长等因素有关，联合应用止吐药物可显著减轻患者症状。

3. 发热　胃部手术属于 II 类切口，可能发生感染的致病菌包括革兰氏阴性杆菌、链球菌属、口咽部厌氧菌等，可于术前 24 小时内预防性使用第一、二代头孢菌素或头霉素类，对β-内酰胺类药物过敏者可使用克林霉素+氨基糖苷类或甲硝唑+氨基糖苷类，以应对术中操作导致的感染的发生；术后 1～2 天出现低热症状，此时一般为腹腔内残余血液吸收造成的吸收热，嘱患者适当物理降温，密切观察即可。除此之外，若体温突然升高或持续居高不降，甚至出现血液检验学异常，常考虑并发感染。常见的术后感染部位包括腹腔、手术切口、肺等，临床医生可通过患者所表现的症状判断感染源头，并结合血培养、痰菌培养及各种穿刺液的细菌培养和药敏试验结果，选择合适敏感的抗生素。

4. 呃逆　部分胃肿瘤患者术后会出现呃逆，程度或轻或重，严重者影响睡眠休息，持续多日不缓解，进而影响患者恢复。导致胃肿瘤患者术后出现呃逆的原因可能有：①腹部手术打乱了正常的腹腔内消化器官的生理排序，而表现出的蠕动功能紊乱，此类患者多于术后规律科学的饮食调控下缓解；②术后引流不畅导致膈下积液甚至胀肿，不断刺激膈肌产生收缩而导致呃逆，此时需要临床医生及时地做出判断和治疗，腹部超声可兼具诊断和治疗的作用；③膈肌附近心肌梗死患者也可出现呃逆情况，故术后呃逆患者常规检查心电图是非常必要的。

四、术后并发症的管理

1. 出血　胃肿瘤术后出血多为吻合口出血，一般发生于术后短期，可于胃管或腹腔引流管引出中到大量鲜红色血性液体，其出现可能由于术者缝合时缝合层面过浅，未能完全缝闭胃壁内毛细血管，或使用吻合闭合器方法不规范导致胃壁迟发性出血，此外，吻合口张力过高也可能为一部分原因。规范精细的操作、正确使用正规器械术中直视检查吻合口可有效减少吻合口出血的发生。当出现术后出血且高度怀疑吻合口出血时，应首先评估出血量，除监测患者生命体征外，高频率地测量血红蛋白是必要的也是最为准确、直观的，若失血较少，使用稀释的肾上腺素注入胃内可起到良好的止血效果；当血红蛋白降至 70g/L 以下或血红蛋白＞70g/L 但一般状态差，估计短期内可能继续大量失血（＞100ml/h）时，应尽快输注去白细胞红细胞悬液，此外适量输注新鲜冰冻血浆也可起到一定凝血、止血作用。当使用止血药物及血液成分输注等非手术治疗无效时，应考虑及时使用内镜止血或手术干预。

2. 吻合口漏 是胃肿瘤术后较为严重的并发症，是指术后患者出现发热、腹痛、腹胀等症状，同时腹腔引流管引出消化液，造影剂注入后可见造影剂外漏，将会影响疾病的预后、增加医疗费用及住院时间，而且是导致患者围术期死亡的重要因素。胃肿瘤术后吻合口漏的发生率相对低于肠道肿瘤术后，其原因多为术前营养状态差、组织水肿，吻合方法技术不合理或组织缺血坏死等。对于术前合并幽门梗阻的患者，积极地纠正术前营养状态，充分的术前准备并且选择恰当的手术时机尤为重要。对于吻合口漏的处理，轻症患者可经腹腔引流管冲洗引流，必要时使用低负压冲洗装置，避免吻合口周围炎症感染恶化，促使其愈合。重症患者若发现较早，局部症状严重，怀疑漏口较大且全身状况允许，可选择手术治疗。但无论何种治疗均应以调整患者营养状态和控制感染为首要任务。

3. 肠梗阻 胃肿瘤术后肠梗阻可能由多种原因导致，按照梗阻原因可分为无动力性梗阻与机械性梗阻。无动力性梗阻是指胃肠道经长期禁食与手术打击后出现的暂时性的功能不全或丧失，此类肠梗阻多可经外科补液、胃肠减压、高渗盐水洗胃等非手术治疗缓解，若3周内未能缓解，应考虑机械性梗阻。机械性梗阻按照发生部位不同可分为吻合口狭窄梗阻、输入袢梗阻与输出袢梗阻。吻合口狭窄临床上可表现为腹胀、呕吐不含胆汁的胃内容物，多由胃、肠壁上开口过小，缝合时内翻过多，吻合口炎性水肿，血肿或脓肿等原因引起。输入袢梗阻多因输入袢肠管过长或位置低于输出袢，慢性输入袢梗阻表现为上腹痛伴呕吐含胆汁性液体，严重时可于右侧中上腹触及胀大肠管，甚至十二指肠残端破裂，造成广泛的腹膜炎体征。输出袢梗阻多由手术原因导致，表现为高位小肠梗阻，呕吐物含有胆汁，多可经非手术治疗3～4周缓解。如非手术治疗无效，则应及时手术解除梗阻，避免梗阻时间过长导致肠缺血坏死。

4. 胃瘫 是胃肿瘤术后较常见的并发症，是指在排除机械性梗阻的前提下，残胃蠕动减弱或消失，胃肠减压引流量＞800ml/d，持续10天以上。胃瘫的发生是由多种因素导致的，往往手术范围越大，越易发生，可能与迷走神经被切断，失去对胃蠕动的控制、胃的正常解剖结构改变、患者术后焦虑等因素有关，治疗上除禁食水、胃肠减压、补充水及电解质、适当心理安慰等方法外，可适当使用药物治疗，常用药物包括大环内酯类药物（红霉素、阿奇霉素、克拉霉素）、甲氧氯普胺、多潘立酮、西沙必利、莫沙必利或内镜下幽门部注射A型肉毒素。此外，中医针灸疗法治疗术后胃排空延迟也有独特功效。对于特定难治性胃瘫患者可考虑其他手术治疗以改善症状，手术方式包括胃部分或全部切除、短路手术、幽门肌切开或幽门成形术及经口内镜下胃幽门肌切开术等。

5. 远期并发症 是指胃肿瘤术后由于解剖生理结构、神经支配调节、营养物质吸收等方面发生改变，造成的消化功能障碍，主要包括倾倒综合征、胆汁反流性胃炎、反流性食管炎、术后营养不良、贫血等。日常生活中需要适当且有节律地控制饮食，少食多餐，均衡膳食，避免高糖、高盐、高浓度饮食，对症治疗，调节自身心态，根据具体情况选择适当的辅助治疗，提高生活质量，更重要的是定期复查胃镜、便隐血、肿瘤标志物、CT等，避免严重的并发症发生及原发疾病复发转移带来不可预估的损失。

五、术后营养支持

1. 肠内营养　胃肿瘤术后早期进行肠内营养符合现代康复外科的要求,除了满足术后患者的高代谢需求外,也有助于加速肠道功能的恢复,减少应激,同时,早期给予肠内营养能够保护肠黏膜,改善吻合口周围血运,减少感染、吻合口漏及胃瘫术后并发症的出现,从而达到加速康复的目的。加速康复外科指出,对于不合并饮食障碍的患者,可以术前 12 小时和术前 3 小时行口服糖类饮料代替泻药等常规肠道准备,无吻合口漏相关风险的患者术后 24 小时内提倡予以肠内营养支持,而后视患者耐受情况逐渐过渡至流食或普食。目前临床上应用的肠内营养制剂主要类型包括氨基酸型、短肽型、整蛋白型等。

2. 肠外营养　术后患者接受肠外营养的优势在于,患者更容易耐受,也相对更加安全。最新的外科营养与代谢指南指出,对于早期经口进食摄入不足（<50%）超过 1 周的患者应尽早启动肠外营养支持。绝大多数患者在术后 1 周内单一依靠外科补液是难以达到能量和蛋白质标量的,因此个体精准化的肠外营养依然是有必要的。使用肠外营养应首选全合一（三腔袋或药房配制）,而非多瓶输注系统,主要成分包括葡萄糖、脂肪乳、氨基酸、电解质、维生素与微量元素等。对于术前合并进食障碍或术后肠内喂养长期不足的患者则应考虑静脉补充谷氨酰胺、脂肪酸等,以维持营养代谢均衡。

第三节　胃部肿瘤术后巩固治疗及复查随访

一、术后巩固治疗

1. 化疗　胃部肿瘤术后应根据病理类型、病理分期及患者个体情况选择适合的化疗方案。术后化疗分为辅助化疗和姑息化疗。以胃癌为例,早期胃癌根治术后原则上不必辅助化疗;而进展期胃癌根治术后无论有无淋巴结转移均需化疗。术后复发转移及晚期不可切除肿瘤,考虑姑息化疗。化疗应当充分考虑患者的疾病分期、年龄、体力情况、治疗风险、生活质量、意愿等,避免治疗过度或不足,及时评估化疗效果及不良反应,对化疗方案、剂量做出调整。

2. 放疗　是治疗恶性肿瘤的重要手段之一。随着对肿瘤认识的逐渐加深,医生们不再单一审视肿瘤本身,而是从肿瘤的发生、发展、转归等各个环节着手,为求最大限度地控制疾病进展,只有将手术、化疗、放疗、分子靶向治疗等多学科方法结合为一体,才能为患者制定更加合理的治疗方案。对于局部晚期胃癌,NCCN 指南或 ESMO 指南均推荐围术期放化疗的治疗模式。现有的研究证据证明,局部进展期胃癌术后接受同步放化疗,可有效提高治疗效果,进一步改善局部区域复发和无病生存率。胃部肿瘤术后辅助放疗适用于非根治性切除、有肿瘤残存或切缘阳性患者;术后病理提示淋巴结转移的 T_3、T_4,根治性切除患者;局部区域复发的胃癌,如果无法再次手术且未曾接受过放疗,身体状况允许,可考虑同步放化疗,放化疗后 6~8 周评价疗效,期望争取再次手术及晚期胃癌的减症放疗。

3. 靶向治疗 近年来，分子靶向治疗药物的出现大大改善了包括乳腺癌、肺癌、结直肠癌等恶性肿瘤患者的预后，但在胃癌方面取得的进展相对较少，许多靶向药物的临床试验结果参差不齐。靶向治疗药物主要包括曲妥珠单抗、阿帕替尼，以及应用于胃间质瘤的伊马替尼、舒尼替尼、瑞格非尼等。

4. 免疫治疗 在晚期胃癌的三线或二线治疗中免疫治疗利用机体先天的防御机制，杀伤肿瘤细胞，具有持久应答、有效打击、长期生存的优点，具有较好的治疗前景，免疫检查点抑制剂、过继性细胞免疫及免疫疫苗有望成为晚期胃癌的主要治疗手段。但是，目前免疫治疗用于晚期胃癌的相关研究仍处于起步阶段，尚需大量的临床研究来证明胃癌免疫治疗的不良反应及具体疗效。

5. 中医药治疗 中医药治疗有助于改善术后并发症，减轻放化疗的不良反应，提高患者的生活质量，可以作为胃癌治疗重要的辅助手段。对于高龄、体质差、病情严重而无法耐受西医治疗的患者，中医药治疗可以作为辅助的治疗手段。除了采用传统的辨证论治的诊疗方法开具处方之外，亦可以采用益气扶正、清热解毒、活血化瘀、软坚散结类中成药进行治疗。对于早期发现的癌前病变（如慢性萎缩性胃炎、胃腺瘤型息肉、残胃炎、胃溃疡等）可选择中医药治疗，且需要加以饮食结构、生活方式的调整，可能延缓肿瘤的发生。

二、术后心理康复

1. 心理评估手段 心理评定是康复治疗中的重要环节，关于心理评估的方法，国际上并未实现完全统一，临床上应用的评估量表也是各色各样，但大多烦琐难懂且耗费时间，NCCN所推荐的DMSM量表被应用于不同的国家、地区和人群，显示出较高的信效度、准确的筛查力及较强的预测力，且简便易懂，多数患者可在3分钟内完成评估。

2. 心理康复疗法 国内外医务人员对癌症患者的心理干预从心理健康教育、信息支持、音乐治疗、认知行为疗法等方面进行了大量的研究，取得了较好的疗效。目前，我国对癌症患者心理干预采取的措施主要有社会支持、心理辅导、治疗性沟通、结构性心理干预、叙事医学、与患者共情等。

3. 复查与随访 目前尚无高级别的循证医学证据支持何种随访策略是最佳的。对于胃部肿瘤术后患者，术后复查的方式应以胃镜为主，推荐术后3个月复查CT及肿瘤标志物，术后半年行第一次胃镜检查，以后每年行一次胃镜检查，结合肿瘤标志物等判断疾病预后，必要时于胃镜下钳取组织病理活检，视结果决定下一步的治疗方案。PET-CT、MRI不推荐作为常规的复查手段，除非患者肿瘤标志物持续升高，且其他影像学检查无法明确肿瘤进展。全胃切除患者，应侧重患者的术后营养状态，贫血患者应注意补充维生素 B_{12} 和叶酸。

（高 峰 郁 雷）

参 考 文 献

陈孝平，汪建平. 2018. 外科学 [M]. 第9版. 北京：人民卫生出版社：346-348.

戴佳丽，陈玥彤，崔笑雯，等. 2020. 晚期胃癌免疫治疗的研究进展 [J]. 医学综述，26（9）：1718-1724.

胡建昆，赵林勇，陈心足. 2015. 胃癌术后复发、转移的随访与监测[J]. 中国实用外科杂志，35（10）：1082-1085.

黄昌明，林建贤. 2011. 腹腔镜胃癌根治术合理应用及疗效评价 [J]. 中国实用外科杂志，31（8）：672-674.

蒋德生，徐维嘉，赵飞龙，等. 2020. 近端胃癌根治术患者胃食管反流的临床病理特点及生存分析 [J]. 现代消化及介入诊疗，25（3）：373-376.

邱强，曹家庆，俞景奎. 2013. 胃癌患者术后早期经口进食的临床效果观察 [J]. 中华胃肠外科杂志，16（9）：904-905.

余嘉文，郝吉庆，胡智刚，等. 2016. 局部进展期胃癌 D2 根治术后同步放化疗与单纯化疗的疗效比较 [J]. 第二军医大学学报，37（2）：177-183.

郑朝辉，陆俊，黄昌明，等. 2013. 胃癌根治术后并发症及其相关因素分析 [J]. 中国实用外科杂志，（4）：64-67.

Gao J，Tian Y，Li J，et al. 2013. Secondary mutations of c-KIT contribute to acquired resistance to imatinib and decrease efficacy of sunitinib in Chinese patients with gastrointestinal stromal tumors [J]. Med Oncol，30（2）：522.

Saika K，Sobue T. 2013. Cancer Statistics in the World[J]. Gan to Kagaku Ryoho Cancer & Chemotherapy，40（13）：2475-2480.

Wang Z，Zhang X，Hu J，et al. 2014. Predictive factors for lymph node metastasis in early gastric cancer with signet ring cell histology and their impact on the surgical strategy：analysis of single institutional experience [J]. J Surg Res，191（1）：130-133.

第五章

结肠肿瘤术后康复管理

第一节　左半结肠肿瘤术后康复管理

一、生命体征监测管理

手术结束返回病房或监护室，需监测神志、血压、脉搏、呼吸情况并给予中心吸氧。

二、术后常见症状管理

1. 切口疼痛　手术当晚最重，常规静脉输注氟比洛芬酯镇痛，也可口服镇痛药，在生命体征稳定的情况下也可酌情肌内注射哌替啶 50mg（成人），必要时可间隔 4～6 小时重复使用。

2. 发热　术后 1～3 日发热达 38℃左右属正常，术后 3～6 日有发热者应查切口、手术区、肺、尿路是否存在感染，需做相应检查并根据不同原因进行处理。

3. 恶心、呕吐　术后早期可由麻醉所致。颅内高压、电解质及酸碱失衡、胃动力障碍及术后早期肠梗阻均可致恶心、呕吐，需根据不同原因进行处理。

4. 术后腹胀　多由麻醉、手术致胃肠动力障碍所致，但亦应警惕可能发生的腹膜炎或机械性肠梗阻。

三、术后体位管理

左半结肠肿瘤术后由于麻醉药物残留，舌部肌肉松弛，舌后坠，软腭也处于松弛状态，向后部挤压可使呼吸受到阻塞，尤其对于既往有严重打鼾史的患者来说，更会加重上呼吸道梗阻，容易引起严重缺氧的危险情况。同时患者贲门括约肌也处于松弛状态，容易引起呕吐、误吸等情况，所以术后 6 小时内患者一般采取去枕平卧、头偏向一侧的体位，不仅有利于保持呼吸道通畅，而且一旦发生呕吐时，便于呕吐物的排出，减少误吸的危险。6 小时之后，如果患者生命体征平稳，可将床头摇高 45°采取半卧位，次日采取自由体位，以利于腹腔引流。

四、下床活动管理

术后离床活动可促进胃肠道蠕动，减轻腹胀，利于胃肠功能的恢复，预防肠粘连。腹部手术后肠管受麻醉和手术的刺激，蠕动减弱，加上术后腹腔内的炎性渗出和渗血，容易发生粘连。肠蠕动的减弱使食物淤积在肠道内，容易发酵产气而引起腹胀。离床活动能促进肠管蠕动，防止肠粘连和粘连性肠梗阻的发生，并减轻腹胀。术后采用平卧位，以致呼吸道内的分泌物堆积在肺内不易排出，容易引起肺炎。离床活动有利于呼吸道分泌物的咳出，减少肺部感染的机会。术后卧床，血流缓慢，特别是下肢静脉血回流慢，红细胞容易凝集形成血栓，堵住下肢静脉血管，引起下肢肿胀、疼痛等症状，深静脉血栓脱落还可能形成肺栓塞。离床活动，促使血管内的血液流动，可防止发生血栓，并且可加速局部血液循环，有助于切口的愈合。左半结肠肿瘤患者术后第 2 日即可下床活动，下床活动前需询问医生，下床活动时先在床边坐 5 分钟，然后下地在床边站一站，循序渐进。下床活动时最好由两人搀扶，防止摔倒，活动时需要固定好引流管及尿管，防止脱管。注意保暖，避免感冒。

五、饮食管理

左半结肠手术之后，饮食管理是非常重要的辅助治疗方法。结肠手术之后，首先应该禁食，全身麻醉手术胃肠蠕动会非常缓慢，甚至没有蠕动，而且进食后吻合口容易发生感染，所以在手术之后首先是要禁食的。其次需要通过静脉补液来补充水分、维生素、电解质、氨基酸、脂肪、葡萄糖、蛋白质。3～5 日肛门排气后，进少量流质饮食，流食包括大米粥、小米粥、鸡蛋汤、蒸蛋羹等，每日 5～6 次，若无不良反应可过渡到半流质饮食，半流食包括面条、馄饨、肉粥、菜粥、疙瘩汤、烩豆腐、炒蔬菜等。1 周后可进少渣饮食，短期内产气的食物（如牛奶、豆浆）及含粗纤维多的食物（如芹菜、黄豆芽、洋葱等）不宜食用。饺子、菜团子、柿子容易引起肠梗阻，禁止食用。多食用高蛋白、高热量、富含维生素、低渣无刺激性食物，如新鲜蔬菜、水果等，应少食多餐，忌食刺激性食物。

六、引流管理

为减轻吻合口水肿，防止吻合口漏，促进胃肠功能恢复，术后应常规给予持续有效的胃肠减压。要保持胃管通畅，防止扭曲、受压，一般放置 3～5 日，待肛门排气或结肠造口开放通畅即可拔除；腹部负压引流管是患者术后的生命线，引流管堵塞或脱落会影响患者的术后恢复。每日挤压引流管 6 次，防止管路堵塞；观察引流液的颜色、性质和量，正常引流液为淡血性，若引流出鲜血或粪样物需及时通知医护人员。床上及下地活动时需看好引流管位置再活动，防止无意间拔出。术后 1 周，待引流量少于 10ml 时进行腹部超声检查，如果负压引流管周围无液体则拔除；做好留置导尿管的管理，防止尿路感染。术后 1 周根据患者状态给予拔除尿管，拔除前需间断夹闭 24 小时训练膀胱功能，以防止尿潴留的发生，可每 4～6 小时或患者有尿意时开放，促进自动排尿功能的恢复。

七、呼吸道管理

进行大手术的患者、老年人、慢性支气管炎患者，术后易发生肺不张、肺炎，表现为高热、气急、血白细胞计数升高，胸片可见肺不张及肺炎。处理方法为鼓励咳痰，应用抗生素。必要时支气管镜吸痰以处理肺不张。手术后的肺部感染是最常见的并发症，痰液蓄积在肺部会造成发热，严重时导致呼吸衰竭。患者通常因为伤口疼痛或乏力不愿主动咳痰，在每次雾化吸入后，必须拍背 5～10 分钟，拍背后要求患者咳嗽、咳痰。咳痰时将伤口两侧向中央推挤，可减轻咳痰时的疼痛。

八、切 口 管 理

（1）切口感染：术后 3～5 日发热不退或体温升高，切口皮肤红肿、压痛，提示已有感染。应拆除部分缝线，撑开切口以引流，每日换药，注意清除创口内线头异物及坏死组织。

（2）伤口换药拆线：常规每 2 日换药 1 次，若伤口渗出较多则应每天更换敷料，应每日观察伤口敷料有无渗出，常规术后 10 日拆线，若为糖尿病患者或高龄患者，时间可适当延长，减张缝线术后 2 周拆线。

九、造 口 管 理

帮助患者正视肠造口。鼓励患者及其家属说出对造口的感受，帮助患者以正确的态度处理造口，避免厌恶情绪。当患者达到管理造口的预定目标时，给予正向鼓励，最终使患者达到独立管理造口的能力。造口周围皮肤的管理：造口开放初期粪便稀，次数多，对皮肤有刺激性，故结肠造口开放前用凡士林纱条外敷结肠造口周围，敷料有渗液后及时更换，防止感染。根据造口大小选择合适的造口袋，及时更换袋内排泄物，更换时将造口袋贴紧，防止粪便渗漏，更换造口袋时须用碘伏消毒造口周围皮肤，并涂上氧化锌软膏保护皮肤，观察造口周围皮肤有无红、肿、痛、溃烂等现象；注意观察造瘘口的形状、颜色变化及大便排出是否顺利等情况，及时发现水肿、出血及狭窄等并发症。

（汤庆超）

第二节　右半结肠肿瘤术后康复管理

一、术后常规管理

1. 术后初期管理　全身麻醉患者恢复意识回到病房后，保持去枕平卧位至少 6 小时，必要时可将头歪向一侧避免咽喉分泌物或呕吐物误吸而导致窒息。给予低流量吸氧及生命体征监测

（心率、血压、呼吸频率及血氧饱和度）至少 12 小时。患者此时处于禁食、水状态，给予补液支持治疗、预防感染及镇痛等对症治疗。

胃肠肿瘤患者术后提倡尽早离床活动。一般术后 24 小时，患者可根据自身状态逐渐增加活动量。接受 NOSES 手术者更倾向于早期离床活动，可有效减少长期卧床所致的术后肠粘连、坠积性肺炎、压疮、血栓形成等并发症。

2. 排气/造口排气及进食、水时间　术后排气表明患者胃肠道功能恢复，但时间上因人而异，多数情况下术后 48 小时内可排气。患者排气后可试饮少量温水，无明显不适则说明胃肠道功能恢复良好。此时可逐渐增加进水量并加用肠内营养制剂。

3. 腹部术区换药及造口护理　常规用碘伏棉球消毒后，可用创可贴或无菌纱布覆盖 Trocar 孔。一般术后 3~4 日未放置引流管的 Trocar 孔皮缘对合良好时，可考虑停止换药，以有效减轻患者的不适，减少住院花费。

4. 腹腔引流管及尿管管理　术后腹腔引流液的量和颜色是患者腹腔内状况的切实体现，应嘱咐护理人员密切观察引流液的颜色、性状，将过量的引流液引入容器中记录 24 小时内引流总量，以便医护人员对患者术后状态进行评估和记录。留置的腹腔引流管由可拆的缝合线固定于腹壁皮肤，活动时可能引起不适，属正常现象，但应注意活动时避免过度牵拉引流管。当引流量逐步减小，连续 2~3 日引流量不足 100ml 时，考虑拔除引流管。拔除尿管时间受患者个体情况和手术部位影响，拔除前 1~2 日可间断夹闭导尿管，锻炼膀胱功能。

二、常见症状管理

1. 疼痛　常规使用镇痛泵、静脉滴注非甾体抗炎药即可减轻疼痛，一般不使用阿片类药物。手术后疼痛与手术创伤的大小、侵袭内脏器官的强度及手术时间的长短有密切的关系，也与患者的精神状态有关。患者主诉疼痛，表现为切口处疼痛或深在性疼痛。

手术后疼痛的治疗手段主要为全身应用麻醉性镇痛药和局部神经阻滞两类。全身麻醉性镇痛药以阿片类镇痛药为主，给药途径多样，如口服、肌内注射、静脉注射等。随着患者自控镇痛（PCA）技术的应用，全身麻醉性镇痛药和局部神经阻滞均可采用 PCA 技术给药，让患者在感觉疼痛时，通过微量泵自行向体内注射既定剂量药物，在遵循"按需镇痛"的原则下，使用最小剂量可以获得满意的镇痛效果。

2. 呕吐　麻醉、焦虑、手术时间过长等因素都可导致患者术后恶心、呕吐（postoperative nausea and vomiting，PONV），联合应用止吐药物可显著减轻患者症状。其发病原因和影响因素很多，主要与手术时间及类型、麻醉方法和药物及患者的年龄、性别、焦虑程度等有关。

手术因素：进食后短期内施行麻醉诱导可导致术后呕吐，许多疾病本身和创伤时交感神经兴奋均可以使胃排空减慢，食物通过其体积和化学成分兴奋腹腔迷走传入神经，在麻醉药的中枢作用下，形成足够的催吐动力。胃肠道手术的患者，由于未行持续的胃肠减压，导致术后急性胃扩张，也可产生恶心、呕吐。

麻醉因素：有些麻醉前用药，因能延迟胃排空而诱发 PONV；术后给予阿片类镇痛药也可能诱发呕吐。椎管内麻醉者 PONV 的发生率明显高于全身麻醉者，这可能与椎管内阻滞低血压引起呕吐中枢缺氧而导致呕吐有关。

患者因素：①临床上 PONV 通常高发于儿童和青少年，发病率随年龄的增长而降低。

②成年女性比男性更容易发生 PONV，可能与女性激素有关。③有 PONV 病史、运动眩晕史的患者更易发生 PONV。

麻醉引起的 PONV 症状轻微且短暂，不需常规使用抗呕吐药物。对 PONV 高危的人群，预防性使用抗呕吐药在提高患者满意度和防治临床并发症方面有重要的临床意义。对急性胃扩张者应持续胃肠减压 24 小时以上。

3. 发热　是术后最常见的症状，约 72% 的患者体温超过 37℃，41% 高于 38℃。术后发热不一定表示伴发感染。非感染性发热通常比感染性发热来得早（分别平均在术后 1.4 日和 2.7 日）。患者术后 1～2 日都会出现低热症状，此时一般为吸收热，密切观察即可。术后 3～4 日时仍有低热，可采用物理降温方法并预防性应用抗生素。当持续高热不退时，应考虑腹腔感染，立即给予抗生素治疗及完善相关检查，明确致病菌后换用敏感抗生素。

三、术后并发症管理

1. 吻合口出血　关键在于预防，术中吻合肠管时，应仔细检查吻合口有无出血，可行注水实验检查吻合口确切与否，必要时可对吻合口进行加固缝合。大部分患者出血量较少，不需要特殊干预，如出血量较多，可以静脉给予止血药、输血和肾上腺素冰盐水灌肠等。若仍出血不止，应积极液体复苏的同时行结肠镜检查，发现出血可以夹闭止血或电凝止血或经肛门缝扎止血，必要时及时剖腹探查。

2. 吻合口漏　右半结肠术后吻合口漏发生概率较低。据文献报道，直肠癌术后吻合口漏的发生率高（3%～19%）。但吻合口漏有相同因素，包括高龄、男性、肥胖、营养不良、吸烟、饮酒、美国麻醉师协会（ASA）评分≥3 分、类固醇激素的使用、术前放疗、腹部手术史及糖尿病病史；手术相关因素包括手术时间、术中出血、网膜包裹、吻合方式、吻合技术、手术方式、术前肠道准备及盆腔引流不畅。

3. 术后肠梗阻　肠梗阻是腹部手术后的常见并发症，术后的粘连、内疝、扭曲及感染等因素均可导致肠梗阻的发生。粘连性肠梗阻除少数为腹腔内先天性因素（如先天发育异常或胎粪性腹膜炎）所致外，大多为获得性。常见原因为腹腔炎症、损伤、出血、腹腔异物，多见于腹部手术或腹腔炎症之后，其中腹部手术后的粘连目前是肠梗阻的首位病因，此外腹腔放疗和腹腔化疗也可导致粘连性肠梗阻。盆腔手术（如妇科手术、阑尾切除术和结直肠手术后）和下腹部手术尤其容易产生肠粘连和肠梗阻，其原因是盆腔小肠更为游离，而上腹部小肠则相对固定。

4. 腹腔感染　根据腹膜刺激征、发热等临床表现，结合白细胞计数及中性粒细胞比例升高、穿刺液细菌培养阳性及影像学检查结果即可诊断。术后发生腹腔感染的原因主要包括术前肠道准备不充分、术中无菌操作不规范、术后吻合口漏、腹腔引流不充分、患者状态差、伴发糖尿病、高龄、营养不良等因素。因此，腹腔感染应以预防为主。

5. 坠积性肺炎　肺通气不足、膈肌活动差、咳嗽反射受损或受抑制、支气管痉挛和脱水，均可引起支气管分泌物滞留，导致肺段不张，进而发生肺部感染。胸部或腹部手术后此类感染发生率较高，吸入麻醉和脊髓麻醉后的肺炎发生率相等，局部麻醉或静脉麻醉手术后的感染仅占 10%。胸部手术后发生脓胸的常见病原体为金黄色葡萄球菌，40% 左右的创伤后肺炎为肋骨骨折或胸部创伤的并发症。颅骨骨折或其他头部损伤、其他骨折、烧伤，或重大挫伤的肺炎发病率相等。

6. 心脑血管并发症 对于合并心脑血管疾病的胃肠肿瘤患者，术前即应请相关科室会诊，改善基础疾病状态，为手术顺利进行做足准备。同时对于有手术绝对禁忌证者（如 6 个月内发生心肌梗死者），除急诊手术外应禁忌行择期手术。术后密切观察，及时请相关科室会诊，指导心脑血管疾病术后的防治。

7. 下肢深静脉血栓形成（DVT） 血液凝固性增高、血流缓慢及各种原因导致的静脉壁损伤都会引起术后下肢静脉血栓形成。早期可引起急性肺栓塞，后期可使下肢深静脉功能不全，后果十分严重。病史不超过 3 日的患者可使用溶栓药及抗凝药，严重者可行手术治疗。肿瘤患者血液处于高凝状态，且术后长期卧床，下肢深静脉血栓形成风险增高。DVT 导致肺栓塞时可危及患者生命。术后鼓励患者早期离床活动，可于卧床时人工或器械辅助按摩双下肢以促进下肢静脉血液回流。接受 NOSES 手术者离床活动时间较早，一般可降低 DVT 的发生率。

初期可表现为小腿深静脉血栓，出现腓肠肌部位疼痛及压痛，部分患者可向上蔓延累及髂静脉和股静脉，出现下肢肿胀、皮肤发白，伴浅静脉曲张、腘窝或股管部位有压痛，进而发展为下肢深、浅静脉广泛受累，表现为下肢青肿。如果并发感染，可出现发热、畏寒、心率加快等表现。

（1）治疗

1）一般治疗：已经发生血栓者应卧床治疗，避免用力排便、咳嗽等，防止血栓脱落。

2）药物治疗：病史不超过 3 日者可应用溶栓药和抗凝药，溶栓药首选尿激酶，抗凝药可选用肝素、华法林。

3）原发性髂-股静脉血栓形成，病程在 72 小时以内的患者，可行手术或用 Fogarty 导管行血栓摘除术。

（2）预防

1）术后应补充足够的水分以减轻血液浓缩、降低血液黏度。

2）指导患者做足踝内外翻、双下肢屈伸运动，以促进血液循环。

3）按摩双下肢腓肠肌和比目鱼肌，以减轻静脉瘀滞和促进静脉回流。

4）清醒后鼓励患者床上运动，多做深呼吸，增加膈肌运动，促进血液回流。

5）长期卧床的患者多做踝关节主动或被动活动。

6）医疗弹力袜：弹力袜能明显改善下肢静脉血流的淤积状况，促进静脉血回流，有效预防下肢静脉血栓，降低肺栓塞致死的可能性。更可缓解或减轻因长途旅行引起的下肢肿胀。

7）气压泵治疗仪预防下肢静脉血栓：气压泵治疗仪是一种物理性非介入性治疗仪器，它利用肢体外部加压的方法促进静脉血液循环，形成脉动流，增强纤溶系统活性，增加神经、血液灌注和氧合作用，以达到改善功能和抗血栓形成的目的，可显著降低下肢静脉血栓的发生率。

8）低分子肝素预防下肢静脉血栓：小剂量低分子肝素预防下肢静脉血栓具有比较好的临床效果，而且安全性高。

（黄　睿）

第六章

直肠肿瘤术后康复管理

第一节 经肛局切手术和TaTME术后康复管理

一、经肛局切手术和TaTME

（一）概述

TaTME是指利用经肛内镜显微外科手术（transanal endoscopic microsurgery，TEM）或经肛微创手术（transanal minimally invasive surgery，TAMIS）平台，并遵循直肠全系膜切除（TME）原则"自下而上"实施的经肛腔镜直肠切除手术。

（二）适应证的选择

1. 经肛局切手术的适应证

（1）肿瘤直径<3cm。

（2）肿瘤侵犯肠周<30%。

（3）切缘距离肿瘤>3mm。

（4）活动，不固定。

（5）距肛缘8cm以内。

（6）仅适用于T_1期肿瘤。

（7）无血管、淋巴管浸润（LVI）或神经浸润（PNI）。

（8）高-中分化。

（9）治疗前影像学检查无淋巴结转移的征象。

经肛局切术后病理检查具有以下情况之一时，需要行挽救性直肠癌根治术：肿瘤组织学分化差、脉管浸润、切缘阳性、肿瘤浸润超过黏膜下肌层外1/3（SM3级）或T_2期肿瘤。如不接受挽救性手术，应行放化疗。

2. TaTME 适应证

（1）中低位直肠癌，尤其是低位直肠癌。

（2）男性、前列腺肥大、肥胖、肿瘤直径＞4cm、直肠系膜肥厚、低位直肠前壁肿瘤、骨盆狭窄、新辅助放疗引起的组织平面不清晰等"困难骨盆"的直肠癌患者。

（3）中低位直肠巨大良性肿瘤，无法行局部切除者。

（4）需要行直肠切除的炎症性肠病。

（5）家族性腺瘤性息肉病。

（6）放射性直肠炎。

TaTME 手术的禁忌证为有肛门狭窄或损伤史者，余同腹腔镜辅助 TME 手术。目前不考虑将 TaTME 手术应用于高位直肠癌患者。

（三）手术方式

TaTME 可根据是否有腹腔镜的辅助，分为完全经肛全直肠系膜切除（NOTES-TaTME）和腹腔镜辅助 TaTME（laparoscopicassisted TaTME），后者又称为经腹经肛 TME（transabdominal transanal TME）或杂交 TaTME（hybrid-NOTES TaTME）。腹腔镜辅助 TaTME 手术可发挥经腹和经肛入路的各自优势，互相配合，分别完成经腹和经肛手术操作，学习曲线相对更短，更容易学习和实施。借助于 TEM 平台的 TaTME 手术，称为 TEM-TaTME，而借助于 TAMIS 平台的则称为 TAMIS-TaTME。TaTME 是经自然腔道取标本手术（natural orifice specimen extraction surgery，NOSES）的一种，因为腹部无取标本切口，创伤减小，切口感染、切口疝等风险降低，同时也减少了由手术切口引发的患者的焦虑、烦躁等不良情绪。

二、经肛局切手术和 TaTME 的术后管理

（一）术后常规管理

1. 术后初期管理　TaTME 术后处置与传统手术方式的术后处置基本相同。全身麻醉患者恢复意识回到病房后，保持去枕平卧位至少 6 小时，必要时可将头歪向一侧避免咽喉分泌物或呕吐物误吸而导致窒息。给予低流量吸氧及生命体征监测（心率、血压、呼吸频率及血氧饱和度）至少 12 小时。患者此时处于禁食、水状态，给予补液支持治疗、预防感染及镇痛等对症治疗。

患者术后提倡尽早离床活动。一般术后 24 小时，患者可根据自身状态逐渐增加活动量。接受 TaTME 手术者更倾向于早期离床活动，可有效减少长期卧床所致的术后肠粘连、坠积性肺炎、压疮、血栓形成等并发症。

2. 排气及进食、水时间　术后排气表明患者胃肠道功能的恢复，但时间上因人而异，多数情况下患者术后 48 小时内可排气。接受 TaTME 手术者早期离床活动可促进排气。

经肛局切手术患者术后 12 小时就可以开始进流食。TaTME 患者排气后可试饮少量温水，无明显不适则说明胃肠道功能恢复良好。此时可逐渐增加进水量并加用肠内营养制剂。接受 TaTME 手术者进食恢复一般较快。

3. 腹部术区换药及造口护理　经肛局切手术体表无手术切口，无须换药。TaTME 除腹腔镜器械遗留的 Trocar 孔外，腹部无其他切口，有效避免了切口相关并发症。Trocar 孔一般采用生物胶黏合，无须术后换药，可有效减轻患者的不适，降低治疗费用。

少部分接受 TaTME 的患者，为避免术后吻合口漏相关并发症的发生，可能会进行预防性回肠双腔造口。这部分造口患者涉及造口护理与还纳，其处理方式与常规手术后造口护理与还纳手术无异，此处不再赘述。

（二）常见症状管理

1. 疼痛　经肛局切手术患者一般无明显疼痛，无须特殊镇痛，疼痛敏感者静脉滴注非甾体抗炎药。TaTME 患者疼痛感相对轻，常规使用镇痛泵、静脉滴注非甾体抗炎药即可减轻疼痛，一般不使用阿片类药物。

2. 呕吐　麻醉、焦虑、手术时间过长等因素都可导致患者术后恶心、呕吐，联合应用止吐药物可显著减轻患者症状。经肛局切手术和 TaTME 患者呕吐症状一般较轻。

3. 发热　患者术后 1~2 日可出现低热症状，此时一般为吸收热，密切观察即可。术后 3~4 日仍有低热，可采用物理降温方法并预防性应用抗生素。当持续高热不退时，应考虑腹腔感染，立即给予抗生素治疗并完善相关检查，明确致病菌后更换敏感抗生素。

（三）术后并发症的管理

1. 吻合口出血　关键在于预防，术中吻合肠管时，应充分游离系膜，防止系膜进入吻合口内，吻合结束后仔细检查吻合口有无出血，可行注水试验检查吻合口出血，必要时可对吻合口进行加固缝合。发生吻合口出血时应立即应用止血药物，并于急诊内镜下止血或经肛缝合止血。

2. 吻合口漏　发生因素及处理详见第三章第三节。有研究证明，手工吻合和未行预防性造口是 TaTME 发生吻合口漏的独立危险因素。

3. 术后肠梗阻　肠梗阻是腹部手术的常见并发症，手术创面、出血、感染、线结等异物引起的腹腔粘连、内疝、肠扭转等会导致肠梗阻的发生。TaTME 患者一般可早期离床活动，肠道功能恢复快，发生术后肠梗阻的概率较低。

4. 腹腔感染　TaTME 术后发生腹腔感染的原因主要包括术前肠道准备不充分、术中无菌操作不规范、术后吻合口漏、腹腔引流不充分、患者状态差、伴发糖尿病、高龄、营养不良等因素。因此，腹腔感染应以预防为主。治疗方法详见第三章第三节。

5. 坠积性肺炎和压疮　坠积性肺炎和压疮的发生与术后长期卧床密切相关。早期恢复活动，减少卧床时间可有效降低坠积性肺炎和压疮的发生。TaTME 患者离床活动较早，一般可降低坠积性肺炎和压疮的发生率。

6. 心脑血管并发症　对于合并心脑血管疾病的患者，术前即应请相关科室会诊，改善基础疾病状态，为手术顺利进行做好准备。同时对于有手术绝对禁忌证者（如 6 个月内发生心肌梗死者），除急诊手术外应禁忌行择期手术。术后密切观察，及时请相关科室会诊，指导心脑血管疾病术后的防治。

7. 下肢深静脉血栓形成（DVT）　肿瘤患者血液处于高凝状态，且肿瘤患者多高龄，加之术后长期卧床，DVT 风险增高。DVT 高风险患者术前应进行双下肢血管超声，评估双下肢深静脉状态。DVT 导致肺栓塞时可危及患者生命。术后鼓励患者早期离床活动，可于卧床时人工或器械辅助按摩双下肢以促进下肢静脉血液回流。TaTME 患者离床活动时间较早，一般可降低 DVT 的发生率。

三、经肛局切手术和 TaTME 的术后康复与随访

（一）术后心理康复

1. 心理评估手段　心理评定是康复治疗中的重要环节，如果患者出现焦虑、抑郁、悲观情绪，可以选用汉密尔顿焦虑量表（Hamilton anxiety scale，HAMA）及汉密尔顿抑郁量表（Hamilton depression scale，HAMD）。

此外，人格评估同样是进行心理鉴定、评价和诊断的重要方面，是心理治疗不可缺少的手段。目前常用的有投射测试（主题统觉测验）、主题测试（会谈法、自我概念测量）、自陈量表（明尼苏达多相人格调查）及行为观察等。

2. 心理康复疗法　包括行为训练、音乐治疗、认知疗法和艺术治疗等，可个别实施也可集体实施，根据患者的实际病情开展。具体疗法详见第三章第四节。

（二）肛门功能康复

TaTME 需要经肛进行手术操作，并且多数是低位或超低位吻合，会影响患者的肛门功能。所以 TaTME 术前、术后需要进行肛门功能的评估。对于术前存在控便功能障碍的患者，不建议行 TaTME 手术。肛门功能评估主要采用 Wexner 评分表和 LARS 评分量表。也可以选择排粪造影、盆腔 MRI 和直肠肛管测压等客观测量方法。术后可以通过经肛直肠灌洗、盆底肌训练、骶神经刺激、中医疗法等改善肛门功能。

（三）术后营养支持

1. 肠外营养　可分为经中心静脉肠外营养支持和经周围静脉肠外营养支持，主要成分包括葡萄糖、脂肪乳、氨基酸、电解质、维生素与微量元素等。术前伴肠梗阻无法正常进食的患者可给予肠外营养。术后禁食、水期间，肠外营养作为患者的主要能量和营养来源，随着肠道功能的恢复，逐渐改为肠外联合肠内营养到全肠内营养。

2. 肠内营养　具有价廉、方便、符合生理、有效等优点，主要类型包括氨基酸型、短肽型、整蛋白型等，可用于营养不良患者的术前喂养及作为胃肠道功能恢复过程中的过渡饮食。术后早期肠道功能尚未完全恢复，建议选用短肽型肠内营养剂，待肠道功能逐渐恢复后改为整蛋白型肠内营养剂。TaTME 术后患者排气时间较早，肠内营养的较早使用对于患者肠道功能的恢复、改善肠黏膜功能、减少感染及节约住院花费等都大有裨益。

（四）生活质量评估

生活质量评估是康复评估的重要环节。患者的生活质量提高不仅是医疗技术水平的体现，也是患者融入社会、恢复正常生活的保障。欧洲癌症治疗研究组织（the European Organization for Reasearch and Treatment of Cancer，EORTC）历时 7 年于 1993 年推出了跨文化、跨国家的

QOL-C30（quality of life questionnare-core 30）评分量表，从多维角度对 QOL 进行测评，能较好地反映 QOL 的内涵，QOL 测量被应用于欧洲多个国家和地区的癌症患者。

（五）术后随访和复查

直肠癌术后随访和复查的主要目的是早期发现可以接受潜在根治为目的治疗的转移、复发。TaTME 术后随访和复查与传统手术后的随访、复查的频率、内容相同，详见第十五章，此处不再赘述。但应注意术后对肛门功能的定期随访。

（金英虎　许珊珊）

第二节　Dixon 术后康复管理

一、吻合口出血的管理

手术结束后，麻醉科医生对患者进行麻醉后评估，依照全身麻醉患者恢复标准确定患者去向（术后恢复室或病房或外科重症监护室）。术者应严密观测患者的各种引流管情况和生命体征，尤其要注意吻合口和（或）造口是否有出血，术后吻合口出血可发生在手术后 4 小时至 9 天，并且约有 5% 的患者术后会发生吻合口出血。虽然吻合口出血通常是自限性并发症，持续的出血少见，但往往需要进一步的干预治疗。由于潜在的吻合口缺血和吻合口漏的风险，对吻合口出血的处理要谨慎。应根据出血的位置、患者的一般状态、术者和内镜医生的水平综合评定选择治疗方式。初始治疗方式包括纠正凝血障碍、输注红细胞或其他相应的血液制品。应注意监测患者的出血量和一般生命体征，动态观测血红蛋白和血细胞比容变化，同时注意防止患者出现低体温。若出血持续不止，应考虑内镜治疗。内镜治疗不需要全身麻醉，创伤小，费用低，同时带给患者的心理压力较小，是一种理想的治疗手段。若出血多，内镜治疗无效，应考虑再次行手术治疗。

二、疼痛和心理管理

微创手术，尤其是经自然腔道取标本手术的应用已经极大地减轻了患者的术后疼痛，但是仍要注意患者的术后疼痛管理，疼痛管理应贯穿整个围术期。由于患者的个体化差异，既往服用药物史、肝肾功能及年龄等因素不同，并无一种普适的理想镇痛方案，但是总的原则应该是在减小不良反应的同时控制患者的疼痛，并且应该逐渐减少镇痛药物的使用量。

心理康复是术后康复管理的重要环节。结直肠肿瘤的发病率有逐年上升的趋势，是我国高发的恶性肿瘤之一。恶性肿瘤的诊断和治疗对患者的心理往往会产生极大的影响，尤其是对术后进行临时性预防造口的患者，要充分沟通，告知造口的性质和后续的治疗方式。对于 Dixon 手术的患者，术后排便习惯和性状往往会改变，甚至出现排便次数过多和大便失禁等症状，严重影响患者的正常生活和社交功能，容易出现烦躁、焦虑、失眠、抑郁等各种不良情绪，甚至出现轻生的念头。应针对上述问题对患者及其家属进行充分的心理疏导，必要时进行专业的心理咨询。

三、胃肠功能和液体管理

术后静脉液体管理对于患者的术后康复起到了至关重要的作用,尤其是对于合并心血管疾病的高龄患者,要控制液体的入量和速度。有研究表明,适当限制静脉液体的输入可以促进肠道功能的恢复,减少住院天数,降低并发症的发生率。ERAS 相关临床指南也将限制静脉液体入量作为 ERAS 的措施之一,并且证实该措施确实可以促进患者术后的恢复。但是也有研究发现,限制液体入量的同时可能会增加术后血肌酐和尿素氮的水平,从而增加其他系统的并发症。早期进食可在减少液体入量的同时保证患者的能量供应,已有大量的研究表明 70%～90% 的患者可以耐受术后 24 小时内经口进食。并且早期经口进食作为 ERAS 的一部分已得到了广泛的实施和应用。早期进食还可以降低胰岛素抵抗、高血糖症和切口感染的风险。但是应对进食的性质和种类加以严格的限制,术后 1 周内应严格限制流质饮食,术后 1～2 周可逐渐改为半流质饮食,术后 2 周起可逐步改为正常饮食,同时避免进食难以消化的食物。进食期间严密观察患者是否出现肠梗阻等症状。

四、术后活动管理

患者术后在看护下应尽早活动,在体力允许的情况下循序渐进地增加运动量。术后活动在功能恢复中是一个重要的临床参数,并对功能恢复起到了关键的作用。有研究表明早期下床活动可以降低下肢深静脉血栓(venous thromboembolism, VTE)、肺栓塞和下肢水肿的风险。肿瘤患者接受腹部大手术之后 VTE 风险显著增加,因此 Dixon 术后除了给予低分子肝素和双下肢气压治疗之外,应鼓励患者下床活动,通过促进血液循环降低 VTE 风险,减少肝素的使用,从而减少长期使用肝素带来的并发症。

五、吻合口和肛门管理

Dixon 术后由于直肠的储便功能消失、直肠黏膜排便反射失代偿、盆神经丛损伤等原因,约 60% 的患者术后短期内会存在不同程度的排便功能障碍,如排便次数增多、气便不分及大便失禁。吻合口位置越低,上述并发症发生率越高,程度越严重,术后可建议患者进行提肛训练(肛门收缩、放松,200～300 次/天)。随着术后肠道对排便节制功能的逐渐代偿,大部分患者术后 6～12 个月肛门可恢复至基本正常。吻合口狭窄是 Dixon 术后一个相对比较常见的并发症,3%～30% 的患者会合并吻合口狭窄。对于吻合口位置较低的患者,可给予吻合口扩张,用于预防吻合口瘢痕挛缩所致的肛门狭窄。通常术后 2 周开始,每天 1 次。将食指插入患者肛门通过吻合口,环行扩张肛门,反复进行 1～2 分钟。患者家属掌握扩张方法后,由家属帮助患者进行训练,需坚持扩肛 3～6 个月。

六、切　口　管　理

切口管理是术后康复管理的重要环节,但是在术后切口的管理方面尚无明确的指南。针对临床中切口敷料的问题，一项研究比较了不同种类的切口敷料对术后切口感染的影响，发现并没有哪一种特定的敷料可以降低术后切口感染，因此，临床工作中可根据经验选择方便和经济的敷料。由于 Dixon 手术为下消化道手术，切口感染的风险较高。切口护理过程中应注意检查切口是否有红肿、渗液、压痛等临床表现，根据切口感染的程度可拆除切口缝线，留置引流条或者进行持续冲洗。有研究指出，对于高危切口，高频率换药可以早期发现切口感染，有效降低术后切口感染发生的概率。

七、膀 胱 管 理

肠癌术后尿路感染，尤其是导尿管相关的尿路感染是常见的并发症之一。尿路感染的高危因素为留置导尿管，女性患者，ASA>2，结肠切除术、Miles 术，生活不能自理和年龄>75岁。尿路感染还与导尿管留置的时间和尿潴留症状相关。对于具有上述高危因素的患者应高度注意尿路感染的风险，加强导尿管护理和尿液分析，降低尿路感染的风险。

八、出院后管理

由于 Dixon 术后直肠的生理结构发生了改变，患者术后的排便习惯和功能往往会发生改变，尤其是接受辅助放疗的患者，症状可能会更明显。饮食方面应避免奶制品、豆制品、咖啡、巧克力及辛辣油腻的食物。大便次数过多引起的肛门不适可通过以下措施缓解：温水坐浴（每日 2~3 次）；肛门周围涂抹氧化锌软膏；使用不含酒精的湿巾代替普通的手纸。

术后 6 周之内，患者应注意活动方式和活动量，防止切口裂开；避免推举超过 4.5kg 的重物；避免剧烈的活动；避免有接触的运动，如打篮球、踢足球等。散步是逐渐增加患者耐力和活动量的温和方式，但是应注意每天的运动量。切口愈合期间不建议患者驾驶车辆，尤其是正在服用镇痛药的患者。另外，少部分患者的性功能可能会受到影响，医生应充分告知患者相关风险。

（张　骞　李佳英）

第三节　直肠癌 Miles 术及 Hartmann 术后康复管理

一、Miles 术及 Hartmann 术后管理

（一）术后早期管理

术后初期处置与 Dixon 手术相同，如术后监护、液体复苏、鼻胃管管理等。患者恢复意识

回到病房初期给予监护、导管护理、伤口护理等。直肠癌术后应维持液体内环境稳态，有证据显示，减少术后液体及钠盐的输入量，将有利于减少术后并发症，缩短住院时间。高风险手术患者推荐目标导向液体治疗（goal directed fluid therapy，GDFT）的策略，限制容量可以减少术后液体超负荷和心肺负担过重，超重患者限制补液量有利于术后早期康复。

（二）术后营养治疗

20%～80%结直肠肿瘤手术患者具有营养风险，这些患者如果不能得到及时合理的营养干预，将增加术后并发症的风险，住院费用和时间也会明显增加。评估每日营养需求量，术后尽快恢复饮食，早期经口营养补充（首要目的：补充蛋白质；次要目的：补充热量），根据胃肠道的耐受量逐渐增加，术后早期口服辅助营养是重要的营养方法。对于术后不能经口进食的患者，给予肠外营养支持。静脉营养支持需要定期管路维护，并且监测肝功能、肾功能、离子等。

（三）术后早期下床活动

有条件的医疗机构，患者可在运动治疗师的指导下活动，有利于减少术后并发症的发生，指导不能离床的患者如何在病床上进行恢复活动。术后长期卧床，可增加肺不张、坠积性肺炎的风险，增加胰岛素抵抗，增加粘连性肠梗阻、下肢深静脉血栓形成的危险。根据患者的客观情况，每天计划及落实患者的活动量，如 Hartmann 术后根据患者体力情况，可在术后第 1 天及早离床活动，目标是活动 1～2 小时，而之后至出院时每天应下床活动 4～6 小时。Miles 术后患者根据术中盆底修复及会阴伤口的情况决定离床时间。

（四）腹腔/盆腔引流管的管理

Meta 分析显示，择期结直肠术后常规预防性留置引流管不能减少术后感染和吻合口漏的发生。美国加速康复与围术期质量控制学会制定的《择期结直肠手术加速康复外科术后感染预防的专家共识》，不建议对结肠手术常规放置腹腔引流管。Hartmann 手术可视腹腔及创面情况，选择性留置腹腔引流管，定期完成引流管护理及换药，保持引流管通畅，妥善固定，密切观察引流液的量、颜色和性状等，在术后排除腹腔内出血、感染等并发症后，应尽早拔除。

（五）尿管管理

直肠低位前切除时，导尿管放置 2 天左右，根据膀胱功能的恢复情况决定拔管时间，较早拔除导尿管为患者的术后恢复提供了便利，Hartmann 术后可鼓励患者早日下床排尿。接受 Miles 术的患者，切除范围较广，对部分患者清扫盆腔组织时，除淋巴组织外还可能包括部分盆腔神经，从而影响膀胱功能，导致排尿困难。如果是一过性盆神经丛损伤，术后可能恢复大部分膀胱功能。Miles 术后导尿管可保留 5～7 天。拔除导尿管前训练患者膀胱功能，2～4 小时开放导尿管一次，使膀胱充盈，刺激排尿反射。一般患者应训练 2～3 天。对老年患者及术前留置导尿管的前列腺增生患者，应训练 4～5 天甚至更长时间。拔管前排空膀胱内尿液，拔管后嘱患者饮水，开始排尿时间间隔不超过 4 小时，老年人可定为 2～3 小时。

有高风险再次导尿的患者，可应用理疗、热敷、按摩等方法，也有医院冲洗膀胱以预防尿潴留的发生，用 0.9%的温盐水 500ml 加硫酸庆大霉素 8 万 U 作冲洗液。拔管后仍不能排尿者，可再置管训练，对老年患者留置尿管时间若大于 2 周，应预防尿路感染。每天更换无菌集尿袋，消毒接口，每日进行尿管护理，预防性应用抗生素。女性患者尿道短，并且靠近会阴切口，应加强会阴护理。老年患者及置管时间较长及尿管不耐受者，可考虑行耻骨上膀胱穿刺引流术，有助于减轻患者不适感，降低泌尿系统感染的发生率。

二、常见不良反应及并发症处理

术后一般并发症的处理与 Dixon 术相似，如应激性黏膜病变、腹腔感染、坠积性肺炎、压疮、心脑血管并发症、下肢深静脉血栓等。腹部切口换药与 Dixon 术无异。

（一）疼痛

疼痛治疗是 ERAS 非常重要的环节，可以减少应激，有利于康复。推荐采用多模式镇痛方案，包括罗哌卡因切口浸润以控制外周神经痛；应用非甾体抗炎药（NSAIDs）对乙酰氨基酚等。尽量避免或减少阿片类药物的使用，以减少其导致的肠麻痹、腹胀、恶心、呕吐、尿潴留等副作用。

（二）恶心、呕吐

对恶心、呕吐的处理，可以遵循 ERAS 处理原则，术后有效地处理恶心、呕吐症状，有利于尽快恢复经口进食。尽量避免留置鼻胃管，因病情需要置管者应尽早拔除，以减轻患者恶心等不适感受。有呕吐风险的患者应预防性使用止吐药，如昂丹斯琼、地塞米松等。

（三）术后肠梗阻

接受 Hartmann 术者一般可早期离床活动，并且有结肠造口，发生术后肠梗阻的概率相对较低。接受 Miles 术，会阴创口没有一期缝合的患者，为防止小肠脱出，大多常规重建盆底腹膜，若腹膜撕脱，局部形成缺损，则小肠坠入盆腔形成盆腔疝和会阴疝，严重者形成嵌顿粘连造成梗阻。而对会阴创口一期缝合的患者，有学者建议不缝合盆底腹膜，小肠自然坠入充填骶前残腔，肠梗阻发生率并未明显增加，其机制是盆腔腹膜再生迅速，可使盆底及腹腔形成整体，由腹膜覆盖、尾骨及骶骨前间隙直接与腹腔相通，该处积液可以全部流入腹腔，从而发挥腹膜的再吸收功能，减少会阴部液体积聚，提高会阴切口一期愈合率。也有学者认为，即使是腹腔镜辅助 Miles 术，也应该镜下完成盆底腹膜的关闭，减少会阴伤口感染、会阴疝及减少住院时间。盆底腹膜重建的患者，术后初期需要避免剧烈运动，造成盆底腹膜局部裂开，形成内疝。

三、Miles 术后会阴创口的处理

术后一般切口管理遵循的总体原则包括注意切口清洁，及时发现并处理切口并发症（如血肿、伤口裂开及伤口感染等）。根据患者年龄、营养状况、切口部位、局部血供等决定拆线时间。

Miles 术后会造成特殊的伤口——会阴创口，其具有自身的特点，渗血、渗液多且时间长，骶前腔巨大，周围没有组织可以充填，不易闭合，渗出液常汇聚于此，加之骶前的生理弯曲，术后初期患者体位改变受限，不易充分引流，易发生感染，文献报道其感染率为1.8%～42%。因此，通畅引流是关键，目前有两种基本的处理方法，即会阴创口纱布填塞敞开引流法和会阴创口一期缝合法，下面分别介绍。

（一）会阴创口纱布填塞敞开引流法的术后管理

以纱布填塞敞开引流是传统对会阴创面处理的方法，但其愈合时间较长，一般在2个月左右。因会阴创口渗血、渗液较多，术后3天内应每日更换伤口敷料3次，术后第3天开始拆除会阴缝线，逐步将大纱布及凡士林纱布取出。可以用生理盐水或过氧化氢冲洗会阴创口，术后第10天开始用1∶5000的温热高锰酸钾溶液冲洗，每日3次，每次约15分钟，直到伤口愈合。一般情况下骶前创面完全愈合需2个月左右。

（二）会阴创口一期缝合法的术后管理

因Miles术会阴创口采用敞开引流的愈合时间较长，有学者开始采用一期缝合法处理会阴创口，愈合效果良好，时间大为缩短。目前，其已成为临床首选方法。保持引流通畅是术后护理的关键，术后会阴创口渗血、渗液，可能导致阻塞引流管，从而滋生细菌。会阴部引流方法有多种，如烟卷引流、单管引流、双管引流、骶前腔灌洗，可同时负压吸引。目前多采用会阴部切口侧方引流。几种方法中，烟卷引流效果较差，目前多不采用。单管引流多选择粗细适中的乳胶管，质地柔韧并且多孔，必要时加上负压瓶。在术后第10～15天可拔除引流管。单管引流对患者活动影响相对较小，护理难度低，但也有一定缺点，一旦发生感染无法冲洗。术后引流管护理是会阴伤口愈合的重要环节，需定期换药清洁，术后初期通过指导体位改变促进引流。如伤口愈合不良或合并感染，需要及时发现，敞开引流，并按填塞法定期冲洗治疗。

也有的采用双管引流方法，两管分别从会阴切口两侧皮肤开口引出，必要时接上负压。双引流的优势在于若是存在感染，可一根冲洗，另一根引流，缺点是患者有更强的不适感，造成活动不便。也有学者选择骶前腔置入双套管持续灌洗。进水管放在骶前腔较高的位置，出水管放在其下方2～3cm。出水管应有两个侧孔在尾骨前间隙内。术后，进水管可用盐水冲洗，出水管接负压吸引。采用双管引流加骶前灌洗术，能有效地清除骶前腔隙的积血及坏死的脱落组织，并可使盆腔腹膜紧贴骶骨和盆底组织，有利于切口愈合。但创腔冲洗负压吸引会限制患者的活动，并有一定噪声，影响患者休息，另外会增加医生及护士的工作量。引流管护理过程中需要注意，24小时灌洗总输入量要小于总流出量；在术中严密关闭盆底腹膜的情况下，灌洗时可短暂阻断出水管，使骶前腔充盈，然后再打开出水管，可根据引流液的清洁程度间断灌洗。如引流管有阻塞现象，需随时调整引流管。

（三）会阴创腔的填塞治疗

部分患者行扩大切除，会阴创口缺损巨大，骶前及尾骨前的巨大创腔难以闭合，学者们尝试应用不同自体组织填塞会阴创腔，以促进会阴创口的愈合，如大网膜填塞会阴创腔，国内外应用较多，原因是大网膜有很强的吸收及抗感染能力，而且具有血运丰富、活动度大、可塑性强、取材容易的优势。另外有皮瓣移植修补，包括股薄肌、臀大肌和腹直肌皮瓣移植等，但皮瓣移植因技术复杂、创伤大而难以推广。对行此类手术的患者，术后需要密切关注伤口皮肤的血运、愈合情况等。填塞法会阴创口一期缝合能避免更换敷料、创腔冲洗的痛苦。术后可尽早补充其他综合治疗，如化疗、放疗等。

四、造口管理

直肠癌 Miles 术及 Hartmann 术后需要造口，患者术后康复涉及身体和心理康复，本部分内容详见本章第四节。

五、出院和随访

出院标准为患者恢复进食，无须静脉给药，口服止痛药可以很好地镇痛，伤口没有严重并发症时，患者或其家属护理造口，敞开引流的 Miles 患者，其家属可以护理创口。患者达到以上全部要求并愿意出院时，应给予出院。

（一）造口患者出院后的饮食指导

出院之后的饮食应逐渐形成规律，形成定期排便的习惯，利于造口的护理，减轻因造口排便造成的心理负担，使患者更快地融入社会。本部分内容详见本章第四节。

（二）性功能的康复指导

性功能障碍是直肠癌根治术后的常见并发症，尤其 Miles 术更加突出。不同的术式发生率也不同，盆腔淋巴结清扫范围越大，性功能障碍发生率越高。有国外文献报道，Miles 术后，74%的男性患者术后 2 年有勃起障碍，19%的女性患者达到高潮的能力下降。除了技术层面术中对盆腔神经保护外，对患者进行健康教育和心理干预也同样重要。其训练原理是帮助患者消除导致性交失败的精神因素，并帮助患者尽量延长勃起时间，主要内容如下。性行为前的相关准备措施：可布置温馨的环境；患者可以提前对结肠造口进行灌洗，可使用拟型造口袋，妥善贴合封闭，可改善视觉感受。鼓励患者努力克服勃起功能障碍，可尝试采取"性感集中训练疗法"。对非性敏感区进行爱抚，且不能性交，连续训练 1~2 周；对性敏感区进行爱抚，不能性交，连续训练 1~2 周；刺激阴茎尽量使其保持勃起状态，等到出现射精感觉时，可对阴茎头部进行挤捏让其消失，之后再反复进行刺激，帮助患者延长勃起的时间，且不能性交，连续训练 1~2 周。

Hartmann 及 Miles 术后患者应加强随访，建立明确的再入院"绿色通道"。与患者建立联系，术后 7 天到门诊进行回访，如进行伤口拆线、讨论病理学检查结果、计划进一步的抗肿瘤治疗等。长期随访复查计划，术后前两年应每 3 个月复查一次，2 年后半年复查一次，5 年后每半年或每年复查一次。结肠癌患者经过治疗后应该终身进行定期随访。

（王　猛　梁　雪）

第四节 胃肠造口术后管理

一、结肠造口术后管理

（一）术后早期管理

患者术后 48 小时内，密切观察造口情况，注意造口肠管有无水肿、出血、回缩、脱落及血运等情况，选择透明的造口袋有助于观察和护理。目前亦有医院在术后直接敞开造口，使用皮肤保护材料及造口袋。术后采取半卧位或偏向造口一侧，防止肠道内容物从底盘渗漏污染伤口，在病房观察过程中，定期用温清水清除造口周围粪便及肠液，防止肠液及粪便侵蚀周围皮肤而造成皮肤损伤感染。

（二）常见造口并发症

1. 造口出血 造口位置经常会有鲜血渗出或流出。正常的造口黏膜颜色淡红有光泽，犹如口腔黏膜，富有弹性，轻轻摩擦不易损伤出血，大力摩擦可见鲜红出血点。原因：肠造口出血常见于术后早期，常见的原因是肠系膜小动脉处理不确切。也有患者因为护理不当，擦拭造口过程中用力过大或硬物损伤黏膜。处理：清洁造口时轻微渗血，可用生理盐水棉球或无菌纱布轻压渗血点便可止血。如果出血来自肠道或者整个造口黏膜广泛渗血，则有可能是肠管出血性炎症，应及时对症治疗，局部出血严重者可用止血药，非手术治疗无效需手术处理。

2. 粪水性皮炎 正常情况下，皮肤可以抵御与肠内容物短时间的接触，但是如果接触时间过长，则会引起皮肤发炎甚至溃烂。原因：频繁更换造口袋、粪便泄漏、质硬造口器具损伤等。处理：选择合适的造口产品，如果已造成皮肤的损伤，可使用护肤粉，再涂皮肤保护膜，使用防漏膏填平造口周围和底盘胶片的空隙，使用水胶体敷料隔离保护，再贴上造口底盘即可。

3. 造口回缩 肠造口一般会有一段肠管拉出腹壁缝合，但是由于多种原因导致本来在体外的肠道回缩至体内。原因：肠管游离不充分，肠系膜产生牵拉；造口固定过程中没有保留足够的肠管外翻固定；体重急剧增加。处理：较轻者可经造口护理改善，严重者需手术重建造口。

4. 造口脱垂 造口脱垂与造口回缩刚好相反,造口脱垂是指本来在体内的肠道通过造口往外突出一段。原因：腹壁肌肉松弛，肠管固定缝合缺陷，腹壁缺损太大，导致肠道容易往外突出。处理：突出腹壁 5cm 以内或 5cm 以上而无不适时可经造口护理改善症状，在日常生活中避免增加腹压的活动，可佩戴腹带扶托。当突出超过 10cm 时需外科重建造口。

5. 造口旁疝 是指肠管通过造口处腹壁缺损，进入造口附近的皮下组织，使造口旁皮肤形成凸起。原因：造口处肌肉腹膜由于腹腔压力长期作用，腹壁薄弱面积逐渐变大，周围肠管疝入该处的皮下组织。处理：无不适或脱出较轻时可用腹带加压包扎，减缓脱出。腹壁肿物突出合并腹痛、腹胀、造口停止排气排便时需及时住院治疗。由于造口旁疝发生率较高，建议永久性造瘘患者术后常规以腹带加压保护。

6. 造口狭窄 造口直径越来越小，排便不畅通。原因：可能是因为切口过小，造口周边愈合不良，瘢痕组织收缩等原因造成。处理：症状较轻者可以通过每天扩肛进行改善。手套涂抹适当润滑剂，从小指开始轻轻插入造口停留，无明显阻力后改用示指。情况严重的需要尽快进行外科手术治疗。

7. 造口坏死 是严重的早期并发症，往往发生在术后 24～48 小时。造口肠管血运障碍可造成坏死。术后需每日注意观察造口血运。造口肠管缺血后表现为造口黏膜边缘呈暗红色或微呈黑色。原因：手术中损伤肠管边缘动脉；造口肠管过度裸化；肠梗阻引起肠肿胀导致肠壁长期缺血；提出肠管时系膜扭转。处理：每日检查造口情况，部分周径肠管缺血，经温湿盐水纱布湿敷及冲洗，坏死黏膜自行脱落，肠壁肉芽组织生长可自愈。完全坏死，肠造口黏膜变黑，应尽快手术重建肠造口。

（三）术后患者教育和心理康复

1. 拒绝阶段 患者情绪：对自己的病情及所做的手术闭口不提，对自己的处境感到震惊，拒绝接受事实。第一次见到造口外露的黏膜感到恐惧、无助甚至绝望。对治疗及护理不理睬，对造口极度排斥。甚至患者会拒绝承担处理造口的责任而变得依赖他人，若反复鼓励患者自己护理造口，会使患者认为是被嫌弃，且在感情上表现出极度脆弱和敏感。给医护者的建议：陪伴并倾听其诉说，对他的遭遇表示理解。鼓励患者多看看造口并触摸造口，告诉其困难只是暂时的，所有人都会给他提供帮助，从而唤起患者的自信和自尊。

2. 认知阶段 患者及其家属逐步接受事实，开始关心造口护理、有参与的愿望、主动寻求医务人员帮助。给医护者的建议：介绍造口一般情况和护理方法，还要和患者共同探讨日后回到正常的生活轨道，此外还应做好家属工作，鼓励患者尽早动手学习造口的护理方法。

3. 适应阶段 患者能够熟练护理造口，且在不断实践中找到了适合自己的一些护理方法，还能总结经验，帮助其他造口患者。给医护者的建议：护士为患者提供造口护理最新的信息，建立造口患者相互沟通的平台，如举办造口联谊会等，在联谊会中看到和自己一样的造口患者恢复术前的生活，将激发他们参加社会活动，重归正常生活的信心。

（四）出院指导与随访

出院后与患者建立长期的联系，随时指导造口相关问题。出院后可选择适合的造口袋，综合考虑造口类型、患者的腹形和意愿等因素。目前市场上有多种造口及附件产品可以选择，开口袋、闭口袋，一件式或两件式等。通常在形成比较规律的饮食习惯后，结肠造口排出的是半固态粪便，因此不必过度使用造口防漏产品。瘢痕体质患者术后定期扩张造口，每周一次，坚持半年，防止造口瘢痕挛缩。定期清洁造口，保持造口的洁净卫生，定期更换污物袋等，以防造口并发症的出现。此外，夏天或是运动流汗较多时应增加更换造口护理品次数，加强造口的卫生处理。穿衣以柔软、舒适、宽松为主，避免穿紧身衣裤，以免压迫、摩擦造口。洗澡时，可拿开造口袋，以淋浴方式清洗身体及造口，使用刺激小的肥皂或其他洗浴产品。普通淋浴不会流入造口，尽量不要在浴缸中浸泡，游泳时可使用造口栓。恢复良好的患者可以参加工作，避免重体力劳动。平时可适量参加一些不剧烈的体育锻炼，如打桌球、骑自行车、慢跑、打太极拳等。但应避免剧烈的运动及有身体接触的体育项目，如举重、打篮球、练跆拳道等。鼓励患者外出或旅行，但出行前要将造口用物准备充足。

二、胃　造　口

胃造口可用于多种影响患者经口摄入的疾病，包括各种原因造成的吞咽障碍，食管口、严重食管梗阻，气管切开长期鼻饲等。根据造瘘方式的不同，可以分为手术胃造口术、腹腔镜胃造口术、X 线下经皮穿刺造口术，经皮内镜下胃口术（percutaneous endoscopic gastrostomy，PEG），目前置管已成为建立胃部通路的常用方法。

术后护理要点：一般在术后 6 小时疼痛最明显，可予以镇痛处理；术后 24 小时先将造瘘管外接引流袋，如无出血或穿刺点渗漏，可在 24 小时后注入流质或半流质食物，每次不要超过 300ml，进食时采取坐卧位，避免反流误吸；造瘘管需要妥善固定，以不松动刚好转动为宜，过紧会引起疼痛不适，甚至造成腹壁、胃壁缺血坏死，固定过松可能引起胃液外渗；每次注食后或注药后，需要用温水冲洗造瘘管以防止堵塞；造口周围根据情况换药，至少每天一次，注意保持干燥、清洁，可用氧化锌软膏保护皮肤；术后 2 周左右，腹壁皮肤上的缝线便可拆除；造瘘管要注意避免暴力牵拉，以防止滑脱；根据管的材质定期更换，拔管须在窦道形成之后，至少术后 14 天。经胃造口肠内营养，应避免输注速度过快，部分患者因体质差异、乳糖不耐受等，需要调整营养配方，以减少恶心、腹胀等不良反应。

三、小　肠　造　口

回肠保护性双腔造口多是暂时性的，用于远端结肠、直肠病变手术修补或吻合后，起到粪便转流的作用，使远端肠管得到休息，保证修补或吻合顺利恢复，减少肠瘘的发生。回肠造口的排出物为较稀薄的肠内容物，包含消化液等，对正常皮肤的刺激性很强，增加了造口护理的难度。

术后护理要点：常规护理原则与胃造口、结肠造口无异。回肠造口有自身特点，因为肠道内容物没有经过结肠对水分和无机盐等的重吸收，造口位置越靠近上消化道，流量也越大，近端回肠造口的患者，容易导致水和电解质平衡失调，应注意补充水分、无机盐。每次更换造口袋要保持皮肤干燥，粘贴牢靠。进食可少量多餐，进食清淡易消化的食物。当皮肤出现溃疡无法使用造口袋时，可用水性凝胶保护溃疡面；发生皮炎时可使用激素乳膏以减轻刺激烧灼症状；皮肤出现红疹、破损、溃疡、过敏时，可喷洒造口粉；局部皮肤真菌感染时喷敷抗真菌粉剂，使用药物后间隔一段时间再贴造口袋。

造口是一种特殊的手术方式，科学的管理，可以重塑患者生活的勇气和信心。可以设立造口门诊，让他们更好地掌握造口用品的使用技巧，并为他们提供延续性护理服务，出院后 1 周、1 个月、3 个月、6 个月进行随访，造口患者的生活质量评估工具主要有造口患者生活质量问卷（city of hope quality of life ostomy questionnaire，COH-QOL-OQ）和造口患者生活质量量表（stoma quality of life，stoma-QOL）。通过专用量表，了解患者对知识技能的掌握程度、自理能力、生活质量。医院及社区组织健康教育及造口联谊会等，从而让每一位造口人都能感受到社会对他们的关爱。

（王　猛　马得欣）

参 考 文 献

顾晋，汪建平，孙燕. 2018. 中国结直肠癌诊疗规范（2017 年版）［J］. 中华临床医师杂志（电子版），12（1）：
　　3-23.

郭晓鹏. 2017. 健康教育对男性直肠癌 miles 术后性功能影响的研究［J］. 中国医药指南，（15）：65.

贺育华，杨婕，蒋理立. 2019. 结直肠癌术后患者生活质量的研究进展［J］. 中国普外基础与临床杂志，26（9）：
　　1126-1131.

黄烨. 2007. 直肠癌 Miles 术会阴创口的处理［J］. 世界华人消化杂志，15（28）：3020-3024.

李诤，张肇峰. 1998. 阳痿的系统诊断阶梯治疗［J］. 中华男科学杂志，4（3）：181-184.

柳欣欣，姜志伟，汪志明，等. 2007. 加速康复外科在结直肠癌手术病人的应用研究［J］. 肠外与肠内营养，
　　59（4）：18-21.

马得欣. 2012. 150 例直肠癌患者术后结肠造口护理体会［J］. 中华结直肠疾病电子杂志，1（2）：31-33.

马得欣，张雷，邢杰. 2015. 健康教育在结直肠肿瘤围手术后患者生活质量的影响［J］. 现代生物医学进展，
　　15（12）：2334-2336.

乔天宇，谢磊，王贵玉. 2017. 直肠癌低位、超低位吻合保肛术后吻合口漏的治疗策略［J］. 中华结直肠疾病
　　电子杂志，6（6）：77-81.

汪建平，汪宗芳，叶新梅. 1999. 肠造口病人的心理康复［J］. 中华护理杂志，34（10）：623.

王娟. 2018. 加速康复外科中国专家共识暨路径管理指南（2018）：结直肠手术部分［J］. 中华麻醉学杂志，
　　38（1）：29-33.

卫洪波，王吉甫. 1998. 直肠癌根治术后性功能障碍的研究［J］. 中华普通外科杂志，18（10）：16-18.

肖凌，王浩洋，余曦，等. 2010. 术后限制补液策略对不同体重指数结直肠癌患者的临床效果研究［J］. 中国
　　普外基础与临床杂志，（3）：87-91.

杨勇，王振军. 2006. Miles 手术后会阴部切口愈合的影响因素及防治［J］. 结直肠肛门外科，12（4）：207-209.

姚宏伟，陈建志，于刚. 2019. 腹腔镜辅助经肛全直肠系膜切除术后并发症报告及吻合口漏危险因素分析：一
　　项全国性登记数据库研究［J］. 中华胃肠外科杂志，22（3）：279-284.

姚宏伟，张忠涛，郑民华. 2019. 直肠癌经肛全直肠系膜切除中国专家共识及临床实践指南（2019 版）［J］. 中
　　国实用外科杂志，39（11）：1121-1128.

余瑾. 2017. 中西医结合康复医学［M］. 北京：科学出版社：387.

喻德洪. 1996. Miles 术后人工肛门康复治疗的重要性［J］. 中国实用外科杂志，16（3）：137-138.

中国加速康复外科专家组. 2016. 中国加速康复外科围术期管理专家共识（2016 版）［J］. 中华消化外科杂志，
　　（6）：527-533.

中华医学会肠外肠内营养学分会. 2016. 成人围手术期营养支持指南［J］. 中华外科杂志，54（9）：641-657.

Fields A，Dionigi B，Scully R，et al. 2020. Reduction in Cardiac Arrhythmias Within an Enhanced Recovery After
　　Surgery Program in Colorectal Surgery［J］. Journal of Gastrointestinal Surgery，24（5）：1158-1164.

Nascimbeni R，Burgart LJ，Nivatvongs S，et al. 2002. Risk of lymph node metastasis in T1 carcinoma of the colon
　　and rectum［J］. Dis Colon Rectum，45：200-206.

Slim K，Vicaut E，Launay-savary MV，et al. 2009. Updated systematic review and meta-analysis of randomized clinical trials on the role of mechanical bowel preparation before colorectal surgery ［J］. Annals of surgery，249（2）：203-209.

Yamamoto S，Watanabe M，Hasegawa H，et al. 2004. The risk of lymph node metastasis in T1 colorectal carcinoma ［J］. Hepatogastroenterology，51：998-1000.

第七章

小肠肿瘤的诊治及术后康复管理

第一节 小肠肿瘤概述

一、流 行 病 学

小肠原发性肿瘤比较少见，仅占胃肠肿瘤的 1%～5%。小肠恶性肿瘤更为罕见，仅占胃肠恶性肿瘤的 1%～2%，占全部恶性肿瘤的 0.4%。根据 17 072 例尸检资料总结发现，原发性小肠肿瘤共 93 例，发生率为 0.5%。根据 392 000 例手术标本的病理诊断统计，其中原发性小肠肿瘤共 400 例，发生率为 0.1%。通常尸检发现的小肠肿瘤以良性肿瘤较多，因生前未显示出症状而漏诊。临床资料以小肠恶性肿瘤占比例较多（占 60%～70%）。

二、小肠肿瘤的病理

病理学依小肠肿瘤组织来源分类，多数文献报道，良性肿瘤以平滑肌瘤、腺瘤、脂肪瘤多见，恶性肿瘤以腺癌、平滑肌肉瘤、恶性淋巴瘤、类癌较多。

（一）小肠良性肿瘤

在胃肠道中良性肿瘤除大肠外，较多见于小肠。原发性小肠肿瘤国内、外均以恶性肿瘤居多，良、恶性肿瘤比约为 1∶3。在小肠良性肿瘤中，以平滑肌瘤、腺瘤和脂肪瘤为最多见。

1. 小肠平滑肌瘤   占小肠良性肿瘤的 1/4～1/3，空肠最多。根据肿瘤在肠壁的部位，可分为腔内、壁内、腔外及腔内外（哑铃状）四型，以突入肠腔内型较多见。附瘤多为单发，大小不等。收集的病例中最小直径为 0.5cm，最大体积达 19cm×15cm×8cm。常为圆形或椭圆形，有时呈分叶状。较大的肿瘤组织内可因血液循环障碍出现坏死，并引起溃疡及肠道出血或穿孔。有的发生黏液性变或囊性变。腔内型平滑肌瘤有时也可引起急性肠道出血。肿瘤一般较硬韧，与周围组织分界清楚，但常见完整的包膜。

2. 小肠腺瘤　多发生于十二指肠和回肠，空肠较少见。一般为来自肠黏膜或肠腺体的良性上皮性肿瘤，占小肠良性肿瘤的30%～35%。属癌前期病变，与小肠癌的发生关系密切。

按组织学形态，腺瘤可分为管状腺瘤、管状绒毛状腺瘤及绒毛状腺瘤，其中以绒毛状腺瘤的恶变率最高。绒毛状腺瘤好发于十二指肠，但仅占十二指肠肿瘤的1%～3%。据统计，家族性结肠息肉病的病例约50%可伴发十二指肠腺瘤。直径多在5cm以下，当直径>5cm时，其恶变率达50%以上。据报道，位于十二指肠的绒毛状腺瘤恶变率为25%～63%。

3. 小肠脂肪瘤　占整个消化道脂肪瘤的50%以上，占小肠良性肿瘤的10%～20%。以回肠最多见（50%～60%），其次为空肠，十二指肠少见。病理组织学表现为界限清楚的肠壁内成熟脂肪组织，多位于黏膜下层，可以突入肠腔内引起肠套叠等表现。回盲瓣黏膜下层的脂肪瘤亦称回盲瓣脂肪过多症。有症状时局部或肠段切除。

4. 小肠血管瘤　占小肠良性肿瘤的10%左右，以空、回肠多见，一般起源于小肠黏膜下血管丛或浆膜下血管，也可侵袭肠壁各层。多数为较小息肉样肿物悬垂在肠腔内，很少环绕肠管生长，为红色或紫红色、柔软及可压缩性肿物。多为单发，亦可多发，呈局限性或弥漫性分布。肿瘤形态也极不一致，可分为海绵状血管瘤和毛细血管瘤。亦有报道为多发性静脉扩张征，为肠壁的小静脉曲张呈海绵样结构，病灶多数直径<5cm，散发于肠内。

5. 小肠淋巴管瘤　极少见，好发于回肠，占小肠良性肿瘤的1%。肿瘤多位于黏膜及黏膜下层，隆起于黏膜面，而呈息肉状或草状，切面可有乳头状液溢出。组织学镜下多表现为海绵状淋巴管瘤，由许多大小不规则的囊腔构成，有内皮细胞覆盖，腔内充满淡红色的淋巴液，含有淋巴细胞。病因系肠道细菌或病毒感染致淋巴组织增生过盛而形成的巨大海绵状淋巴管瘤。

6. 神经纤维瘤　有多发倾向，据估计，20%～25%的全身性神经纤维瘤患者有上消化道受累。曾有报道认为，十二指肠副神经节瘤的发生与Von Reckling Hausen病有关，尽管一般考虑病变为良性的，但Lnai等报道了1例十二指肠副神经节瘤的患者出现了区域淋巴结转移。

小肠的良性肿瘤，还有神经鞘瘤、错构瘤、畸胎瘤、黏液瘤、黑色素瘤等，均属罕见。

（二）小肠恶性肿瘤

1. 小肠癌　腺癌是小肠最常见的恶性肿瘤，约占全部小肠恶性肿瘤的40%，高发于十二指肠，占40%～50%，且集中于降部为主，其次为空、回肠。病理大体形态分为：①息肉型（或菜花型）；②溃疡型；③缩窄型；④弥漫型。为简单实用还可分为肿块型及缩窄型两型。肿块型为肿瘤突向腔内常伴有溃疡形成，容易引起消化道出血，有时可引起穿孔或套叠；缩窄型肿瘤主要沿肠壁浸润，使肠壁增厚或僵硬而致管腔狭窄，临床上易引起肠梗阻。组织学上可分为腺癌、黏液腺癌及未分化癌。

2. 小肠恶性淋巴瘤　原发性小肠恶性淋巴瘤属淋巴结以外的恶性淋巴瘤，绝大多数为非霍奇金型，占非霍奇金淋巴瘤的2.5%～5%，约占胃肠道恶性淋巴瘤的1/3，占胃肠道恶性肿瘤的1%～4%，占小肠恶性肿瘤的20%～30%。小肠恶性淋巴瘤可以发生在任何年龄。

小肠恶性淋巴瘤一般起源于黏膜下的淋巴滤泡。由于远端小肠有较丰富的淋巴组织，因而恶性淋巴瘤也多见于回肠。其大体病理类型大致分为四型。①扩张型：是较多见的类型，肿瘤沿肠壁黏膜向下浸润生长，使肠壁增厚、变硬、失去弹性而扩张。外观可见肿瘤环绕肠管，管壁僵硬呈皮革状，表面为暗红色或灰白色，黏膜常有多个结节样隆起，管腔呈扩张状态。由于肠壁高度增厚，有时可形成大型肿块。②缩窄型：也较多见，肿瘤浸润肠壁引起增厚、僵硬，肠腔变窄，这一类型往往引起肠梗阻症状。③溃疡型：较前两种少见，溃疡位于浸润性肿瘤的中心部位，常易引起出血或穿孔。④息肉型：也较少见，病变呈息肉状突入肠腔内，可以单发或多发，容易引起肠套叠。

3. 平滑肌肉瘤　小肠平滑肌肉瘤占小肠恶性肿瘤的第 3 位，约占 26.2%，40～59 岁年龄组高发，以空肠最多见，约占 40%。大多数原发于小肠平滑肌，少数亦可来自血管平滑肌。大体肉眼所见可分为四型，即腔内型、壁内型、腔外型及腔内腔外（哑铃）型。腔内型突出于肠腔内，呈半球形或球形肿块，其表面黏膜常有溃疡形成，少数为带蒂肿块。壁内型平滑肌肉瘤较小。腔外型多较大，肿瘤中央可变性、坏死、出血及囊性变。肿瘤多呈圆形、椭圆形或分叶状。表面灰红色或暗红色，往往呈结节状隆起于切面之上，近中央部分常见出血及坏死，有时有散在的含黏液水肿样的小囊腔。肠黏膜常由于坏死形成溃疡，因此伴发肠道出血者颇多见，偶尔可穿透肠壁引起肠穿孔或穿透至肿瘤内部形成窦道。

平滑肌肉瘤有时与良性平滑肌瘤不易区分，应以多个部位取材进行检查，方可确定诊断。诊断平滑肌肉瘤的重要标志：①每 10 个高倍（400 倍）镜视野里可见到 5 个以上核分裂象，以及可见到病理性核分裂象；②或镜下见瘤性坏死灶不足 5 个核分裂象；③或肿瘤大小直径在 10cm 以上，细胞密度 3 级且有异型性。

良性平滑肌瘤也应长期随访观察。平滑肌肉瘤直接浸润邻近周围结缔组织或其他脏器，其不足 15%也可通过淋巴道转移，还可通过血循环转移至肝、肺、骨等。

4. 小肠类癌　可发生于任何年龄，但多见于中年以上的患者。类癌起源于肠壁黏膜腺体 Lieberkubu 腺泡的 Kulehisky 细胞，因用硝酸银的氨化合物染色时呈现嗜银颗粒，故又称嗜银细胞癌，以阑尾的发病率较高，其次为回肠。小肠类癌占小肠恶性肿瘤的 2.6%～14%，国外较多发，占 29%～45%。通常表现为黏膜下小结节，一般直径大小为 1～3cm。据国外报道，20%～30%的小肠类癌为多发性，少的 2 个，多者可达数十个。局部还可浸润至黏膜、肌层，浸出浆膜达周围结缔组织甚至邻近脏器。肿瘤生长比较缓慢。通过淋巴道发生转移的占 30%～40%，发生转移的倾向常与肿瘤大小有明显关系。肿瘤直径<1cm 者有 2%发生转移；直径 1～2cm 者约有 50%发生转移；直径>2cm 者转移发生率高达 80%～90%。血行转移以肝脏最多见，约占 34%，也可转移至腹膜、腹腔其他脏器，以及脑、肺、骨等处。

5. 小肠转移性疾病　黑色素瘤是最常见转移到胃肠道的肿瘤，尸检大约 60%死于黑色素瘤的患者有胃肠道转移，累及小肠并非罕见。此部分切除小肠的患者中位生存期 4.5～8.5 个月，很少有长期存活者。其他转移到小肠的腹外肿瘤包括肺、乳腺、子宫颈和肾脏的肿瘤。也曾有其他肿瘤（如甲状腺肿瘤、Mertel 细胞癌和肝细胞肝癌）转移到小肠的个案报道。

腹腔内恶性肿瘤直接播散至小肠的肿瘤包括大肠癌、胃癌、胰腺癌、膀胱的移行细胞癌等。

小肠恶性肿瘤还有罕见肉瘤，如纤维肉瘤、黏液肉瘤、神经纤维肉瘤、恶性神经鞘瘤，近期亦有小肠网状组织内皮细胞肉瘤、空肠多形细胞肉瘤、小肠颗粒细胞肉瘤等个案报道。其他类型还有空肠恶性巨细胞瘤、小肠恶性黑色素瘤、鳞状细胞癌等报道。

第二节 小肠肿瘤的临床表现及诊断

一、临 床 表 现

（一）腹痛

腹痛占 50%～60%，是小肠肿瘤最常见的初发症状。轻重不一，隐匿无规律，呈慢性过程。因肿瘤的牵拉、肠梗阻、肠管蠕动失调，以及瘤体中心坏死，继发炎症、溃疡、穿孔，使疼痛由轻微隐痛、钝痛逐渐加重出现阵发性痉挛性绞痛。发作时可出现恶心、呕吐、肠蠕动加快伴明显肠鸣，腹痛间歇性和进行性加重。常被误诊为肠功能紊乱、肠炎、肠痉挛等。腹痛部位与肿瘤位置有关，多数位于中、下腹部。

（二）消化道出血

小肠肿瘤表面糜烂、溃疡、坏死是造成出血的原因，占 30%左右，大量出血则有呕血或便血。良性肿瘤以血管瘤和平滑肌瘤为多，大便隐血间断阳性。恶性肿瘤腺癌常见，平滑肌肉瘤、淋巴瘤次之，大便隐血持续阳性，大出血占 1%以下，患者出现苍白、虚弱、贫血症状。

（三）腹部肿块

腹部肿块是小肠肿瘤常见体征之一，有 30%～45.7%的患者以腹部肿块就诊。良性肿瘤可出现自身肠套叠。恶性肿瘤腹部肿块发生率高于良性肿瘤，肉瘤高于癌，与肿瘤的生长方式有关。腹部肿块多见于小肠恶性淋巴瘤或平滑肌肉瘤，发现腹部肿块一般预示着病变已属晚期。

肿块大小不一，良性肿瘤表面光滑，活动度大。恶性肿瘤形态不规则，呈分叶状，有的表面有结节感，中等硬度，活动度小，多数有压痛。初起活动度大，系膜游离，肿瘤位置不固定，多可推动。伴有肠套叠时肿瘤可时隐时现。随着肿瘤增大，活动度越来越小，甚至完全固定。

（四）肠梗阻

小肠肿瘤发生梗阻占 20%左右，多为不完全性肠梗阻。①肠腔内生长的肿瘤体积大引起梗阻，症状逐渐加重，可造成肠套叠；②肠壁内浸润性生长，尤其是环形浸润，使肠管缩小狭窄而发生梗阻，梗阻症状不易缓解；③向肠腔外生长的肿瘤梗阻机会少。若肿瘤与周围肠管、网膜等粘连形成肿块，发生粘连性肠梗阻造成肠扭转时，出现绞窄性肠梗阻。

二、诊 断

由于小肠肿瘤病理类型及部位变化较大，分析误诊的客观原因：①小肠肿瘤缺乏特异性症状和体征；②至今缺乏直接有效的诊断方法，给早诊带来一定的困难，术前确诊率在 9.5%～49.8%。主观（如警惕性不高）更易误诊。经有经验的临床医生通过细致的体检，配合辅助检查、化验便可做出及时的诊断。临床发现患者有不规则腹痛，反复出现肠套叠、肠梗阻、消化道出血、腹部肿块四大症状中的 1～2 项，伴有纳差、吸收不良、体重减轻、贫血、慢性腹泻等症状，应考虑小肠肿瘤的可能。10%的小肠类癌伴有综合征。

鉴别诊断：肠结核和肠道外结核病变者，有结核病史或其他临床表现，如弛张热、发热、盗汗、腹部"揉面感"等急慢性结核病症状。克罗恩病：当有穿孔及局限性脓肿形成时，腹部常见明显的肿块需除外。

第三节　小肠肿瘤的治疗

小肠肿瘤以早期手术切除为主要治疗方法。术后辅以化疗、放疗、生物治疗等综合治疗。

一、外　科　治　疗

1. 小肠良性肿瘤　因其有时引起较严重的并发症，如肠梗阻、消化道出血、肠穿孔等，再加上某些肿瘤，如腺瘤、平滑肌瘤等，又有发生恶变的可能，因此在临床检查或手术中一旦发现小肠伴有肿瘤时应积极予以切除。这类肿瘤边界比较清楚，有较完整的包膜，一般来说手术中不难与恶性肿瘤相区别。有时或与周围组织发生粘连，但大都较易剥离。如肿瘤中心发生坏死或合并溃疡时，肠系膜可有散在的肿大淋巴结，但质较软，且肿大多不太显著。小肠良性肿瘤切除方式随病灶的部位、大小、形态而异，如小的或带蒂的肿瘤，可自肠壁局部将其完整摘除，然后将肠壁缺损部做横行内翻缝合。对不带蒂的较大肿瘤，局部多发肿瘤或合并肠套叠而未能复位，或复位后肠壁血运不良者，应将肿瘤连同受累肠段一并切除，然后行肠对端吻合或端侧吻合术。

2. 小肠恶性肿瘤　尽早剖腹探查，应行根治性切除。手术切口可根据肿瘤部位、大小及切除范围来选择。手术治疗的原则：切除范围包括肿瘤在内的距癌灶两端各 10cm 肠段，清除相应肠系膜淋巴结，除肿瘤小及患者身体条件差者可采取局部切除外，一般常从动脉分支根部整块切除，然后将小肠对端吻合。对向肠腔外生长的巨大侵及邻近脏器的肿瘤及复发肿瘤，如平滑肌肉瘤，应积极探查，不应放弃手术机会，需将受累脏器联合切除，常可获得理想的疗效。晚期姑息切除也可提高生存质量和延长生存期。

小肠类癌属多发性及恶性淋巴瘤者约占 20%。术中应全面仔细探查，争取一次性切除，以免遗漏。对伴有孤立转移，如肝转移者，宜将原发灶及转移灶一并切除，常能提高生存质量（尤其能改善类癌综合征症状）及延长生存期。肝脏多发转移者可行动脉结扎或置泵药物治疗，有时亦会争取到意想不到的疗效。对那些晚期肿瘤广泛浸润、切除小肠肿瘤无望，又有可能梗阻者行肿瘤远近端小肠旁路手术，可延长生命。

二、放　　疗

小肠腺癌对放疗不敏感，小肠平滑肌肉瘤放疗敏感性差。但有晚期小肠腺癌采用姑息性放疗以缓解疼痛及梗阻症状者，总量一般约为 4000cGy。也有于小肠巨大平滑肌肉瘤术前放疗

2000～3000 cGy 后，能使瘤体缩小，增加手术切除机会。

小肠恶性淋巴瘤无论是根治性还是姑息性切除后，均宜进行放疗，可以消灭手术残留的瘤组织而提高疗效。术后补加腹部前、后两野，给予组织量为 3500～4500cGy/4 周。

三、药 物 治 疗

小肠肿瘤切除后，为预防复发转移，以及未能切除肿瘤者，应用药物联合治疗。有条件的医院将切除的肿瘤行药物敏感试验，可采用针对该患者肿瘤敏感的药物治疗以提高疗效。

小肠腺癌化疗药物，一般可选用对消化道癌比较有效的药物，如以 5-氟尿嘧啶（5-FU）类为主，配合四氢叶酸（LV）、顺铂（DDP）、丝裂霉素（MMC）、羟喜树碱（HCPT）等。

小肠恶性淋巴瘤一般对化疗药物敏感，根据分期选用初期一线化疗方案（COPCHOP），即长春新碱（VCR）、环磷酰胺（CTX）、泼尼松等。逐步升级根据病情配用多柔比星（ADM）类、顺铂（DDP）等药物组成各种联合化疗方案。早期可治愈，中、晚期可使瘤体明显缩小，以达到改善症状、延长生命的目的。目前广泛应用的生物治疗方法包括 CIK、LAK 细胞的治疗，以及生物制剂，对恶性淋巴瘤都具有较好的辅助治疗作用。

第四节　小肠肿瘤术后康复管理

影响小肠恶性肿瘤预后的主要因素是临床分期和病理类型。由于目前对小肠肿瘤缺乏较理想的诊断方法，临床上本病又无特异性症状，故确诊时多数已属晚期，因此治疗效果不甚满意。小肠腺癌术后平均 5 年生存率为 20%左右，国外报道为 20%～30%。小肠恶性淋巴瘤平均 5 年生存率为 40%左右，国外新近大样本综合治疗使 5 年生存率超过 50%。小肠平滑肌肉瘤平均 5 年生存率为 20%～40%，国外报道其总的 5 年生存率为 20%左右。小肠类癌国内 5 年生存率为 30%～64%，伴有类癌综合征者为 10%～21%。国外报道较高，5 年生存率为 45%～90%，有肝转移者 5 年生存率为 19%～54%。临床上一般认为，小肠肿瘤部位越高预后越差。组织分类小肠腺癌预后最差，其次为恶性淋巴瘤、平滑肌肉瘤，类癌效果较好。总之，应增强早诊意识，提高早期确诊率，并争取早期积极根治切除肿瘤，再辅以综合治疗，可望获得更佳疗效。

（马天翼）

第八章

胃肠道间质瘤的诊治及术后康复管理

第一节　胃肠道间质瘤概述

胃肠道间质瘤（gastrointestinal stromal tumor，GIST）在过去几十年一直被称为"平滑肌瘤"或者"平滑肌肉瘤"，科技的不断发展也推动着医疗技术的进步，对 GIST 的研究深入到了细胞、分子甚至是基因水平，使得我们可以从分子生物学的角度去研究它的发病机制；GIST 的诊断和治疗方式也取得了长足的进步。

一、GIST 的分类及定义

GIST 是胃肠道最常见的间叶源性肿瘤，在生物学行为上可从良性至恶性，免疫组化检测通常表达 CD117 和 DOG1 阳性，显示卡哈尔细胞（interstitial cells of cajal，ICCs）分化，大多数病例具有 *C-kit* 或 *PDGFR-α* 基因活化突变，少数病例涉及其他分子改变，包括 *SDHX*、*BRAF*、*NF1*、*K/N-RAS* 及 *PIK3CA* 等基因突变等。目前临床上仍在采用 Rosai 对 GIST 的分类标准，将 GIST 分为四类：①向平滑肌方向分化的肿瘤；②向神经方向分化的肿瘤；③向平滑肌和神经双向分化的肿瘤；④缺乏向平滑肌和神经方向分化的肿瘤。目前仍有少部分发生在胃肠道的非 GIST 间叶性肿瘤被误诊为 GIST 的情况，使得一部分良性肿瘤被当作恶性肿瘤来对待。目前，随着对 GIST 的病理、免疫分型及分子遗传学的不断研究，也有根据 *C-kit*、*PDGFR-α*的基因状态进行分类的。

二、GIST 的流行病学概述

作为一种罕见的消化道肿瘤，GIST 每年的平均发病率约为 1/10 万。因 GIST 多无特异的临床表现，患者常因诸如腹痛、梗阻或消化道出血之类的临床症状而发现，更有些患者因为没有明显症状而未得到诊治，故实际发病率可能略高。GIST 可生长于消化道的任何部位，其中原发于胃者占 60%～70%，小肠占 20%～30%，其他还可见于食管（＜5%）、结直肠（5%～10%），偶尔可发生于腹膜、网膜、肠系膜等部位（较少见）。最常见的远处转移部位是肝脏和腹膜，约占所有转移的 47%。国内外文献综述分析得出，GIST 对男性的影响略高于女性，但不存在统计学差异，患病年龄为 16～84 岁，但以 50～60 岁为高发年龄。

三、GIST 的病因及发病机制

GIST 的来源与 *C-kit* 基因的突变、表达 C-kit 的蛋白 CD117 及其与 ICCs 的关系等因素相关。ICCs 位于胃肠道壁自主神经与平滑肌交界的固有肌层之间，具有平滑肌和神经元分化的免疫表型及超微结构特征。ICCs 间质细胞被认为是参与肠道蠕动调节的胃肠道前体细胞。它们被认为是胃肠道的起搏器细胞，并被 CD117（KIT）抗体免疫染色。大多数 GIST（>95%）对 KIT（CD117）蛋白染色呈阳性。80%～90%的胃肠道特异抗原携带 *C-kit* 基因（80%）或 *PDGFR-α*基因突变，该基因编码Ⅲ型受体酪氨酸激酶。

四、GIST 的病理分型及临床病理分期

目前，GIST 的病理诊断依赖于形态学、免疫组化的结合及分子分析。根据瘤细胞的形态及其在肿瘤内所占的比例，GIST 可分为梭形细胞型（70%）、上皮样细胞型（20%）和梭形细胞-上皮样细胞混合型（10%）三种类型。除经典形态外，GIST 还可有一些特殊形态，少数病例还可见多形性细胞，尤多见于上皮样 GIST。GIST 的免疫组化检测推荐采用 CD117、DOG1、CD34、琥珀酸脱氢酶 B（SDHB）及 Ki67 标记，可酌情增加 SDHA 标记。CD117 和 DOG1 建议加用阳性对照。对于 GIST 良性和恶性的区别取决于其核异型性的存在及是否伴有坏死、出血和核分裂象计数。在进行病理学报告时需包含核分裂象计数、分化程度、大小、位置、肿瘤浸润程度、坏死和出血程度、手术切缘，以及肿瘤是否破裂。原发可切除 GIST 术后复发风险评估系统采用的是 CSCO 胃肠道间质瘤专家委员会推荐采用的，更适合亚洲人种的稍作修改的美国国立卫生研究院（National Institutes of Health，NIH）2008 改良版，见表 8-1。

表 8-1　原发性 GIST 切除后危险度分级（NIH 2008 改良版）

危险度分级	肿瘤大小（cm）	核分裂象计数（每 50HPF）	肿瘤原发部位
极低危险	≤2.0	≤5	任何部位
低危险	2.1～5	≤5	任何部位
中等危险	2.1～5	6～10	胃
	<2	6～10	任何部位
	5.1～10	≤5	胃
高危险	任何大小	任何	肿瘤破裂
	>10	任何	任何部位
	任何大小	>10	任何部位
	>5	>5	任何部位
	>2 且≤5	>5	非胃原发
	>5 且≤10	≤5	非胃原发

五、GIST 的临床表现

GIST 的临床表现是由其独特的生物学特性决定的,从早期无症状到逐渐出现的腹部不适、疼痛、出血和触及腹部肿块,常常需要进一步检查来明确是否为 GIST。在疾病的早期阶段(直径<2cm)常无症状,往往是在肿瘤普查或常规体检、内镜检查、影像学检查,或因其他疾病手术时被发现。甚至有些患者在体检时才发现肿瘤体积巨大而无明显相关症状。伴随着疾病进展,病灶不断增大,逐渐加重了对局部和全身的影响,产生一系列症状,往往与肿瘤大小、发生部位、肿瘤与肠壁的关系、是否破溃、有无穿孔等因素有关。GIST 多发生于胃,其次是小肠,结直肠和食管相对少见,因此不同部位的 GIST,临床表现也有所不同。如累及胃肠道多有腹部不适、疼痛、出血、腹部肿块;如累及小肠多有便血、肠梗阻等表现;如累及食管则伴随吞咽困难等。GIST 患者最常见也是最主要的症状是不明原因的腹部不适和疼痛、腹部肿块及消化道出血,其次为急慢性肠梗阻、腹泻、便秘、贫血、消瘦、水肿、乏力、肠穿孔和腹膜炎、梗阻性黄疸等,有的患者以远处转移为首发症状。少数患者可因乏力、发热、体重下降、晕厥或因 GIST 破裂致急腹症入院。

六、GIST 的诊断及鉴别诊断

影像学检查是诊断 GIST 的重要手段。CT 除了用于评估腹部肿块的范围和有无远处转移(胃肠道间质瘤更常转移到肝脏、网膜和腹腔)之外,还可用于描述任何腹部肿块的特征及与周围组织脏器的关系;有时可以通过口服或静脉注射造影剂来更好地评估肿瘤。而 MRI 具有与 CT 相当的诊断能力和无电离辐射的优点;然而,CT 是首选的筛选和分期疾病的方法。PET/CT 常用于 CT 无法判断肿瘤来源的情况,为其提供鉴别诊断。同时影像学检查也是评估治疗有效性的重要方法。内镜检查是诊断 GIST 的另一手段,包括胃镜、小肠镜、纤维结直肠镜等。但由于 GIST 多位于黏膜下,取材表浅,术前病理多为阴性,难以确诊。超声内镜检查(endoscopic ultrasonography,EUS)能够通过识别起源层来描述肿瘤的特征,并通过引导穿刺获得组织,行病理学检查及免疫组化。

GIST 要与发生于腹盆腔的其他胃肠肿瘤及梭形细胞肿瘤相鉴别,比如与消化道肿瘤、淋巴瘤、胃肠道神经内分泌瘤、平滑肌肿瘤、胃肠道神经鞘瘤等相鉴别。

第二节　胃肠道间质瘤的手术治疗

一、手 术 原 则

对于局限性 GIST 和潜在可切除 GIST,手术切除是首选治疗方法。手术需要注意以下几点:手术目标是争取 R0 切除。如果初次手术未达到 R0 切除,术后切缘阳性,一般不建议进行补充手术,而可选择分子靶向药物治疗。因为 GIST 很少出现淋巴结转移,一般情况下不必行常规淋巴结清扫，但术中存在可疑淋巴结的情况下，需考虑 SDH 缺陷型 GIST 的可能，需行淋巴结清扫。手术时应避免肿瘤破裂，注意保护肿瘤包膜的完整性。术前应尽量避免腹部查体对肿瘤的按压，术中应严格遵循无瘤操作和整块切除的原则，避免过多触摸瘤体，当瘤体与周围脏器有粘连或浸润时，不可勉强分离，而应做包括周围脏器在内的整块切除，以尽可能减少术后复发的机会。

二、手术适应证

根据发现 GIST 的情况不同，手术适应证的范围需严格把控。

局限性 GIST 原则上可直接进行手术切除；对于初始不可切除的局限性 GIST，包括可切除但手术风险较大或可能严重影响其他脏器功能者，宜先行术前分子靶向药物治疗，待肿瘤缩小后再行手术。①位于胃的最大直径≤2cm 的无症状拟诊 GIST，应根据其超声内镜情况评估风险等级，不良因素包括边界不规整、溃疡、强回声及异质性。如合并不良因素，应考虑手术切除；如无不良因素，每 6～12 个月复查超声内镜一次。②位于其他部位的 GIST，由于恶性程度相对较高，一经发现应积极手术切除。③位于特殊部位的 GIST，如直肠、胃食管结合部、十二指肠，肿瘤一旦增大，保留肛门、贲门功能的手术难度相应增加，或增加联合脏器切除的风险，应积极行手术切除。

初始不可切除的 GIST 经术前伊马替尼治疗后明显缓解的病灶，如达到可切除标准，应尽快切除。

对于复发或转移性 GIST，分为下列几种情况，需区别对待：①未经分子靶向药物治疗，但估计能够完全切除且手术风险不大者，可以考虑手术切除并联合药物治疗。②分子靶向药物治疗有效，且肿瘤维持稳定的复发或转移性 GIST，所有复发转移病灶均可切除的情况下，可考虑手术切除全部病灶。③局限性进展的复发转移性 GIST，鉴于分子靶向药物治疗后总体控制满意，仅有单个或少数病灶进展，可以考虑谨慎选择全身情况良好的患者行手术切除。术中将进展病灶切除，并尽可能切除更多的转移灶，完成较满意的减瘤手术。姑息减瘤手术仅限于患者能够耐受手术并预计手术能改善患者生活质量的情况。④分子靶向药物治疗过程中仍然广泛性进展的复发转移性 GIST，原则上不考虑手术治疗。

急诊手术：当 GIST 合并完全性肠梗阻、消化道穿孔、非手术治疗无效的消化道大出血及肿瘤自发破裂引起腹腔大出血时，须行急诊手术。

三、手　术　方　式

（一）开腹手术

开腹手术目前仍是 GIST 最常用的手术方法。区段或楔形切除是最常用的局部切除方法。手术切除应争取最少的手术并发症，尽量避免复杂手术（如全胃切除、腹会阴联合切除等）或多脏器联合切除手术（如胰、十二指肠切除术等）。此外，涉及保留肛门、贲门的病例，如中低位直肠 GIST、胃食管结合部 GIST，推荐首选括约肌保留手术和食管保留手术。对于涉及复发手术或器官功能保护的病例，推荐进行多学科专家组讨论决定是否进行术前伊马替尼治疗。

（二）经直肠、阴道或会阴的局部切除

对于位于直肠或直肠阴道隔的病灶，且肿瘤直径<5cm，可考虑截石位或折刀位下局部完整切除。

（三）腹腔镜手术

近年来腹腔镜手术适应证没有一个统一的标准，随着腹腔镜的不断应用，适应证也在不断扩大。在有经验的医疗中心，可以根据肿瘤部位和大小考虑行腹腔镜切除。手术原则与开腹手术相同，包括：①完整切除肿瘤及包膜；②手术切缘为阴性；③保证肿瘤包膜完整，不要使肿瘤破裂；④一般不进行淋巴结清扫。推荐位于胃大弯侧及胃底体前壁直径≤5cm的病灶可以考虑腹腔镜手术。空回肠 GIST 行腹腔镜手术要求进行局段切除吻合术，两端切缘应距离肿瘤10cm 以上。对于直肠间质瘤其术式主要取决于肿瘤距离肛门的距离、肿瘤大小及肿瘤和周围器官的关系。如肿瘤较小，可做局部切除；肿瘤较大，可以按照腹腔镜直肠癌的手术方式进行，但并不要求清扫直肠周围淋巴结，也无须做到全直肠系膜的切除。如 GIST 肿瘤需要较大腹部切口才能完整取出，不建议应用腹腔镜手术。由于肿瘤破裂是 GIST 独立的不良预后因素，因此术中要遵循"非接触、少挤压"的原则，且必须使用"取物袋"，以避免肿瘤破裂播散。

（四）内镜治疗

<2cm 的 GIST 未合并不良因素常建议定期复查，但有些患者由于担心恶变、不愿等待，常要求进行内镜下切除。由于多数 GIST 起源于固有肌层，瘤体与周围肌层组织界限并不十分清晰，内镜下不易根治性切除，且操作并发症的发生率高（主要为出血、穿孔、瘤细胞种植等），目前临床上常用内镜治疗位于黏膜肌层、黏膜下层及固有肌层浅层且直径<2cm 的 GIST。内镜治疗包括圈套电切、结扎、内镜下黏膜挖除术（endoscopic submucosal excavation，ESE）、内镜下全层切除术（endoscopic full-thickness resection，EFTR）、双镜联合治疗等。

第三节　胃肠道间质瘤术后康复管理

一、辅 助 治 疗

2007 年美国临床肿瘤学会（ASCO）年会首次报告了伊马替尼辅助治疗 GIST 的结果，确定了伊马替尼辅助治疗 GIST 的地位；目前伊马替尼辅助治疗改善 GIST 术后无复发生存率得到广泛共识，但伊马替尼辅助治疗的时限及适应证仍存在较多争议。根据 2017 版《中国胃肠间质瘤诊断治疗共识》推荐，对于危险度评估为中高危复发风险的患者应接受辅助治疗；PDGFR-α 外显子 18D842V 突变的 GIST 对伊马替尼原发耐药，不推荐给予伊马替尼辅助治疗。治疗剂量：不论何种基因类型，推荐伊马替尼辅助治疗的剂量均为 400mg/d。治疗时限如下。①中度复发风险：建议对非胃（主要为小肠、结直肠）来源的 GIST，伊马替尼辅助治疗 3 年；胃来源的 GIST，伊马替尼辅助治疗 1 年。②高度复发风险：高度复发风险 GIST，辅助治疗时

间至少 3 年；发生肿瘤破裂患者，可以考虑延长辅助治疗时间。

二、患者的身心康复管理

患者接受手术之后的身体及心理方面的治疗也显得至关重要。与患者进行良好的沟通与告知患者注意事项，获得患者的信任和配合对患者的康复也显得尤为重要。接受手术的患者术后康复需要提升患者自身的免疫力，合理的膳食及适当的体力运动对于患者来说是必需的。来自医生及家属的安慰和帮助可以使术后患者建立对抗疾病的信心，消除思想上的负担。鼓励患者适当地参加社会活动，进行心理咨询和心理治疗，可以使肿瘤患者保持乐观的心态、维持情绪的稳定，良好的人际关系和和谐的社交不但可以巩固疗效，同时也是临床治疗的延续。

三、GIST 患者的术后随访

GIST 术后最常见的转移部位是肝脏和腹膜，故推荐进行腹、盆腔增强 CT 或 MRI 扫描作为常规随访项目，必要时行 PET-CT 扫描。①中、高危患者，应每 3 个月进行 CT 或 MRI 检查，持续 3 年，然后每 6 个月 1 次，直至 5 年；5 年后每年随访 1 次。②低危患者，应每 6 个月进行 CT 或 MRI 检查，持续 5 年。③由于肺部和骨骼转移发生率相对较低，建议至少每年进行 1 次胸部 X 线检查，在出现相关症状情况下推荐进行发射体层仪（ECT）骨扫描。

（乔天宇　回广玲）

参 考 文 献

中国临床肿瘤学会胃间质瘤专家委员会. 中国胃肠间质瘤诊断治疗共识（2017 年版）[J]. 肿瘤综合治疗电子杂志，4（1）：31-43.

Demetri G，von Mehren M，Antonescu C，et al. 2010. NCCN Task Force report：update on the management of patients with gastrointestinal stromal tumors [J]. J Natl Compr Canc Netw，8（Suppl 2）：S1-S41.

Fletcher C，Bridge J，Hogendoorn P，et al. 2013. WHO classfication of tumours of soft tissue and bone [M]. 4th ed. Lyon：LARC Press：164-167.

Scherubl H，Faiss S，Knoefel W，et al. 2014. Management of early asymptomatic gastrointestinal stromal tumors of the stomach [J]. World J Gastrointest Endosc，6（7）：266-271.

第九章

胃肠肿瘤的内镜治疗与康复管理

第一节　内镜下治疗的概述及适应证

一、概　　述

内镜治疗是指在内镜下进行的各种消化道腔道内治疗，内镜通过患者的口腔或者肛门进入到患者的自然腔道内，通过内镜的钳道，插入各种腔道内器械来对胃肠黏膜的病变或者胃肠壁甚至是胃肠外的腹腔病变进行处理和治疗的一种方法。一些胃肠肿瘤经过内镜下治疗，其治愈率与外科手术相当。内镜下治疗主要包括内镜下黏膜切除术（endoscopic mucosal resection，EMR）、内镜黏膜下剥离术（endoscopic submucosal dissection，ESD）、内镜黏膜下挖除术（endoscopic submucosal excavation，ESE）、内镜下全层切除术（endoscopic full-thickness resection，EFTR）及黏膜下隧道内镜切除术（submucosal tunneling endoscopic resection，STER）等方法，这些方法较外科手术治疗具有手术创伤小、术后并发症少、操作相对简便、可重复性强、生活质量高、住院费用低等优势。目前内镜下治疗消化道早期肿瘤作为一种早期肿瘤的微创治疗手段，已在临床中成为主流术式。

二、适应证的选择

（一）胃早期癌的内镜下切除适应证

早期胃癌内镜下切除的适应证，主要包括以下几点。

（1）无论病变大小，无合并溃疡存在的分化型黏膜内癌。

（2）肿瘤直径≤30mm，合并溃疡存在的分化型黏膜内癌。

（3）肿瘤直径≤30mm，无合并溃疡存在的分化型黏膜下癌（浸润深度＜500μm）。

（4）肿瘤直径≤20mm，无合并溃疡存在的未分化型黏膜内癌。

（二）结肠早期癌的内镜下治疗适应证

对于早期结肠癌的内镜下治疗主要用于淋巴结转移风险低且可能完整切除的结直肠癌病变。目前国内尚无统一规范的内镜切除适应证，多参考日本指南。即无论肿瘤大小如何都可以使用内镜下完整切除尤其是淋巴结转移风险低的病变。

（三）消化道黏膜下肿瘤的内镜下治疗适应证

消化道黏膜下肿瘤也常有一定的恶性倾向。内镜下切除消化道黏膜下肿瘤的适应证包括以下内容。

（1）术前检查怀疑为恶性的肿瘤。

（2）活检病理检查结果为恶性的肿瘤。

（3）有出血、梗阻等症状的黏膜下肿瘤。

（4）随访期内肿瘤体积迅速增长。

（5）术前检查怀疑或病理证实为良性肿瘤，但不能规律随访。

（6）患者强烈要求进行内镜下治疗。

总体来说，对于没有转移、残留、复发风险或转移、残留、复发风险非常低的胃肠肿瘤，都可以使用内镜技术完全切除。病变明确发生淋巴结或远处转移及一般情况差、无法耐受内镜手术者不宜行内镜切除手术，但对于需要进行大块活检来获取病理的消化道肿瘤，可由医生根据实际情况进行判断。

第二节　内镜下治疗方法

随着内镜技术的进步，部分胃肠道病变的检查与治疗在内镜下可同步完成，其中胃肠道息肉、黏膜下肿物等胃肠道病变在内镜下已做到检查与治疗并重，越来越多的患者选择内镜手术作为胃肠肿瘤的首选治疗方式。常见的内镜下治疗有以下几种方式。

一、内镜下黏膜切除术（EMR）

（一）概述

EMR 旧称黏膜大块活检术，指的是在内镜下进行的黏膜切除术，其目的为切除部分黏膜，深度可达黏膜下组织，因而起到深部黏膜病变的诊断和黏膜表浅病变的治疗作用。

EMR 主要是指在内镜下通过向黏膜下组织注射生理盐水的方法，使病变黏膜隆起，从而切除病灶行病理检查，是一种诊断和治疗相结合的技术。EMR 操作简单方便，对局部黏膜损伤小且术后并发症少。

（二）EMR 适应证

EMR 主要适用于消化道浅表病变的局部治疗，包括胃肠道息肉和早期肿瘤等。NCCN 指南指出，对小于 1.5cm，分化程度高，分期在 T_{1a}，不伴有溃疡，临床未发现转移的早期胃癌可行 EMR 治疗。术前应严格把握适应证，以便选择正确的治疗方法，同时切除标本进行详细的病理检查和可治愈性评估也至关重要。

值得注意的是，对于超过 1.5cm 的病变，EMR 难以整块切除获得完整的标本，并且在切除后容易残留病变；对来源于固有肌层的消化道黏膜下肿瘤，EMR 容易出现严重并发症（如出血、穿孔等），因此术前明确病变范围及浸润深度是治疗成功的关键。

二、内镜黏膜下剥离术（ESD）

（一）概述

由于常规 EMR 技术对于病变大小的限制，对于 1.5cm 以上的病灶，往往需要多次才能够完整切除，但分次切除容易造成病变残留且无法获得完整的病变标本，很难准确评估肿瘤的范围及浸润深度，影响预后，从而增加了局部复发的风险。为了能有效地治疗早期癌，ESD 技术应运而生。

（二）ESD 适应证

ESD 可在淋巴结转移概率非常低的情况下实施，病变的大小和部位是影响完整切除的主要因素。根据肿瘤相关因素制定的适应证分级标准包括绝对适应证、扩大适应证和非适应证（表 9-1）。

表 9-1　根据肿瘤相关因素制定的适应证分级

浸润深度	溃疡	分化型		未分化型	
		≤2cm	>2cm	≤2cm	>2cm
cT_{1a}(M)	UL(−)	■	▨	▨	
		≤3cm	>3cm		
	UL(+)	▨			
cT_{1b}(SM)					

■ 绝对适应证病变　　▨ 扩大适应证病变　　□ 非适应证病变

注：cT_{1a}（M）：术前诊断为黏膜内癌；cT_{1b}（SM）：术前诊断为黏膜下癌；UL：溃疡形成（瘢痕）。

内镜下治疗的绝对适应证包括：直径≤2cm 的分化型黏膜内癌，不伴有溃疡或溃疡瘢痕。扩大适应证包括：①不伴溃疡，直径>2cm 的分化型黏膜内癌；②伴有溃疡，直径≤3cm 的分化型黏膜内癌；③不伴溃疡，直径≤2cm 的未分化型黏膜内癌。出现脉管（血管、淋巴管）浸润的均不属于以上适应证。对于符合适应证且已经接受 ESD 的病变,若在原位复发黏膜内癌,可按扩大适应证处理。

ESD 治疗对胃部病变的切除率及整块切除率可达100%,能够对早期胃癌进行根治性切除,且最大限度地减少病灶残留及术后复发。然而,与胃相比,结直肠肿瘤的 ESD 治疗比较困难,因为肠腔窄小、肠壁较薄、血运丰富、肠道菌群多,容易导致出血、穿孔等严重并发症的发生。

三、内镜黏膜下挖除术（ESE）

（一）概述

ESE 是 ESD 的延伸,应用 ESD 相关操作器械对起源于固有肌层的消化道肿瘤进行整块挖除的过程即为 ESE。ESE 为黏膜下肿瘤的治疗提供了新的可能,其技术难度更大,对术者经验的要求更高。

（二）ESE 适应证

目前对于 ESE 的适应证尚无明确定论,现今临床一般认为 ESE 适用于肿瘤直径≥2cm,且术前内镜超声检查（endoscopic ultrasonography,EUS）和 CT 检查确定为良性或低度恶性黏膜下肿瘤（如间质瘤、类癌、平滑肌瘤等）,且以向消化道腔内生长为主。若其直径不足 2cm,但起源较深,内镜圈套切除困难,也是 ESE 的适应证。

ESE 对来源于固有肌层且向腔内生长的肿瘤治疗效果较好,对向腔外生长的或贴近浆膜层的肿瘤,ESE 通常不能完整切除且穿孔风险大,此时可行 EFTR,采用主动穿孔的措施。ESE 最常见的并发症仍然是出血和穿孔,在瘤体剥离过程中可反复进行黏膜下注射来增加黏膜层和固有肌层之间的间隙,有利于预防穿孔的发生。

四、内镜下全层切除术（EFTR）

（一）概述

EFTR 是近年来发展起来的一种新的内镜技术,不同于以往的内镜切除术,它是外科手术和内镜检查之间的交汇点。当瘤体与浆膜层关系密切、分界不清或者为胃肠道壁深层的黏膜下肿瘤时,通常内镜下切除比较困难,此时采用 EFTR 技术进行切除,并采取主动穿孔的措施,再经内镜对穿孔部位进行缝合即可完成手术。由于 EFTR 会导致自然的胃肠道壁缺损,所以 EFTR 治疗成功的重要因素是在内镜下对穿孔部位成功进行修补、避免后续外科手术治疗、减少术后腹膜炎的发生。

（二）EFTR 适应证

EFTR 主要适用于超声内镜或 CT 检查提示起源于固有肌层、直径≤3cm 的黏膜下肿瘤,特别是位于食管、胃连接部等腹腔镜难以操作的部位,且无须淋巴结清扫者,以及 EMR、ESD 术后瘢痕或术后吻合口处再发上皮性肿瘤,且无须淋巴结清扫者。

出血、气腹、腹腔感染及邻近组织或器官损伤为 EFTR 常见并发症，一般无须特殊处理，行非手术治疗或在内镜下处理后多可缓解。EFTR 已得到消化内镜医生和外科医生的广泛认可，但是 EFTR 仍然存在感染预防困难、手术视野差、专有手术平台缺乏、相关器械复杂笨重及质控标准不统一等诸多问题。相信随着技术的进步，EFTR 的操作难度将会明显降低，而临床疗效将进一步提高，最终使得更多的患者从内镜治疗中获益。

五、黏膜下隧道内镜切除术（STER）

（一）概述

STER 是通过在黏膜和固有肌层之间建立黏膜下隧道来治疗黏膜下肿瘤的新型内镜技术。STER 能够清楚地观察到固有肌层，在消化道管壁的进出口异位情况下将完整肿瘤剥除，过程中即使出现穿孔，穿孔部位的黏膜也是完整的，且隧道的入口与穿孔处还有一段距离，术后闭合隧道入口即可闭合穿孔。与之前的内镜技术相比，STER 保留了完整的胃肠道黏膜，手术损伤小，患者可以快速康复，住院时间和费用也大大减少，是内镜微创治疗的一个重大进展。

（二）STER 适应证

STER 技术适用于起源于固有肌层、直径<5cm 的食管、胃食管结构交界处及胃的黏膜下肿瘤，它的局限性是有些特殊部位难以建立隧道，如胃底和胃体的近端部位由于黏膜层较厚，很难成功建立隧道。

STER 术后出现并发症的危险因素有肿瘤形状不规则、起源于固有肌层深处、手术过程中空气灌注和手术时间超过 1 小时。STER 术后发生率最高的并发症是与气体有关的并发症（如皮下气肿、气胸等），其中大多数不需要特殊治疗。值得注意的是，在 STER 的手术过程中应多次进行黏膜下注射来减少对消化道黏膜的损害，消化道黏膜一旦出现了损害，应立即使用金属夹对损伤区域进行夹闭处理，损害较严重时也可使用胃管负压引流。

六、腹腔镜内镜联合在自然腔道内镜手术中的应用

（一）概述

随着内镜、腹腔镜技术的不断成熟、进步，微创技术已经成为临床医生和患者的首项选择。然而，单靠内镜手术不能完全清除大的胃肠道病变（直径>5cm）、广基息肉及黏膜下肿瘤，对于某些特殊位置的病变，在手术过程中容易出现穿孔和出血等并发症，而且内镜手术对肿瘤的性质、浸润深度和周围环境等并不能够准确判断，从而导致切除范围过大，增加对患者的损害，或切除范围过小导致切缘阳性。单独使用腹腔镜治疗消化道肿瘤时，由于触觉不够灵敏，在操作中较难对细小病变定位，从而容易遗漏病灶，且与传统手术相比，腹腔镜手术并没有减小切除范围，有时仍然需要重建消化道，对患者仍有很大创伤。腹腔镜和内镜具有互补的优势，可以在确定内镜切除范围的同时，增加内镜治疗的安全性，并减少对患者不必要的伤害。因此，腹腔镜内镜联合技术已成为消化道肿瘤的重要治疗方法。

双镜联合技术是指在同一手术中联合应用腹腔镜（硬镜）和内镜（软镜），在胃肠道手术中主要分为两种：腹腔镜辅助内镜手术（laparoscopy-assisted endoscopic technique，LAET）和内镜辅助腹腔镜手术（endoscopic-assisted laparoscopictechnique，EALT）。其中 EALT 又可分为内镜辅助楔形切除（endoscopy-assisted wedge resection，EAWR）、内镜辅助经腔切除（endoscopy-assisted transluminal resection，EATR）和内镜辅助腹腔镜非切除性手术。在结直肠肿瘤的治疗中，还有一种特有的方式，即内镜辅助肠段切除（endoscopy-assisted segment resection，EASR）。

（二）适应证

目前临床认为，双镜联合技术治疗胃肠肿瘤的一般指征为：①瘤体直径>5cm，单纯应用内镜风险较大；②瘤体蒂部较宽，蒂部>1.5cm；③非恶性瘤体浸润深度达黏膜下层及肌层，容易出现穿孔；④瘤体位置不佳，如胃窦、胃贲门、胃幽门管、回盲部、结肠肝区、结肠脾区、瘤体位于结直肠壁皱褶内等，单纯应用肠镜及腹腔镜无法理想暴露切除及易造成胃肠道狭窄的；⑤分化类型较好的、局限于黏膜层及黏膜下层无转移的早期癌。

双镜联合技术可用于早期胃肠道恶性肿瘤的治疗，内镜切除过程中前哨淋巴结的切除活检十分重要，由此可以明确，患者是否需要行腹腔镜淋巴清扫术，让患者一次性得到较为彻底的治疗，避免以后进行根治性大部切除术。在手术过程中一旦发生或可能发生穿透性损伤，可在腹腔镜下及时进行修复，提高了内镜手术的安全性，最大程度地避免了胃肠道部分切除引起的手术并发症。双镜联合技术具有一定临床意义，其潜在优势值得探索和推广。

第三节　胃肠肿瘤内镜下治疗后并发症的处理及补充手术的时机

一、内镜治疗术后并发症及其处理

内镜下治疗方法很多，临床上常用的包括 ESD、EMD、EFTR 等方法，多用于治疗消化道肿瘤，但术后容易出现出血、穿孔、狭窄等常见并发症，因此需要术者具有娴熟的技术与丰富的经验才能最大可能地降低风险。其难度不仅体现在术中的出血等风险高，也体现在术后康复过程中有较高的并发症发生率，如出血、穿孔等。因此明确对术后并发症的处理尤其重要，及时治疗可以尽最大可能地使者患免于二次手术的痛苦，更可以提高治愈率。临床常见的内镜治疗术后并发症及相应处理如下。

（一）术后出血的处理

内镜下治疗过程中最常出现的并发症是急性出血，在临床上它又分为急性出血和急性大量出血，以胃 ESD 术式为例，胃肿瘤术后出血的概率为 3.1%～15.6%。除此之外，内镜下治疗术后也需注意患者是否出现出血。但因术后出血的明确定义尚存争论，各国研究结果不一且胃肠道术后出血定义无明显差异，依据我国《早期胃癌内镜下规范化切除的专家共识意见（2018）》，即内镜下治疗所致的溃疡出现明显的出血且需要再次内镜下止血干预的症状。

内镜下治疗术后出血根据手术部位出血量的不同，处理方法也不尽相同。当胃肠肿瘤切除术后发生的出血量较少时可在内镜下进行治疗，临床上常用的方法包括用止血夹止血、电凝止血、黏膜下注射药物等。当胃肿瘤术后出血时，药物止血也是十分重要的治疗方式，有研究显示与 H_2 受体拮抗剂（H_2RA）相比质子泵抑制剂（PPI）对于出血有更好的治疗效果，现今临床上也常使用大剂量 PPI "80mg+8mg/h" 方案治疗术后出血。它能快速地将胃内 pH 提高到 6 以上的同时也可促进血小板聚集并防止血凝块溶解，从而有利于进一步止血，对降低患者再出血的发生率也是有积极作用的。

与胃肿瘤不同的是，肠道肿瘤内镜下治疗后出血常表现为便血。当便血颜色新鲜，频次增加，通过静脉应用止血药物后仍不能缓解时，临床上首选内镜下治疗。常用的处理方式是电凝止血、止血夹止血及黏膜下注射药物等。

肿物切除面直径＞40mm、肿瘤直径＞20mm、病变为平坦/凹陷型、病变部位于胃小弯侧、病灶伴有溃疡均是胃部肿瘤术后出血的危险因素。患者服用抗栓药物（尤其是同时使用两种及以上抗栓药物）、合并其他慢性疾病（高血压、糖尿病、心脏病、肝硬化、慢性肾病等）、手术操作时间长（＞60 分钟）、切除范围大、术中出血等则是胃肠肿瘤术后出血的危险因素。而患者年龄、性别、BMI 等与术后出血无明显相关性。

（二）术后穿孔的处理

胃肠肿瘤内镜治疗术后合并穿孔与内镜下处理方式类似。内镜治疗术后穿孔是指患者在内镜下治疗过程中未出现穿孔症状，在手术完成当时并未出现症状或未见游离气体存在，但在术后无其他诱因时突然出现腹膜刺激症状，或术后进行腹部平片、CT 等影像学检查的结果提示其膈下存在游离气体。穿孔大多数发生于术后 1～2 天，它的发生率较低。目前有许多关于术后穿孔成因的研究，但其机制仍有所争议，现今大多数学者支持穿孔的发生可能与治疗过程中对组织的电灼烧或反复电凝导致组织缺血性坏死有关。因此，在对胃肠肿瘤患者进行内镜下治疗期间应注意避免对其病灶过度地进行电灼烧或反复电凝，从而有效地预防术后穿孔的发生。

当患者出现较小的穿孔时，若未发生较为严重的症状，包括广泛性腹膜炎等可应用在 CO_2 注气的条件下进行的内镜下缝合技术或是应用内镜下吻合夹闭合创面等方法来关闭术后穿孔造成的缺口。待穿孔部位闭合成功后，如是胃穿孔可再进一步放置鼻胃管进行胃肠减压，同时予患者禁食、预防性使用抗生素及 PPI 等在内的药物进行非手术治疗。目前临床上多使用 CO_2 代替空气注气，这样可减少穿孔导致气腹症发生的概率，同时也可预防气腹引起的呼吸循环障碍，并可以减轻术后呕吐、腹胀，对于预防空气栓塞的发生也有一定作用。

当患者于术中出现明确穿孔，且有消化液渗漏至腹腔或术后出现腹膜炎表现时可以行腹腔置管冲洗。腹腔置管冲洗具有以下主要作用：可以显著降低腹腔污染并控制腹腔感染。向腹腔内灌入大量灌洗液可以冲洗出大部分漏出的消化液及腹腔渗出液。与此同时，腹腔内的消化液被灌洗液稀释，有效减少了其对腹膜的刺激。此外，向其内注射抗生素的浓度高，可更加有效地控制腹腔感染。

（三）术后狭窄的处理

胃肠内镜术后狭窄的发生率和处理方式不尽相同。胃部术后狭窄一般指术后出现直径≤1cm的内镜不能通过的情况。它虽然不是一种致命的并发症，但因其是以恶心、呕吐等临床症状为主的，故而会显著地降低患者的生活质量，从而降低患者对医嘱的依从性并降低其对内镜下治疗的接受度而不利于患者健康。狭窄多发生于溃疡的愈合期间，一般是术后几周，它主要见于贲门、幽门或胃窦部面积较大的溃疡面。以 ESD 术式为例，胃部肿瘤术后狭窄在接受内镜下治疗的患者中的总发生率为 0.9%～2.5%，但由于各部位组织结构及生理结构各不相同，故而其发生率也不尽相同，如在贲门部为 0～21.3%，胃窦和幽门前为 3.2%～18.8%。许多研究显示，术后发生狭窄的主要危险因素是黏膜破坏范围较大，即黏膜环周缺损>3/4 和切除纵向长度>5cm。而肠道肿瘤术后狭窄目前尚无明确定义，临床表现与肠梗阻相似，如以腹胀、排气排便停止为主要表现，各指南及最新研究结果仍有争议，在此不做赘述。

当患者于消化内镜治疗后出现胃肠道术后狭窄时，目前一般首选内镜球囊扩张（endoscopic balloon dilation，EBD），大多数患者的症状可通过数次内镜球囊扩张治疗后得到有效缓解。大量的临床治疗结果提示这一治疗方法安全有效，故具有狭窄危险因素的患者应定期进行内镜检查，可以在狭窄真正形成前便开始进行相应的治疗干预从而降低患者术后狭窄的发生率。但需要注意的是，过度使用球囊扩张有引起穿孔的风险，因此应全面地评估患者情况，选择最适宜的治疗方法。对于高危穿孔患者，为了避免穿孔出现，应在球囊扩张期间同时进行早期其他治疗干预。

对于术后狭窄患者，还可以内镜下使用支架来治疗，即便是穿孔风险较大也适用于支架治疗。因支架不但适用于术后狭窄，也可用于术后穿孔的治疗。置入覆膜支架后可即刻控制溃疡面的渗漏，及时有效地保护消化道内壁阻止狭窄形成，穿孔处也可暂时性地阻止腔内容物溢出。目前临床上主要应用的支架为以下两种：自膨式金属支架（self-expanding metal stent，SEMS）和自膨式塑料支架（self-expanding plastic stent，SEPS），其中自膨式金属支架又可分为完全覆膜和部分覆膜两类，它更常被用于治疗消化内镜治疗术后引起的管腔狭窄。内镜下支架治疗主要用于食管狭窄及肠腔狭窄，胃部不适宜。金属支架在体内不易移位，但其材料特性导致了人体组织更易长入支架中，故而不适宜长期置入，一般建议 6～10 周取出。

（四）电凝综合征的处理

电凝综合征又称透壁综合征，是较为常见的肠道肿瘤术后的并发症，胃肿瘤术后出现较少。其以局限性腹痛、发热、白细胞升高、腹膜炎而无明显的穿孔征象为特点。造成该并发症的常见独立危险因素包括但不仅限于高血压、病变较大、形态平坦等。值得注意的是直肠及乙状结肠病变术后发生率较低，其他部位的创面若>30mm，则应密切观察患者情况。对于胃肠肿瘤术后患者，其治疗原则基本一致，即静脉补液、使用广谱抗生素、禁食水直至症状消失，该并发症预后良好。

（五）其他并发症的处理

内镜下治疗除了出血、固有肌层损伤等常见并发症外，还存在一些比较少见的并发症，如消化道感染、泌尿系统并发症、气体栓塞、胃旁脓肿、肠梗阻（炎性肠梗阻、机械肠梗阻均可出现）等，在治疗过程中也不应放松警惕。

（六）术后护理要点

胃肠肿瘤术后并发症对护理人员及管床医生也提出了较高要求，护理人员需要对患者病情所发生的变化进行监测，对患者实施并发症的常规预防工作，因此内镜下治疗后，所有看护人员需要做以下内容：为了减少患者在术后出现焦虑、恐慌等不良情绪，需要向患者讲解并发症的临床知识，从而提高患者的自我护理能力与对医嘱的依从性。当患者返回普通病房后，即开始密切监测患者生命体征，同时观察患者是否出现黑便、腹痛、呕血、血便等症状，以便于对上述症状及时处置并降低患者病情进一步恶化的风险。针对术后出血，在第一时间给予患者止血药与生长抑素等药物治疗；如果出血症状较为严重，则需要对患者进行内镜下电凝止血或止血夹止血治疗。针对术后腹痛，嘱咐护理人员密切关注患者疼痛的部位、疼痛性质及其持续时间，并及时将患者腹痛情况告知医生，必要时可实施镇痛治疗。针对术中穿孔患者应嘱咐其在术后 2～3 天禁止进食任何食物和水。

二、胃肠肿瘤手术前内镜下标记术

胃肠肿瘤采取手术治疗前，为了便于手术前准备及定位，常需对其肿瘤部位进行准确、详尽的标记，以协助术前制订方案，术中进行精准的治疗。通常内镜下治疗会在术前将病变大小、病变浸润深度、病灶边界详尽地记录出，并进行术前标记，以方便术中利用术前的标记信息更具体地确定并标记病灶。

（一）内镜下钛夹标记

金属钛夹具有硬度较高、人体组织不易对其排斥、不易脱落且能在 X 线下显影、操作简单的优点，在临床上应用十分广泛。

（二）内镜下注射纳米碳定位

内镜下治疗前向组织注射纳米碳进行定位是目前最常用的标记方法之一，术中通过染色区域来判定肿瘤的位置。纳米碳淋巴示踪淋巴特异性强，对淋巴结有高度趋向性，从而注射后可快速被淋巴管中的巨噬细胞吞噬，进而聚集于淋巴结上使其显示黑色，且可标记直径小于 2mm 的超微小淋巴结，能明显提高术中淋巴结检出数目，并且完全不影响病理检查，同时又几乎不会进入血管而避免对人体产生其他不利影响。纳米碳混悬液多用于术中示踪转移的淋巴结，同时也具有肿瘤定位的效果。内镜下注射因手术间隔时间长，药液可在淋巴通路内充分扩散，淋巴示踪效果好，可起到"准确标记定位"的作用。

一般于术前 1～3 天进行标记，用 5ml 注射器抽取 0.5ml 纳米碳混悬注射液，加生理盐水进行稀释，最终稀释至 3ml，将此 5ml 注射器接到肠镜专用一次性黏膜注射针的注液接口上，在内镜的引导下进行标记。

被标记后的肠黏膜黑染清晰（图9-1），若出现纳米碳染料少量渗漏并不会影响染料的注射和后期的观察。标记成功后即可按期实行治疗方案。经纳米碳标记后，病灶标记效果最长可持续 8 周以上，这一优点使得在复查时可根据黏膜黑染情况再次快速找到原病灶位置，同时结合影像学及血 CEA 评估治疗效果。

　　总的来说，它可以辅助肠镜精准测量病灶大小，提高疗效评估的准确性并指导下一步治疗方案，从而可以达到进一步提高治疗效果的目的。内镜下注射纳米碳标记法用于消化道肿瘤定位安全可靠，能够辅助治疗后或手术时快速探查到病灶，并精准地进行切除，从而在减少手术创伤的同时大大缩短了手术时间；能辅助内镜精确测量病灶大小，有助于完善治疗方案。纳米碳标记也可结合超声内镜进行精准定位，它可准确探测肿瘤边缘和浸润范围，可为手术的顺利实施提供指导和保障，是一种集安全、快速、有效于一身的

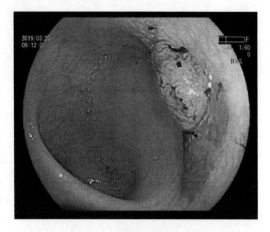

图 9-1　肠镜下纳米碳标记

临床常用定位技术。另外，钛夹标记可与纳米碳注射标记联合使用，对胃肠肿瘤的术前定位起到良好的辅助作用（图 9-2、图 9-3）。当然无论多准确、成熟的定位方式都不可能无任何风险，由于纳米碳可能在黏膜下层广泛扩散，术中有概率发现纳米碳注射后胃肠道显色区域明显大于肿瘤的范围、无法实现精确定位。此外，需注意纳米碳本身还具有一定的潜在致敏风险。

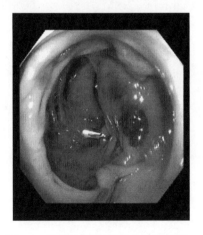

图 9-2　肠镜下纳米碳联合钛夹标记

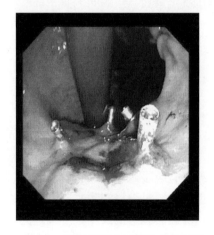

图 9-3　胃镜下纳米碳联合钛夹标记

（三）传统染色标记

　　传统内镜染色标记中最常用的染色材料有亚甲蓝等，其操作方法类似于纳米碳注射，十分简单易于操作。在纳米碳兴起之前临床普及率很高，但因其染色后消退很快，一般仅能持续几小时，如若无法在标记后当日立即手术则标记准确性大打折扣。它主要通过不同组织染色情况的不同来定位肿瘤位置，从而在后续手术中起到较好的标记作用（图 9-4、图 9-5）。

　　但在大量的临床使用过程中，它的缺点也逐渐显示出来，即亚甲蓝也易造成术后肠粘连、高铁血红蛋白血症、肺水肿等不良反应。故而现今临床上都很少使用亚甲蓝进行标记，但可联合钛夹标记，效果较好。

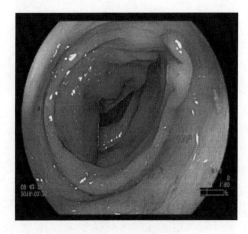

图 9-4　肠镜下亚甲蓝标记

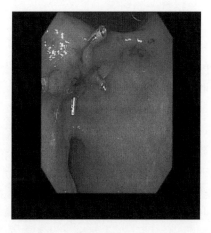

图 9-5　胃镜下亚甲蓝联合钛夹标记

三、内镜治疗术后补充手术时机的选择

胃肠早期肿瘤进行内镜下治疗后，是否追加手术，主要由病理学的最终诊断决定。病理诊断是诊断消化道早期癌、判断黏膜下肿瘤（submucosal tumor，SMT）性质、鉴别良恶性病变的金标准，故切除肿瘤及获取准确、完整的病理诊断是必要的。规范的病理报告应包括肿瘤大体特征、组织学类型、浸润深度、脉管浸润和水平/垂直切缘等。

（一）肿瘤侵犯深度

根据《胃癌诊疗规范（2018 年版）》及《2015 中国早期结直肠癌及癌前病变筛查与诊治共识》意见，早期癌可定义为病变浸润深度局限于黏膜及黏膜下层，且与有无淋巴结转移无关。结直肠早期癌可根据其浸润范围又分为黏膜内癌（局限于黏膜层）和黏膜下癌（浸润至黏膜下层但未侵犯固有肌层）。所以黏膜下层的累及情况至关重要。黏膜下层浸润深度是指在电子显微镜下测量的肿瘤组织浸润到黏膜下层最深处距黏膜肌下缘的距离。其测量方法不尽相同，是由肿瘤组织内黏膜肌层的破坏程度确定的。当肿瘤组织内尚可见残存的黏膜肌层，测量时以其下缘为基准，测其至肿瘤浸润前端的距离。当肿瘤组织内无残留的黏膜肌层，则以肿瘤最外表面为基准，测其至肿瘤浸润前端的距离。胃部肿瘤的测量深度＜500μm，记录为 SM1（或 T1B1）；当测量深度＞500μm，则记录为 SM2（或 T1B2）。结直肠肿瘤浸润至黏膜下层未至固有肌层为 SM 期。若所得标本由于溃疡、瘢痕导致黏膜肌连续性中断无法测量，则选取两侧断裂黏膜肌做一条辅助线，作为侵袭深度的测量起始线。免疫组织化学染色抗体标记（SMA/Desmin）对于黏膜肌位置的确定亦有意义。

（二）脉管有无侵犯

肿瘤侵犯越深越应当注意其有无侵犯脉管。脉管浸润需使用特殊染色或免疫组织化学染色并在电子显微镜下观察予以确定。进行相关特殊染色（弹性纤维吉森或亚甲蓝-苏木精染色），可以在病理图像中明确标记静脉，如有条件可以使用抗淋巴管内皮抗体（D2-40）标记淋巴管，使用 CD31、CD34 标记血管，以协助诊断。

（三）非治愈性切除的治疗术后补充手术条件

相对治愈性切除，如出现以下情况，则考虑非治愈性切除（表9-2）。

（1）直径＞2cm，无溃疡的分化型为主的黏膜内癌，但未分化成分＞2cm。

（2）直径≤3cm，无溃疡的分化型浅层黏膜下癌，但未分化成分侵及黏膜下层。

由于大多情况下非治愈性切除存在较高的复发或淋巴结转移风险，建议追加外科手术治疗。

表 9-2 胃部肿瘤内镜下切除的治愈性评估

浸润深度	溃疡	分化型为主		未分化型为主	
pT$_{1a}$(M)	UL(−)	≤2cm	＞2cm	≤2cm	＞2cm
	UL(+)	≤3cm	＞3cm		
pT$_{1b}$(SM)		≤3cm	＞3cm		

■ 治愈性切除　　▨ 相对治愈性切除　　□ 非治愈性切除

注：pT$_{1a}$（M）术后病理诊断为黏膜内癌；pT$_{1b}$（SM）：术后病理诊断为黏膜下癌，且黏膜下浸润深度＜500μm；UL：溃疡形成（瘢痕）。

（四）病理检查结果提示追加手术

胃肠肿瘤经消化内镜切除后是否需补充手术时机根据肿瘤部位及病理结果而定。

（1）胃肿瘤术后根据《早期胃癌内镜下规范化切除的专家共识意见（2018）》，若患者病变满足以下条件应再次行内镜下切除或密切观察随访。

1）水平切缘阳性且病变长度＜6mm 的分化型癌，但满足其他治愈性切除的标准。

2）分块切除的分化型癌，但满足其他治愈性切除的标准。

（2）肠道肿瘤术后需要追加外科手术的标准目前主要以《2015 中国早期结直肠癌及癌前病变筛查与诊治共识》意见及大肠癌术后根据《中国早期大肠癌内镜诊疗共识》为准。

1）病理检查结果满足以下条件（图9-6）。

A.标本侧切缘和基底切缘阳性（距切除切缘不足 500μm）。

B.黏膜下高度浸润病变（黏膜下层浸润 1000μm 以上，恶性息肉为 3000μm）。

C.脉管侵袭阳性。

D.分化腺癌，未分化癌。

E.癌瘤出芽分级 G2 以上。

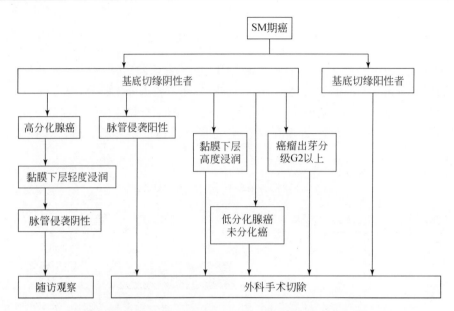

图 9-6　早期结直肠癌内镜下切除治疗后再治疗方案流程图

SM 期癌：病变浸润到黏膜下层未浸润至固有肌层的癌

2）肿瘤内镜切除标本满足以下条件。

A. 明确的浸润癌，浸润深度超过黏膜下层者。

B. 隆起型病变癌变并蒂部有癌残留者。

C. 平坦型病变癌变并浸润至黏膜下层，切缘或基底有癌残留者。

D. 有明确局部癌变，但未行全瘤活检，浸润深度无法判定者。

（五）术后并发症导致补充手术

1. 术后出血　一般情况下，术后少量出血的情况可通过内科治疗得到控制，待内科治疗无效，出血无法控制且患者情况进一步恶化，可考虑内镜下止血。若行内镜下止血效果不好，则除内科治疗、输血等处理外，需要外科手术治疗。但因活动性出血时盲目地行内镜下止血风险较高，故而在出血初期临床上仍以内科治疗为主。

2. 术后穿孔　虽然部分患者出现术后迟发性穿孔可以通过内镜下球囊扩张及应用糖皮质激素等非手术治疗得到有效治疗，但是如果经过常规治疗穿孔仍未能闭合或者疑似出现腹膜炎等进一步恶化的征象，应当请外科医生共同评估患者情况，进而明确是否需要行外科手术治疗，以免错失最佳手术时机。临床怀疑穿孔者可在明确的影像学证据之前即开始经验性治疗，并密切关注患者的生命体征，补液，静脉应用广谱抗生素。当内镜修补困难或失败，持续消化道内容物漏出所致的腹膜炎应外科手术治疗。

3. 术后狭窄　若狭窄情况满足以下情况则不推荐再次进行内镜治疗：患者出现术后狭窄并伴随炎症；术后狭窄范围过大，如肠道狭窄范围超过 4cm；术后狭窄部位伴脓肿形成，或出现术后多发狭窄等严重症状；出现内镜下治疗难以解决的术后狭窄，如胃贲门或是幽门的狭窄。若患者满足上述情况，建议外科就诊考虑是否行外科手术治疗。

第四节　内镜治疗术后的康复和随访

一、内镜治疗术后的康复管理

（一）术后麻醉的复苏及观察

对于进行消化内镜手术的患者，一般采用的麻醉方式主要包括中度镇静、深度镇静/麻醉（静脉复合麻醉）及气管插管全身麻醉。手术结束后，应将患者送入麻醉恢复室，监测并记录患者的血压、心率、血氧饱和度、体温等生命体征，同时记录患者清醒时间。对患者的意识状态、通气、氧合及血流动力学指标进行检测并评估，同时进行改良的 Aldrete 评分（附表 9-1），根据上述指标对患者进行离室评估，符合离室的患者在记录及交接完成后可由医护人员陪同离室。病情相对比较危重的患者必要时应送至重症监护室。对于术后出现疼痛及恶心、呕吐的患者，给予相应的对症处理。同时在内镜手术完成后 24 小时内，应注意密切监测患者的体征变化，以便及时发现患者是否出现麻醉后相关并发症并积极处理。

（二）术后一般管理

术后应绝对卧床休息 2～3 天，尤其术中采用全身麻醉的患者，术后 2 周内不可进行过度的体力劳动。同时根据患者术中情况（如创面大小等），先嘱其禁食、水，并逐渐由禁食、水过渡到流食或半流食，直至恢复正常饮食，嘱患者禁食、水的同时应给予足够的补液及相应的营养支持，并且在此期间要密切关注患者的生命体征及腹部体征，同时监测血常规、粪便颜色、排便次数、排便量及排便性状等，如有必要可行腹部影像学检查。

（三）腹腔内置管冲洗术后管理

经内镜下治疗的患者往往存在术中穿孔或术后迟发性穿孔的风险，针对此类患者，除了术中紧急的吻合夹闭等方式闭合穿孔部位外，也可通过向腹腔内置管，用生理盐水进行灌洗，从而预防或治疗穿孔可能造成的腹腔内感染等情况的发生。置管完成后，及时用胶带进行固定，并向患者说明该置管的必要性和重要性，防止患者自行拔管，同时每日灌洗后应观察灌洗液的颜色，并密切关注患者生命体征及腹痛程度，还应注意灌洗的同时嘱患者禁食，给予止血、抗感染、抑酸等治疗的同时给予患者营养支持，还要对患者进行心理疏导，缓解其焦虑情绪。置管时间应根据患者病情的变化进行调整，当患者腹痛程度减轻且无明显发热时，可嘱拔管。

（四）经胃镜治疗术后的用药管理

1. 抑酸类药物　由于术中形成的人工溃疡有造成迟发性出血的风险，故术后应常规性应用抑酸药物，来提高胃内 pH，以促进术后医源性溃疡的愈合，并减少迟发性出血的产生，而质子泵抑制剂（proton pump inhibitor，PPI）则是内镜下治疗后抑酸药物中的首选药物。建议术后当天先静脉应用 PPI，给予剂量可为 40mg，2 次/天，可以选作用较强且作用时间较长的 PPI，从而有效地促进医源性溃疡的愈合并防止出血的发生，而对于术中操作创面较大的患者，术后可采用大剂量 PPI 应用方案，即首剂 80mg+8mg/h，在恢复饮食后可改为口服标准计量的 PPI，目前推荐使用周期为持续应用标准计量 4~8 周。而对于手术操作时间较长、剥离面较大、病变位于胃中下 2/3 部，或服用易造成胃损伤/出血倾向药物的患者，由于其术后更容易出现迟发性出血，因此建议采用 8 周 PPI 疗程。同时应根据患者是否患有糖尿病、凝血功能异常、肝硬化、慢性肾病等慢性疾病及术中切除组织的大小、过度电凝止血等，采用适当增加 PPI 的用量、延长疗程或增加黏膜保护剂的治疗方式。

2. 胃黏膜保护剂 胃黏膜保护剂与 PPI 联用时具有一定的协同作用，且有很多研究显示，较单独应用 PPI 相比，联合应用 PPI 和胃黏膜保护剂更能促进患者因内镜下治疗造成的人工溃疡的愈合。目前主要应用的胃黏膜保护剂包括胃肠激素类（米索前列醇、恩前列素等）、硫氢键类、铋剂类（枸橼酸铋钾等）、柱状细胞稳定剂类（替普瑞酮、麦滋林-S 等）、铝碳酸镁、瑞巴派特等。

3. 抗生素 由于经胃镜下治疗术后造成菌血症、败血症、脓毒血症等严重感染情况发生的概率较低，因此预防性使用抗生素并不作为常规性药物应用推荐。但是当患者出现切除范围较大、操作时间较长、合并消化道穿孔或大量出血及伴有糖尿病、免疫功能低下、营养不良、高龄患者等情况时，可在参照原国家卫生和计划生育委员会抗菌药物使用原则条件下酌情使用抗生素。在药物选择方面，上消化道肿瘤患者术后多选择第一、二代头孢菌素，术后应用抗生素的时间应控制在 72 小时内。

4. 根除幽门螺杆菌（Hp）的药物 有研究显示，Hp 的感染状态与术后人工溃疡的愈合速度的相关性并不高，虽然 Hp 的根除可能并不会促进医源性溃疡的愈合。但 Hp 感染却可能造成术后溃疡的复发，对于术后 Hp 检测呈阳性的患者进行抗 Hp 感染治疗是必要的。四联抗 Hp 方案即联合使用 PPI、两种抗生素及铋剂是当前首选根除 Hp 的治疗手段，其中 PPI＋铋剂＋四环素＋甲硝唑又称为经典的根除 Hp 的铋剂四联方案，我国目前主要有包括经典铋剂四联方案在内的七种推荐治疗方案（表 9-3），但目前有研究显示 Hp 对克拉霉素、甲硝唑和左氧氟沙星的耐药率呈上升趋势，耐药率有一定的地区差异，而其对阿莫西林、四环素和呋喃唑酮的耐药率仍较低。

表 9-3 推荐 Hp 的根除治疗方案

PPI（2 次/天，餐前 0.5 小时口服）	抗生素 1（餐后口服）		抗生素 2（餐后口服）		铋剂（2 次/天，餐前 0.5 小时口服）
艾司奥美拉唑 20mg 雷贝拉唑 10mg（或 20mg） 奥美拉唑 20mg 兰索拉唑 30mg 泮托拉唑 40mg 艾普拉唑 5mg （以上选一）	阿莫西林	1000mg 2 次/天	克拉霉素	500mg 2 次/天	枸橼酸铋钾 220mg
	阿莫西林	1000mg 2 次/天	左氧氟沙星	500mg 1 次/天或 200mg 2 次/天	
	阿莫西林	1000mg 2 次/天	呋喃唑酮	100mg 2 次/天	
	四环素	500mg 3 或 4 次/天	甲硝唑	400mg 3 或 4 次/天	
	四环素	500mg 3 或 4 次/天	呋喃唑酮	100mg 2 次/天	
	阿莫西林	1000mg 2 次/天	甲硝唑	400mg 3 或 4 次/天	
	阿莫西林	1000mg 2 次/天	四环素	500mg 3 或 4 次/天	

5. 止血药物 目前尚未证实止血药物对于术后出血的预防和治疗有明显的作用,且部分药物可能有致血栓的风险,所以目前不作为术后常规应用药物,对于无凝血功能障碍的患者应避免滥用该类药物,且有血栓栓塞风险或服用抗栓药物的患者应慎用。

(五)经肠镜治疗术后的用药管理

1. 肠道黏膜保护剂 经结肠镜进行治疗的肿瘤患者,手术可造成人工溃疡,为避免术后可能出现的迟发性出血或穿孔,在术后应规律服用肠道黏膜保护剂(如谷氨酰胺),同时应根据患者术中的实际情况,如手术时间、创面大小及患者是否患有糖尿病等慢性疾病、是否为高龄患者等进行评估,从而调整服用肠道黏膜保护剂的计量及服用周期。

2. 抗生素 肠道肿瘤患者术后手术创面周围的后腹膜或游离腹腔感染甚至全身性感染发生的概率较大,故应该预防性应用抗生素。尤其是对手术范围过大、操作时间较长、反复进行黏膜下注射导致周围炎症水肿者。而相较于上消化道来说,结直肠内的菌群更为复杂,更应该在术后及时给予抗生素进行预防感染。药物的选择方面,结直肠多考虑第二代头孢菌素(头孢曲松或头孢噻肟),可加用甲硝唑。

3. 止血药物 在止血药物的应用方面,和经胃镜治疗术后止血药物应用的管理类似,应积极评价患者的自身情况,酌情使用。

4. 益生菌 由于肠道内的菌群种类较多,术后肠道内的菌群可能出现失调,从而导致患者出现肠道功能紊乱,此时可以根据患者的术中情况及术后恢复情况,在可以正常饮食后加用益生菌,从而促进术后菌群紊乱的肠道尽快恢复。临床上常用的益生菌包括乳酸菌、乳杆菌、肠球菌及双歧杆菌等。

5. 肠内营养粉 由于术后患者禁食、水,所以术后尽早服用肠内营养粉对患者术后营养水平的恢复有所帮助,并促进患者术后排气、排便,缩短住院时间,降低并发症的发生率,减轻患者的痛苦。目前市面上的肠内营养粉种类主要包括组件式肠内营养剂;氨基酸型、短肽型;整蛋白型。

(六)术后心理及生活质量的评估管理

肿瘤患者在经历患病及手术之后,无论是身体功能还是心理方面都受到了不可避免的损伤,术后患者在面对可能出现的并发症、复发或转移这些问题时会存在严重的心理困扰,克服诸如恐惧、焦虑、烦躁之类的不良心理问题也是肿瘤患者术后康复的重要环节。积极健康的精神状态可以提高患者的抵抗力,并提升其对抗疾病的信心,更利于恢复。术后护理人员及患者家属应随时关注患者的心理变化,帮助患者了解该疾病的特征、术后可能出现的并发症及放化疗等问题,也可讲述一些成功治愈的病例,让患者以积极的心态面对自身疾病,并开展针对性的心理疏导方案等。

除了患者术后心理健康方面的管理,同时也要积极的关注术后患者生活质量方面的评估。欧洲癌症研究与治疗组织为肿瘤患者开发了生活质量核心量表(quality of life questionnare-core 30),该量表共有 30 个条目,15 个领域,其中包括 6 个第一条目(每一个条目为一个领域)、1 个总体健康状况/生命质量领域、3 个症状领域(疲劳、疼痛、恶心呕吐)和 5 个功能领域(躯体、角色、认知、情绪和社会功能),通过多维度的测评,此表能够很好地反映出术后患者的生活质量水平。

二、内镜治疗术后患者的随访管理

（一）胃肠息肉及腺瘤患者的术后随访管理

目前指南建议对于胃底腺息肉患者无须随访；对于增生性息肉患者应在切除息肉术后随访1年，进行 Hp 根除治疗后息肉消失则无须随访，若息肉持续存在或有异型增生，则切除1年后再复查；对于肿瘤性息肉患者应在术后 6～12 个月后随访，对未完全切除或有重度异型增生的患者，术后 6 个月进行复查，而完全切除且无重度异型增生的患者可 1 年后再进行复查。对存在增生性息肉或肿瘤性息肉的患者的随访不仅要注意息肉复发的情况。同时要注意仔细检查胃黏膜，因为这两种息肉致胃黏膜发生异型增生及癌变的风险较息肉本身高。

对于结直肠息肉/腺瘤患者的术后随访可参考表 9-4。

表 9-4　结直肠息肉/腺瘤患者的术后随访

初次结肠镜检查结果		结肠镜随访时间（年）
无息肉		3～5
直肠、乙状结肠增生性小息肉（＜10mm）		2～3
1～2 个＜10mm 的管状腺瘤		1～3
3～10 个管状腺瘤		1～2
＞10 个腺瘤		1
≥1 个＞10mm 的管状腺瘤		1～2
≥1 个绒毛状腺瘤		1～2
腺瘤伴高级别上皮内瘤变		1～2
锯齿状病变	＜10mm，无上皮内瘤变的无蒂锯齿状息肉	2～3
	≥10mm 或伴有上皮内瘤变的无蒂锯齿状息肉或传统的锯齿状腺瘤	1～2
	锯齿状息肉综合征	1

注：初次结肠镜检查应保证肠道准备良好且有足够的退镜时间，同时保证内镜可达回盲部，并完整切除病变。如果初次结肠镜检查质量不高，可适当缩短随访间隔。锯齿状息肉综合征定义为符合以下 1 条标准：①乙状结肠近端的结肠中发现≥5 个锯齿状病变，其中 2 个或 2 个以上＞10mm；②有锯齿状息肉综合征家族史的受检者在乙状结肠近端的结肠发现任何锯齿状病变；③＞20 个锯齿状病变，且分布于整个结肠。

（二）早期胃癌患者的术后随访管理

根据日本消化内镜学会制定的《早期胃癌内镜下切除指南（2016 年）》对行早期胃癌内镜切除的患者应进行治愈性评估，主要分为治愈性切除、相对治愈性切除和非治愈性切除。相应定义见表 9-2。

在术后第 3、6、12 个月建议治愈性切除和相对治愈性切除患者进行内镜随访，此后逐年复查一次胃镜，同时检测肿瘤标志物并进行 CT 等相关的影像学检查。因为治愈性切除和相对治愈性切除患者仍有潜在的复发风险，而我们可通过高质量且规律的内镜随访发现 95%上的异时癌，同时应每间隔 6～12 个月进行腹部超声、CT 等影像学检查以便监测有无淋巴结及远处转移。如果随访时条件允许，建议患者同时进行结肠镜的筛查。对于大部分可能存在较高的复发或淋巴结转移风险的非治愈性切除患者，建议术后追加外科手术进行治疗。然而在临床中大部分非治愈性切除患者，可能因为一般状态较差、难以耐受手术或由于其他原因拒绝手术等，不能进一步追加进行外科手术，因此对于这类患者，我们应根据患者的病例特点进行淋巴结转移的危险分层等，从而进一步制订合理的个体化治疗方案。在随访过程中出现复发的患者，再经内镜评估后，可再次行内镜下治疗或外科手术治疗，而对于原位复发的患者再次进行内镜下治疗较为困难，可能有出血和损伤固有肌层的风险，其原因在于黏膜下注射效果多不理想、原切除创面瘢痕形成、粘连明显等因素的存在，此时则建议由经验丰富的内镜专家再次尝试内镜下切除病灶，必要时可行外科手术。

（三）早期结直肠癌患者的术后随访管理

术后及时进行随访有利于发现复发或转移等情况，对于诊断为癌前病变及早期结直肠癌的患者在治疗后要进行密切随访；术后第一年无症状的早期结直肠癌术后患者应注意监测癌胚抗原（CEA），并进行粪便隐血试验及结直肠镜检查。若第一年检查结果正常，则可在3年后进行下次随访，3年后随访结果仍正常则可再间隔5年进行随访。而对于行直肠前下段切除的直肠癌患者，通常在术后2~3年每3~6个月进行定期的直肠检查，以明确是否复发。

（刘　晨）

参 考 文 献

北京市科委重大项目《早期胃癌治疗规范研究》专家组. 2019. 早期胃癌内镜下规范化切除的专家共识意见（2018北京）[J]. 中华消化内镜杂志，36（6）：381-392.

国家消化系统疾病临床医学研究中心，中华医学会消化内镜学分会，中国医师协会消化医师分会. 2017. 胃内镜黏膜下剥离术围手术期指南 [J]. 中华消化内镜杂志，34（12）：837-851.

刘文忠，谢勇，陆红，等. 2017. 第五次全国幽门螺杆菌感染处理共识报告[J]. 中华消化杂志，37（6）：364-378.

陆爱国，宗雅萍，郑民华. 2010. 双镜联合胃肠道手术技术专家共识[J]. 中国实用外科杂志，30（8）：667-668.

马亚楠，经小利. 2020. 肠内营养粉在结直肠癌术后快速康复护理中的应用效果分析 [J]. 医学食疗与健康，18（1）：25-27.

覃姝媚，徐杨. 2020. 胃息肉临床诊治研究进展 [J]. 中南大学学报（医学版），45（1）：74-78.

孙昕，王颖，邹瑞珍，等. 2009. 内镜金属钛夹在消化道恶性肿瘤定位中的应用 [J]. 中华现代护理杂志，15（18）：1771-1772.

王蓉，詹红丽，李达周，等. 2020. 内镜下注射标记纳米碳在进展期结直肠癌治疗中的应用研究 [J]. 中华胃肠外科杂志，23（1）：56-64.

王秀玲，李晓飞. 2020. 探讨消化道早期癌前病变行内镜下黏膜剥离术（ESD）治疗后的护理干预[J]. 中华养生保健，38（2）：5-7.

王云锋，韩涛，王智杰，等. 2019. 内镜全层切除术的应用进展 [J]. 中华消化内镜杂志，36（11）：873-876.

徐义军，张文杰. 2019. 消化道吻合口瘘内镜微创治疗的现状及进展[J]. 中国普通外科杂志，28（4）：491-497.

中华医学会消化内镜学分会，中国抗癌协会肿瘤内镜学专业委员会. 2015. 中国早期结直肠癌筛查及内镜诊治指南（2014北京）[J]. 中华医学杂志，95（28）：2235-2252.

中华医学会消化内镜学分会. 2015. 胃黏膜病变内镜黏膜下剥离术围手术期用药专家建议（2015 苏州）[J]. 中华内科杂志, 54（10）: 905-908.

中华医学会消化内镜学分会肠道学组, 姜泊, 刘思德. 2008. 中国早期大肠癌内镜诊治共识意见（天津, 2008. 08. 30）[J]. 中华消化内镜杂志, 25（12）: 617-620.

中华医学会消化内镜学分会麻醉协作组. 2019. 常见消化内镜手术麻醉管理专家共识[J]. 中华消化内镜杂志, 36（1）: 9-19.

中华医学会消化内镜学分会外科学组, 中国医师协会内镜医师分会消化内镜专业委员会, 中华医学会外科学分会胃肠外科学组. 2018. 中国消化道黏膜下肿瘤内镜诊治专家共识（2018 年版）[J]. 中华消化杂志, 38（8）: 519-527.

周雪莎, 刘鹏. 2020. 内镜治疗消化道肿瘤的研究进展 [J]. 现代消化及介入诊疗, 25（2）: 262-265.

2015. 中国早期结直肠癌及癌前病变筛查与诊治共识（2014 年重庆）[J]. 中华消化内镜杂志, 2: 69-85.

2019. 胃癌诊疗规范（2018 年版）[J]. 肿瘤综合治疗电子杂志, 5（1）: 55-82.

Ono H, Yao K, Fujishiro M, et al. 2016. Guidelines for endoscopic submucosal dissection and endoscopic mucosal resection for early gastric cancer [J]. Dig Endosc, 28（1）: 3 - 15.

Tanaka S, Kashida H, Saito Y, et al. 2015. JGES guidelines for colorectal endoscopic submucosal dissection/endoscopic mucosal resection [J]. Dig Endosc, 27（4）: 417-434.

【附表】

附表 9-1　改良的 Aldrete 评分表

评估项目	改良的 Aldrete 评分	分值	入室	30 分钟	60 分钟	90 分钟	出室
活动	自主或遵嘱活动四肢和抬头	2					
	自主或遵嘱活动二肢和有限制地抬头	1					
	完全不能活动肢体或抬头	0					
呼吸	能深呼吸和有效咳嗽、呼吸频率和幅度正常	2					
	呼吸困难或受限，但有浅而慢的自主呼吸，可能用口咽通气道	1					
	呼吸暂停或微弱呼吸，需呼吸器治疗或辅助呼吸	0					
血压	血压为麻醉前±20%以内	2					
	血压为麻醉前±（20%~49%）	1					
	血压为麻醉前±50%以上	0					
意识	完全清醒（准确回答）	2					
	可唤醒，嗜睡	1					
	无反应	0					
血氧饱和度（SpO$_2$）	呼吸空气 SpO$_2$≥92%	2					
	呼吸氧气 SpO$_2$≥92%	1					
	呼吸氧气 SpO$_2$<92%	0					
总分							

第十章

胃肠肿瘤的内科治疗与康复管理

第一节　胃肠肿瘤的放疗与康复管理

一、直肠肿瘤的放疗与康复管理

（一）概述

结直肠癌是最常见的恶性肿瘤之一。随着我国人民生活水平的提高、饮食习惯的改变及人口的老龄化等，结直肠癌发病率总体呈现上升趋势，已成为我国消化系统发病率第 2 位、患病率第 1 位的恶性肿瘤。

（二）治疗原则

对于 AJCC 第 8 版分期早期的 $T_1 \sim _2N_0$ 患者一般建议行单纯手术治疗。对于 $T_{3\sim4}$ 侵犯到肠壁外的可切除肿瘤和（或）淋巴结转移患者推荐行综合治疗，包括静脉滴注 5-FU 或口服卡培他滨，术前放化疗加全直肠系膜切除术和术后辅助化疗。而对于初治即有转移的晚期直肠癌患者的治疗，应根据患者的具体临床情况而定，进行化疗、原发灶手术、转移灶手术及放疗等综合治疗。

（三）放疗适应证

中华医学会肿瘤学分会发布的《中国结直肠癌诊疗规范（2017 版）》规定了直肠癌放疗的适应证。直肠癌放疗或放化疗的主要目的为新辅助或辅助治疗、转化性放疗和姑息治疗。新辅助或辅助治疗的适应证主要是 Ⅱ～Ⅲ期直肠癌；新辅助长程同步放化疗结束推荐间隔 5～12 周接受根治性手术，短程放疗（25Gy/5 次）联合即刻根治性手术（放疗完成后 1～2 周）可推荐用于 MRI 或超声内镜诊断的 T_3 期直肠癌；对于复发或转移并具有根治机会的患者建议行转化性放疗；姑息性治疗的适应证为肿瘤局部区域复发和（或）远处转移。对于某些不能耐受手术或有强烈保肛意愿的患者，可以试行根治性放疗或放化疗。Ⅰ期直肠癌局部切除术后，有高危因素者，推荐行根治性手术；如拒绝行根治手术者，建议术后放疗。临床诊断为 Ⅱ 或Ⅲ期直肠癌，推荐行新辅助放疗或新辅助同步放化疗。根治术后病理诊断为 Ⅱ 或Ⅲ期直肠癌，如果未行新辅助放化疗者，推荐行术后同步放化疗。局部晚期不可手术切除的直肠癌（T_4），必须行新辅助同步放化疗，放化疗后重新评估，争取根治性手术。对于转移灶可切除或潜在可切除的Ⅳ期直肠癌，建议化疗或联合原发病灶放疗，治疗后重新评估可切除性；转移灶必要时行姑息减症放疗。局部区域复发直肠癌，建议先行手术切除，然后再考虑是否行术后放疗。不可切除局部复发患者，若既往未接受盆腔放疗，推荐行新辅助同步放化疗，放化疗后重新评估，并争取手术切除。

（四）应用现状及进展

1. 早期可切除直肠癌　对于 T_1 期直肠癌患者保留肛门有困难者，中国临床肿瘤学会（CSCO）指南推荐行局部切除术或直肠癌根治术，对于接受局部切除术治疗患者，术后病理具有以下情况之一时，需要挽救性直肠癌根治术：肿瘤组织学分化差、脉管浸润、切缘阳性、肿瘤浸润超过黏膜下肌层外 1/3（SM_3 级）或 T_2 期肿瘤。如不接受挽救性手术，应行放化疗。

2. 局部晚期的术前放疗　由于直肠癌早期症状不明显，多数患者初诊时即为局部进展期，一项基于美国国立癌症研究所 SEER（Surveillance，Epidemiology，and End Results，SEER）数据库的研究显示，$T_{3\sim4}N_0$ 及 TxN^+的患者占 TN 分期可评估直肠癌的 72.2%。局部进展期直肠癌是直肠癌治疗中的重点和难点。现阶段，外科治疗仍然是结直肠癌治疗方式中最主要的、决定性的手段，但是单一的外科手术切除效果常难以令人满意。中、晚期直肠癌的手术切除率低，术后复发率高。因此，目前各指南推荐对分期为Ⅱ～Ⅲ期的中低位直肠癌进行术前放化疗，以起到提高 R0 切除率、提升保肛率、降低局部复发率的作用。术前放化疗联合全直肠系膜切除术（total mesorectal excision，TME）已成为目前局部进展期直肠癌的标准治疗模式。

与术后放疗相比，术前放疗的优点与肿瘤反应和正常组织的保存有关。首先，减小肿瘤体积可以促进切除，增加保留括约肌手术的可能性。虽然有些研究表明术前放疗或化疗与直肠癌患者括约肌保存率的增加有关，这一结论没有得到 2 项随机试验的 Meta 分析的支持。其次，术前放疗可以避免手术后粘连小肠卡在盆腔内导致的放射性肠炎的发生。最后，术前放疗包括将被切除的结构，增加了与健康结肠吻合的可能性（即吻合不受 RT 的影响，因为被放疗的组织被切除）。

术前放疗的一个缺点是对于有潜在风险的早期，淋巴结阴性患者过度治疗。术前同步放化疗可以使淋巴结明显降期，初始淋巴结阳性的患者可能在放化疗后病理完全缓解，而对于初始淋巴结阳性患者术后都需进行 4～6 个月的辅助化疗，因此可能会导致一部分实际淋巴结阴性的患者被过度治疗。

3. 局部晚期不可切除的直肠癌　局部晚期的直肠癌这一类肿瘤患者异质性强，肿瘤单纯手术效果不佳，放疗、化疗和手术治疗联合才有可能改善疗效；对于存在转移性病灶的患者，全身治疗仍是治疗的标准，放疗通常用于缓解症状；对于具有术后可切除寡转移病灶且有根治性治疗可能的患者，应由多学科会诊综合制订治疗方案。

（五）放射的不良反应及管理

1. 全身反应及管理　接受直肠癌放疗的患者治疗期间或治疗结束后可能出现的全身反应包括疲乏、恶心、呕吐、失眠、食欲减低及血象改变。通常症状轻微，对放疗进度无明显影响。加强对患者的心理疏导，消除其恐惧心理，增强其治疗信心，同时给予患者提高免疫力的药物应用，对于进食较少的患者可给予辅助营养补充剂以改善营养状态。

2. 局部反应及处理

（1）皮肤反应及处理：对于放射性皮炎，国际上广泛使用的是美国肿瘤放射治疗协作组（Radiation Therapy Oncology Group，RTOG）/欧洲癌症治疗研究组织（European Organization for Research and Treatment of Cancer，EORTC）的分级标准。0级：基本无变化；Ⅰ级：水疱，淡红斑，毛发脱落，干性脱皮，出汗减少；Ⅱ级：触痛，明显红斑，片状湿性脱皮，中度水肿；Ⅲ级：除皮肤褶皱处之外的融合行湿性脱皮，重度水肿；Ⅳ级：溃疡，出血，坏死。对于Ⅰ级皮肤反应通常不需要特殊治疗。当照射剂量累计到DT40Gy时，有患者会出现Ⅱ级皮肤反应，应保持治疗区域皮肤干燥清洁，可以用清水或中性肥皂水清洗，穿着柔软纯棉质地衣物，避免抓挠，避免涂抹刺激性药物，可以外用皮肤保护剂。当出现Ⅲ级皮肤反应时，应立即终止放疗，暴露有反应皮肤，避免衣物摩擦，防止感染，局部可应用表皮生长因子涂抹，促进愈合。另外直肠癌放疗的患者，由于会阴部皮肤较薄且不便于保持皮肤干燥，较易发生放射反应，应注意检查，及时处理。

（2）放射性直肠炎：接受直肠放疗的患者，随着照射剂量逐渐累加，而出现肠壁血管放射性损伤，局部肠壁血液循环障碍，肠黏膜水肿、增厚甚至坏死脱落形成溃疡，易出血，感染，结缔组织增生，纤维化，造成肠腔狭窄。患者常有便频，少量稀便或里急后重的直肠刺激症状，根据RTOG/EORTC急性放射损伤分级标准进行分级。0级：无任何症状反应；Ⅰ级：大便次数变多或排便习惯变化，直肠不适感明显，但无须给予止痛治疗；Ⅱ级：腹泻明显，应合理使用抗交感神经药物，黏液分泌量变多，但可不用卫生垫，伴有程度不同的肠或腹部疼痛现象，合理使用止痛药；Ⅲ级：腹泻严重，应做肠胃外支持，存在大量重度黏液或血性分泌物，使用卫生垫。放疗期间出现Ⅰ级放射性直肠炎患者建议每日排便后用温水进行肛周清洁，鼓励多饮水（以每日2500ml为宜），指导患者少食多餐，且多食易消化、高蛋白与维生素含量丰富的低纤维素食物，忌食生、冷、产气与油腻辛辣食物。Ⅱ级放射性直肠炎患者适当应用抗生素治疗，必要时给予激素保留灌肠改善症状。Ⅲ级放射性直肠炎患者在之前Ⅰ～Ⅱ级内容治疗的基础上再给予营养支持。

（3）放射性膀胱炎：主要临床表现为尿频、尿急、尿痛及顽固性血尿，病变严重时还可出现顽固性、难以控制的动脉型出血。放射性膀胱炎分为三级。Ⅰ级：有尿急、尿频、尿痛、少量血尿等症状，也可表现为一过性血尿；膀胱镜检查可见黏膜充血、水肿。Ⅱ级：膀胱黏膜充血、糜烂、毛细血管扩张甚至破裂，血尿可反复发作，有时膀胱壁可有溃疡。Ⅲ级：膀胱阴道瘘形成。对于Ⅰ级轻度的放射性膀胱炎可应用抗生素、止血药物控制膀胱刺激症状及出血，同时可配合高压氧治疗；Ⅱ级采用膀胱冲洗联合经尿道电凝止血治疗；Ⅲ级采用经尿道电凝止血联合选择性双侧髂内动脉分支栓塞术治疗。

二、胃癌的放疗与康复管理

（一）概述

在我国，胃癌是发病率仅次于肺癌的第二大肿瘤，其死亡率排第3位。全球每年新发胃癌病例约120万，中国约占其中的40%。对于早期胃癌单纯手术治疗即可，但在我国早期胃癌占比很低，仅约20%，大多数发现时已是进展期或转移患者，总体5年生存率不足50%。

（二）治疗原则

早期胃癌且无淋巴结转移证据，可根据肿瘤侵犯深度，考虑内镜下治疗或手术治疗，术后无须辅助放疗或化疗。局部进展期胃癌或伴有淋巴结转移的早期胃癌，应当采取以手术为主的综合治疗。根据肿瘤侵犯深度及是否伴有淋巴结转移，可考虑直接行根治性手术或术前先行新辅助化疗，再考虑根治性手术。成功实施根治性手术的局部进展期胃癌，需根据术后病理分期决定辅助治疗方案（辅助化疗，必要时考虑辅助放化疗）。

（三）放疗适应证

中华医学会肿瘤学分会发布的《中国胃癌诊疗规范（2018 年版）》规定了胃癌放疗的适应证：一般情况好，KPS≥70 分或 ECOG 0~2 分；局部晚期胃癌的术前放疗对于可手术切除或者潜在可切除的局部晚期胃癌，采用术前放疗同步化疗或联合诱导化疗可提高 R0 手术切除率及病理学完全缓解（pCR）率，改善长期预后。临床诊断：T_3、T_4 和（或）局部区域淋巴结转移；不可手术切除的胃癌，无远处转移。外科评估临床诊断：T_{4b}，拒绝接受手术治疗或因内科疾病原因不能耐受手术治疗的胃癌；术后辅助放疗，无远处转移。非根治性切除，有肿瘤残存，切缘阳性。D2 手术：术后病理提示 T_3、T_4 和（或）淋巴结转移。局部区域复发的胃癌如果无法再次手术且未曾接受过放疗，身体状况允许，可考虑同步放化疗，放化疗后 6~8 周评价疗效，期望争取再次手术；晚期胃癌的减症放疗，远处转移的胃癌患者，推荐可通过照射原发灶或转移灶，实施缓解梗阻、压迫、出血或疼痛为目的的减症治疗，以提高患者的生存质量。仅照射原发灶及引起症状的转移病灶，照射剂量根据病变大小、位置及耐受程度判定给予常规剂量或高剂量。

三、放疗的不良反应及管理

胃作为消化道器官，照射后患者通常消化道反应较重，表现主要是恶心、呕吐、乏力、食欲不振等。应在加强对患者的心理疏导的同时给予对症支持治疗，一般不影响治疗，如反应过重应暂停放疗，同时补液对症处理。放疗过程中还应注意有无急腹症发生，如有腹痛加重、发热、便血，应警惕消化道穿孔的可能。监测血象，放疗患者常食欲不佳，容易出现白细胞减低、贫血及离子紊乱，应及时干预避免影响治疗。放射性小肠炎也是常见的胃部放疗可能出现的并发症，如出现腹痛、腹泻，对症处理即可缓解；反应严重者应停止放疗。

（陈　敏）

第二节　胃肠肿瘤的化疗与康复管理

一、定　义

胃肠肿瘤的发病率及死亡率均较高，我国是全球胃癌和结直肠癌的高发地区。在胃肠肿瘤的治疗过程中，手术是唯一的根治手段，但是化疗是贯穿患者治疗始终的治疗方式，能够显著提高患者的预后。化疗通过细胞毒等化疗药物杀灭肿瘤细胞达到治疗目的。化疗是目前治疗癌症最有效的手段之一，和手术、放疗一起并称癌症的三大治疗手段。随着抗癌药物的不断出现和治疗方法的改进，化疗的地位也受到了足够的重视，化疗是胃肠肿瘤治疗中必不可少的手段。

二、治 疗 方 式

（一）按化疗策略分类

1. 辅助化疗　是胃肠肿瘤在根治性手术后采取的化疗，它是根治治疗的一部分。其目的主要是针对可能存在微转移的肿瘤细胞，尽可能降低复发转移的风险。原发肿瘤去除后，残留的肿瘤生长加速，生长比率增高，但对药物的敏感性增加，肿瘤体积小，更易杀灭，治愈的可能性增加。辅助治疗的周期一般是 3～6 个月。辅助化疗的主要观察指标是无复发生存率。

目前国际上对于大肠癌的辅助治疗已经达成共识，即Ⅰ期患者不需要辅助化疗，Ⅲ期患者可从辅助化疗中获益，而对于Ⅱ期结肠癌患者则需根据高危因素进行辅助化疗筛选。与单纯手术相比，辅助化疗降低了疾病复发、新发病或死亡的相对风险。因此成为胃肠肿瘤术后患者防止微转移、预防复发、延长生存的重要治疗手段。

2. 新辅助化疗　对临床表现为局限性的，可能采取局部治疗手段（手术或放疗）的肿瘤，在手术或放疗前先化疗，减小肿瘤体积，提高根治性手术的切除率或减少手术或放疗造成的损伤以尽可能保留正常器官的功能，延长无瘤生存期。另外，新辅助化疗可早期杀灭可能存在的微转移灶，降低远处转移的风险。

3. 转化治疗　Bismuth 等于 1996 年首先提出了转化治疗这一概念。临床上对于潜在可切除的胃肠肿瘤可以尝试转化治疗，其内涵是对于初始无法切除的包括Ⅳ期单一转移的胃肠肿瘤，通过术前化疗、靶向治疗等综合措施，使原发癌灶降期并争取实施 R0 切除，从而提高患者生存率。转化治疗及新辅助治疗均属于术前治疗范畴，有交叉，但两者侧重点不同。新辅助治疗针对可切除的肿瘤，目的是提高局部控制率和整体生存率。

转化治疗可能为胃癌 CY1 患者带来获益，已有相关研究提示对术前治疗疗效好的患者可选择性地从根治性手术中获益，中位生存期可从 12.6 个月延长到 43.2 个月。

对于初始不可切除的结肠癌，依据患者具体情况使用氟尿嘧啶类药物单药化疗或者联合奥沙利铂或者伊立替康化疗，甚或三药联合化疗。对可能转化的患者要选择高反应率的化疗方案或化疗联合靶向治疗方案，如果联合贝伐珠单抗治疗，则最后一次治疗应与手术间隔至少 6 周。

4. 姑息性化疗　目前临床上对于胃肠肿瘤失去手术根治机会或复发转移的患者，公认应采取以全身药物治疗为主的综合治疗，还可联合其他局部治疗手段，如姑息手术、放疗、射频消融、腹腔灌注及动脉介入栓塞灌注等。主要目的是延长患者生命，减轻其痛苦，提高其生活质量。姑息化疗应避免治疗过度而使患者生活质量下降。

胃肠肿瘤姑息化疗所获得的生存期不断延长，与最佳支持治疗相比，晚期胃癌姑息治疗的生存期已接近 1 年，生存获益明显。除单纯化疗外，针对分子表型的靶向治疗也具有重要作用。

对于 *Her-2* 过表达的晚期胃癌患者应联合使用曲妥珠单抗治疗，ToGA 研究结果显示，曲妥珠单抗联合一线标准化疗较单纯化疗，有效率提高，具有生存获益。

晚期或无法进行手术的结直肠癌，姑息化疗能够控制肿瘤进展和延长患者的生存时间，在治疗前还应检测肿瘤 *K-ras*、*N-ras*、*BRAF* 基因状态及微卫星状态。对于 *RAS* 及 *BRAF* 突变型的晚期结直肠癌患者，采用化疗联合贝伐珠单抗一线治疗。而 *RAS* 及 *BRAF* 野生型的晚期结直肠癌患者，采用化疗联合西妥昔单抗或贝伐珠单抗治疗。2008 年公布的 OPUS 研究显示，化疗联合西妥昔单抗能显著提高 *K-ras* 野生型转移性结直肠癌患者的中位无进展生存期（mPFS）和客观缓解率（ORR），奠定了西妥昔单抗在 mCRC 患者的一线治疗地位。2014 年 CALGB/SWOG80405 研究入组了 *K-ras* 野生型的 mCRC 患者，结果显示贝伐珠单抗与西妥昔单抗疗效相似，这一研究结果也奠定了贝伐珠单抗在晚期结直肠癌一线治疗的全面地位。

不可切除的晚期胃肠肿瘤患者，姑息治疗分为一线、二线和三线及以上治疗，目前一线和二线治疗已经有标准的治疗方案，治疗有效并可明显延长患者的生存时间，针对三线及以上的治疗可根据患者病情选择合适的治疗药物或参加临床试验。

5. 研究性化疗　胃肠肿瘤的治疗一直在不断发展与进步，为了不断探索新的药物和新的治疗方案，提高治疗疗效，应积极开展研究性化疗。但试验应该有明确的目的、完善的试验计划、详细的观察和评价方法，更重要的是应该符合医疗道德标准，通过伦理审查，取得患者同意并努力保障受试者的安全。研究性化疗应符合临床药物试验的 GCP 原则。

（二）按化疗部位分类

1. 全身化疗　一般包括口服、静脉注射和肌内注射的给药方式，药物经胃肠道吸收或由静脉通道进入人体，药物能够到达各组织器官，肿瘤组织内的化疗药物浓度与其他组织没有显著的差异。辅助化疗、新辅助化疗、转化治疗和姑息性化疗等均是以全身化疗为主的治疗方式，尤其对于潜在转移和已经转移的病例，全身化疗是必要的治疗手段。

2. 局部化疗　将药物直接灌注到肿瘤所在区域。局部化疗的目的是增加该部位与抗肿瘤药物接触的机会，同时减少全身的毒性反应。具体到临床上的应用时，局部化疗的形式主要取决于肿瘤的所处部位及局部肿瘤的血供与正常组织血液供应的差异性，包括腔内化疗、鞘内化疗和局部动脉灌注化疗等方式。腔内化疗又包括胸腔内化疗、腹腔内化疗和心包内化疗，尤其适用于有临床症状的血性积液，如胸腔积液、腹水和心包积液。胃肠肿瘤应用最多的局部化疗方式是腹腔内化疗，有研究报道，术前给予紫杉醇腹腔内灌注化疗，联合 S1+紫杉醇方案系统化疗，如腹腔脱落细胞学检查转为阴性，则接受根治性手术，也可为 CY1 患者带来生存获益，中位总生存期（OS）可从未接受手术的 14.3 个月延长到 30.5 个月。腹膜转移是晚期胃癌最常见的转移类型，也是主要致死原因之一。对于合并有症状的腹水，可考虑腹水引流和腹腔灌注化疗；对于腹水不需引流者，可按照一线或二、三线治疗方案进行选择。日本 phoenix-GC 研究在伴有腹膜转移的晚期胃癌一线治疗的患者中，比较了腹腔内紫杉醇灌注化疗，联合 S1/紫杉醇全身化疗的方案与标准 SP 化疗（顺铂静脉滴注联合口服 S1），虽然在中量腹水亚组患者中有生存获益，但总体未能显示生存期延长，因此尚不推荐在临床实践中常规应用。

三、适 应 证

胃肠肿瘤的化疗主要取决于肿瘤分期、肿瘤生物学特性、患者全身情况和主观意愿。肿瘤分期晚（如 T_3 或 N_1 以上）或肿瘤分期早但存在高危因素，如 $T_2N_0M_0$ 具有以下高危因素：①分化程度差；②淋巴管、血管或神经受侵；③年龄＜50 岁者。以上均是肿瘤化疗的适应证。另外，在化疗之前也要关注患者的体力状态评分，KPS 评分≥80 分或 ECOG 评分≤2 分的患者才可以接受化疗。在临床上患者接受化疗主要为了达到不同的治疗目的，所以主要根据不同化疗策略选择适应证，主要包括以下几个方面。

（一）辅助化疗

（1）Ⅱ～Ⅲ期接受 D2 切除术的胃癌。
（2）Ⅲ期结肠癌。
（3）Ⅱ期伴高危因素的结肠癌。
（4）Ⅱ期伴普危因素的结肠癌可以氟尿嘧啶单药化疗。
（5）$cT_{3\sim4}$ 或 N^+ 的中低位直肠癌。
高危因素：T_4（ⅡB、ⅡC 期）、组织学分化差（3/4 级，不包括 MSI-H 者）、脉管浸润、神经浸润、术前肠梗阻或肿瘤部位穿孔、切缘阳性或情况不明、切缘安全距离不足、送检淋巴结不足 12 枚。
低危因素：微卫星高度不稳定性（MSI-H）或错配修复功能缺失（dMMR）。
普危因素：是指既没有高危因素也没有低危因素。

（二）新辅助化疗

（1）cT_2 及以上或Ⅲ期的胃癌。
（2）T_{4b} 的可切除性结肠癌（非转移性）。
（3）初始可切除同时转移的结肠癌。
（4）中低位Ⅱ、Ⅲ期直肠癌。

（三）转化治疗

（1）初诊原发病灶及区域淋巴结可根治性切除的腹腔细胞学阳性胃癌（CY1P0）。
（2）初诊原发病灶及区域淋巴结可根治性切除的腹膜后淋巴结转移性胃癌。
（3）T_{4b}，M_0 的无/有症状原发灶潜在可切除的结肠癌。

（四）姑息性化疗

（1）不可切除的胃癌和结直肠癌。
（2）复发转移性胃癌和结直肠癌。

四、疗 效 评 估

  胃肠肿瘤患者在治疗过程中为了明确治疗效果，需要定期进行疗效评估。为了评价客观疗效，还要对基线状态的肿瘤总负荷进行评估，以便与治疗后的结果进行对比。所有基线测量应在治疗开始前完成，至少要在治疗前 4 周内。基线和治疗后的随诊过程应采用同样的技术和方法对所有可测量病灶进行病灶评估，采用 RECIST1.1 标准。胸腹盆腔 CT 检查是胃肠肿瘤治疗疗效评估的基本手段，MRI、内镜检查及 PET-CT 分别作为 CT 疑诊肝转移、复发及全身转移时的备选手段。

  胃肠肿瘤在新辅助化疗的过程中应注意疗效评价和手术的时机，新辅助化疗不超过 3 个月。在临床实践中通常使用 2 个月作为评价时点，甚至有不少机构和研究采用 6 周作为评价时点，临床上除了 RECIST1.1 标准外，还应结合肿瘤退缩分级选择合适的手术时机。值得注意的是，对于获得快速缓解的患者，将 2 个月作为手术和病理缓解时点相对合理，但是对于非快速缓解型患者来说，过早手术将严重影响术后病理缓解分级的判断。术后辅助化疗和姑息治疗一般每 2 个周期进行一次疗效评价，转化治疗的疗效评价不应超过 2 个月。

五、胃肠肿瘤化疗不良反应的管理

（一）骨髓抑制

  骨髓抑制是胃肠肿瘤最常见的不良反应之一。通常表现为先出现白细胞减少，然后出现血小板降低，一般不会引起严重的贫血。应用粒细胞集落刺激因子（G-CSF）和粒细胞单核细胞集落刺激因子（GM-CSF）能促进骨髓干细胞的分化和粒细胞的增殖，减轻化疗引起的粒细胞降低程度及缩短粒细胞减少的持续时间。白细胞介素-11（IL-11）和血小板生成素（thromboietin，TPO）可用于化疗药物所导致的血小板减少。偶遇严重的贫血可输红细胞和应用促红细胞生成素（erythropoietin，EPO）。

（二）胃肠道反应

  胃肠道反应也是化疗最常见的不良反应，主要是恶心和呕吐。5-HT₃ 受体拮抗剂、多巴胺受体拮抗剂和皮质类固醇等均有止吐效果。Aprepitant 是神经激肽 1（NK-1）受体拮抗剂，能够增强 5-HT₃ 受体拮抗剂的止吐作用，增强皮质类固醇对急性和延迟性顺铂诱导的呕吐控制效果。

  化疗药物还可引起腹泻和便秘。持续腹泻者需要预防和治疗腹泻引起的并发症，必要时使用止泻药。伊立替康可引起急性腹泻和延迟性腹泻。急性腹泻多在使用伊立替康后第一个 24 小时内出现，常伴有痉挛性腹痛、流汗、流泪、流涎、瞳孔缩小、视物模糊等症状，可称为急性胆碱能综合征。用药前 30 分钟最常予以阿托品预防。延迟性腹泻是伊立替康最常见的不良反应，为剂量限制性毒性，严重时可致命。一般为用药后 3～8 天，高峰时间为用药的第 5 天。迟发性腹泻给予洛哌丁胺治疗有效。严重腹泻时需静脉补液及静脉用抗生素。

（三）黏膜毒性

化疗药物可影响增殖活跃的黏膜组织，容易引起口腔炎、唇损害、舌炎、食管炎和口腔溃疡。口腔炎的发生率和严重程度与药物剂量、用法有关。黏膜炎的治疗以局部对症治疗为主。

（四）心肺毒性

部分化疗药物长期使用可引起肺纤维化，应适当控制总剂量。应用皮质类固醇激素对减轻肺毒性有一定帮助。

化疗药物引起的心脏毒性包括心肌病、严重心律失常、心包炎、心肌缺血和心肌梗死等。可常规对症治疗，并在治疗过程中进行监测。

（五）肝脏毒性

部分化疗药物可引起肝脏损害，主要包括肝细胞性功能障碍、药物性肝炎、静脉闭塞性肝病和慢性肝纤维化。化疗药物引起的肝脏毒性应按不同情况对症处理，应用谷胱甘肽等有可能减轻肝脏毒性。

（六）肾和膀胱毒性

化疗药物可引起出血性膀胱炎。顺铂可损害近端小管和远端小管，大剂量应用时应水化。大剂量甲氨蝶呤从尿排泄可堵塞肾小管，必须同时水化和碱化治疗，必要时可予以利尿，以保证持续的尿液冲刷肾小管，避免药物在肾小管内沉积。

（七）神经毒性

部分化疗药物可引起末梢神经病变，表现为跟腱反射消失、全反射消失、肢端对称性感觉异常、肌无力、垂足和肌萎缩；如自主神经病变可产生便秘、麻痹性肠梗阻、阳痿、尿潴留和直立性低血压；脑神经病变包括视神经病变、复视和面瘫偶发生。应停药的同时对症治疗。

（八）过敏反应

很多抗癌药物可引起过敏反应，最常见的为门冬酰胺酶、紫杉类药物和博来霉素。紫杉类药物可引起严重的过敏反应，甚至过敏性休克乃至死亡。紫杉类药物的过敏反应与其溶剂有关，在用紫杉类药物尤其是普通紫杉醇前给予皮质类固醇和抗组胺药可预防或减轻过敏反应的发生，已成为常规的治疗前用药。此外，西妥昔单抗、贝伐珠单抗等生物制剂应用中可能发生过敏反应，需预防和密切监测。

（九）脱发

脱发是很多化疗药物的常见毒副作用，给患者的心理和身体形象带来不良影响。对患者进行一定的心理辅导，有助于患者的综合治疗。为预防脱发，在化疗时给患者戴上冰帽，使头皮冷却，局部血管痉挛，减少药物到达毛囊而减轻脱发。

（十）局部毒性

很多化疗药物可引起不同程度的血栓性静脉炎。一旦外渗，还可导致局部组织坏死。维生素 B_6 局部注射可减轻丝裂霉素药物外渗引起的组织损伤；对于长春碱类药物外渗，可局部注射透明质酸酶和热敷。药物外渗的预防措施最重要。应用中心静脉导管可避免此毒性。

（杨　宇）

第三节　胃肠肿瘤的生物免疫治疗与康复管理

一、定　义

生物免疫治疗是一个比较宽泛的概念，就是指利用现代生物学技术改变人体的免疫功能状态，达到治疗、预防某些疾病目的的治疗手段。目前应用最广泛的生物免疫治疗技术就是疫苗技术，就是通过灭活或者是基因组学技术改造细菌、病毒的部分成分，使其为人体免疫功能所识别而达到预防疾病的目的，目前已经涉及医学预防、治疗等多个领域，从小儿预防接种到冠状病毒疫苗、风湿性疾病、心血管疾病及肿瘤防治领域都有生物免疫治疗的身影。从操作模式上，生物免疫治疗可分为非细胞治疗和细胞治疗。生物治疗的前沿技术有生物细胞免疫治疗、基因治疗、CAR-T 细胞靶向治疗等，临床常用的载体有细胞因子、疫苗、抗体、活性细胞等。

二、胃癌的免疫治疗

中国是胃癌发病率极高的国家，与邻近的日本、韩国相比，我国的首诊胃癌患者晚期发病率极高，我国胃癌的 5 年生存率不足 10%，晚期患者的中位总生存期（OS）只有 11.4 个月。目前化疗缺乏标准一线治疗方案，后线小分子 TKI 成为可选的治疗手段，雷莫芦单抗单药或联合紫杉醇已被 FDA 批准用于晚期胃癌的二线治疗，但雷莫芦单抗尚未在我国上市，我国的二线治疗仍以化疗为主，HER2 阳性患者可采用对应的靶向药物。随着免疫治疗的兴起，免疫疗效相关的标志物一直是临床和基础科学家努力的方向，但是 PD-1/L1 靶向药物治疗胃癌，目前尚无理想疗效的标志物。回顾性小样本研究显示，具有特定分子特征的患者应答率更高，在具有 MMR-D、高 TMB、EBV+ 和 TCPD-L1+ 特征（至少有一项）的患者中，ORR 为 31%；无上述特征的患者，ORR 为 0。一项来自 KEYNOTE-061 的探索性分析中，由 F1CDx 确定的 tMB 与帕博利珠单抗（而非紫杉醇）治疗胃癌的临床结果呈正相关。这些发现与完整外显子组测序报道的结果一致。帕博利珠单抗在 tMB≥10mut/Mb 的亚组中显示出与紫杉醇相比的 OS 获益，当排除 MSI-H 患者时这一优势仍然存在。该结果和之前的摘要共同提示，tTMB 可能是胃癌中评估帕博利珠单抗疗效的预测生物标志物之一。但考虑到样本量较小，需要大样本前瞻性研究来进一步验证其预测价值。

1. 血浆和肿瘤的生物标志物　2019 年欧洲肿瘤内科学会（ESMO）年会公布的Ⅱ期研究证实，帕博利珠单抗+曲妥珠单抗+化疗（PTC，三联治疗）治疗 HER2 阳性转移性食管胃癌（mEG），基于血浆和肿瘤的生物标志物分析，显示了帕博利珠单抗+曲妥珠单抗+化疗的有效性及安全性。该研究使用全外显子组测序（WES）和免疫组化（IHC）（HER2、PD-L1）分析治疗前后的活检标本。在治疗前、治疗后每 9 周收集外周血，在治疗过程中检测血浆 ctDNA，关联 ctDNA 与实体瘤 WES 结果来鉴定肿瘤匹配的 DNA 改变。使用标志性的 PFS 分析比较治疗后 9 周的 ctDNA 清除状态。

研究结果：分析了 37 例患者中 31 例的基线 ctDNA，其中 84%（26/31）的患者在基线时检测到了肿瘤匹配的 ctDNA。第 9 周时 ctDNA 清除的患者（n=17/23）较未清除的患者有更长的 mPFS［12.3 个月（95%CI 7.44-NA）对比 3.9 个月（95%CI 2.01-NA），P=0.02］。

结论和意义：大多数未经治疗的 HER2 阳性 mEG 患者在基线时可检测到血浆 ctDNA。治疗期间 ctDNA 的重新出现可作为疾病进展的早期预测指标，并有助于确定获得性耐药的遗传驱动因素。PTC 治疗过程中可见 ERBB2 的过度表达/扩增及 MAPK 激活变化的缺失。目前正在开展多重 IHC 和补充 ctDNA 分析评估肿瘤免疫环境的研究。

2. 胃癌三线免疫治疗　在全球，已证实有效的三线药物包括伊立替康/紫杉类、TAS-102、瑞戈非尼、PD-1 单抗（纳武利尤单抗和帕博利珠单抗）及阿帕替尼。

三线免疫治疗胃癌的经典研究是 ATTRACTION-2 研究，该研究是欧狄沃治疗二线或后线化疗后进展的晚期胃或胃食管结合部腺癌的多中心、双盲、随机对照Ⅲ期临床研究，493 例不可切除的晚期或复发性胃或胃与食管结合部腺癌亚裔患者，二线及以上标准化疗方案失败或不耐受，ECOG PS 0 或既往未接受抗 PD-1 或其他抗体治疗及调节 T 细胞的药物治疗，按照 2∶1 比例随机入组，主要研究终点是 OS。欧狄沃治疗组 1 年生存率翻倍，死亡风险降低 38%，欧狄沃 2 年 OS 率显著高于安慰剂（10.6%对比 3.2%，P<0.0001）；并且在早期即显示出生存获益，1 年生存率翻倍达 27.3%，且获益持久，欧狄沃组达到完全缓解（CR）或部分缓解（PR）的患者比例为 11.9%，生存 2 年的患者中有 65.5%达到 CR 或 PR，经欧狄沃治疗缓解的胃癌患者疗效更佳，中位生存期长达 26.6 个月，实验结果为胃癌的后线治疗提供了新的手段。

3. 胃癌的一线免疫治疗　目前胃癌免疫治疗有单药免疫治疗及联合免疫治疗（联合化疗或靶向治疗）等模式。KEYNOTE-061 是一项帕博利珠单抗对比紫杉醇治疗铂类和氟尿嘧啶一线化疗后进展的晚期胃癌或胃、食管交界癌患者疗效的全球研究。在初步分析（数据截至 2017 年 10 月 26 日）时，帕博利珠单抗相较紫杉醇没有显著延长患者总生存期（OS）（9.1 个月对比 8.3 个月），但有更长的反应持续时间（DOR）和更好的安全性。本次更新了继续随访 2 年后（数据截至 2019 年 10 月 7 日）CPS≥1、CPS≥5 和 CPS≥10 患者的研究结果。该研究纳入的 592 例患者中有 395 的 PD-L1 表达 CPS≥1，随机 1∶1 分为帕博利珠单抗治疗组（200mg Q3W，35 个周期）和紫杉醇化疗组（标准剂量）。主要终点为 PD-L1 表达 CPS≥1 的 OS 和无进展生存期（PFS）。

研究结果：额外 2 年的随访似乎并未改变初始结论，从统计学角度而言，KEYNOTE-061

仍未达到主要研究终点。但可以看到的是，在 PD-L1 阳性患者中，随着 PD-L1 CPS 界值的上升，帕博利珠单抗获益的趋势愈发显著。这一趋势同样体现在客观缓解率（ORR）和 DOR 中：帕博利珠单抗的治疗效应随着 PD-L1 的富集而增加，但两组间的 PFS 并没有明显差异。

安全性方面：在整体人群中，帕博利珠单抗较紫杉醇的药物相关不良事件更少（53%对比84%），3～5 级药物相关不良事件的发生率也较化疗更低。

结论和意义：帕博利珠单抗二线治疗 PD-L1 阳性的胃癌或胃、食管交界癌患者可延长 OS，并且与紫杉醇相比，其药物相关不良事件的发生更少。

由于免疫单药治疗胃癌效果不显著，因此大多临床研究选择免疫联合治疗。一项韩国研究证实，靶向 HER2 与抗 PD-1 和化疗联合使用可显著缩小胃癌。帕博利珠单抗+曲妥珠单抗+化疗一线治疗 HER2 阳性晚期胃癌的多中心 I b/II 期临床研究，共纳入 43 例患者，接受帕博利珠单抗+曲妥珠单抗+卡培他滨+顺铂，每 3 周一次的联合治疗。主要终点为 ORR（RECIST v1.1评估），次要终点为 PFS、OS、DOR、安全性和分子分析。中位随访时间为 16.1 个月。

研究结果：主要终点 ORR 为 76.7%，其中完全缓解（CR）率为 16.3%，部分缓解（PR）率为 60.5%，疾病控制率（DCR）达到 97.7%。95.3%的受试者出现了肿瘤退缩，中位缓解深度为 54.6%。其中手术转化率为 4.6%。

该研究中位 PFS 为 8.6 个月（95% CI 7.2～22 个月），中位 OS 达 18.4 个月（95% CI 17.9个月-NA），DOR 为 10.8 个月（95% CI 7.2 个月-NA）。安全性方面≥3 级的不良事件发生率为74.4%（32/43），其中 17 例患者发生了 3～4 级的中性粒细胞减少，≥3 级的免疫相关不良事件发生率为 9.3%（40/43）。分子分析发现没有 MSI-H/dMMR 或 EBV 阳性的患者。PD-L1 状态（57.1%的患者 CPS≥1，14.3%的患者 CPS≥10）、器官转移或基线肿瘤负荷与生存无相关性。32 例患者进行了肿瘤组织下一代基因测序（NGS）检测，肿瘤突变负荷（TMB）（中位值为 12.7 mut/MB，范围为 9.45～16.71 mut/MB）与 PD-L1 的表达或生存无关。

无论 PD-L1 状态如何，一线三联方案(帕博利珠单抗+曲妥珠单抗+化疗)可明显缩小 HER2阳性的晚期胃癌。该研究与美国一项 II 期研究结果一致，都表明免疫治疗的加入可能为 HER2阳性胃癌患者的一线治疗带来更显著的缓解和更长的生存获益。类似的正在进行的III期临床研究 KEYNOTE-811 将会进一步证明这一三联方案的疗效和安全性，值得期待。

结论和意义：卡瑞利珠单抗联合 FOLFOX 新辅助治疗局部晚期胃癌和胃、食管交界处腺癌患者，显示出良好的 pCR 率和耐受性。该研究样本例数较少但为国内胃癌研究提供了依据和基础。

总之胃癌的内科治疗还不尽人意，尤其是免疫治疗目前尚未找到明确的标志物及恰当的个体化治疗模式，但是免疫治疗已经在路上，值得期待。

三、肠癌的免疫治疗

与胃癌的免疫治疗稍有不同，结直肠癌的免疫治疗虽然也经历了一些曲折，但是科学家很快找到了肠癌免疫治疗的受益人群是微卫星不稳定 MSI-H 的患者。结直肠癌可分别根据 RAS、BRAF 突变状态和微卫星状态来进行划分。MSI 是指 DNA 复制时插入或缺失突变引起的微卫星序列长度改变的现象，是由某种 MMR 蛋白（MLH1、MSH2、MSH6、PMS2）功能异常所致的错配修复缺陷（dMMR）引发 MMR 蛋白功能异常、错配修复缺陷、MSI 序列长度改变、

MSI，即微卫星不稳定性，见于10%～20%的早期结直肠癌患者和3%～5%的转移性结直肠癌患者，这类患者的肿瘤常位于右侧（近端），呈黏液性和低分化，并可见淋巴细胞浸润，同时更易于发生*BRAF*突变。2018年ESMO报道了NICHE研究，该研究采用CTLA4单抗+PD-1单抗术前新辅助治疗dMMR早期结肠癌，7例dMMR患者新辅助免疫治疗后，其中4例病理完全缓解，另外3例病理残留不足2%，而8例PMMR患者基本无效，正是该研究让临床及基础科学家确信肠癌免疫治疗也是一种精准治疗，对于明确肿瘤标志物（如微卫星不稳定MSI-H）的患者可以从免疫治疗中获益。基于此更多免疫治疗药物选择了微卫星不稳定MSI-H的患者。

2020年ASCO大会报道了KEYNOTE-177研究结果，该研究旨在探索高度微卫星不稳定（MSI-H）型晚期结直肠癌（mCRC），一线治疗中PD-1单抗——帕博利珠单抗（"K药"）对比标准治疗［FOLFOX或FOLFIRI化疗±靶向贝伐珠单抗（Bev）或西妥昔单抗（Cet）］。化疗组患者在疾病进展后允许交叉到PD-1单抗组治疗；全部PD-1单抗治疗最多35次。研究的主要终点是双终点，即RECIST评估的无进展生存期（PFS）及总生存期（OS）。次要终点包括客观有效率（ORR）（RECIST评估）。

研究为优效性设计，只要其中一个终点显示PD-1单抗优效于化疗，即为研究成功。DMC建议209个PFS事件发生后进行第二次期中分析，如果单边a=0.0117，则提示PFS优效性达成。研究一共入组307例患者，153例PD-1单抗组，全部接受了治疗；154例化疗组，143例接受治疗，其中FOLFOX 11例，FOLFOX+Bev 64例，FOLFOX+Cet 5例，FOLFIRI 16例，FOLFIRI+Bev 36例，FOLFIRI+Cet 11例。人群特征两组间基线的人口统计学信息基本平衡。不出意外，右半结肠癌患者占多数，约70%；*KRAS*、*NRAS*、*BRAF*基因突变状况在PD-1组稍低。主要疗效终点中位随访32.4个月（24～48.3个月）后，PD-1单抗组共发生54%的PFS终点事件，而化疗组为73%，中位PFS分别是16.5个月对比8.2个月（HR=0.6，95%CI 0.45～0.80，*P*=0.0002），明显小于预设的0.0117，PD-1单抗对标准化疗的PFS优效性达成。12个月PFS分别是55%对比37%，24个月PFS则是48%对比19%，PD-1单抗均明显优于标准化疗。但6个月前的PFS曲线出现交叉，也即治疗开始的头6个月，标准化疗的PFS优于PD-1单抗。PFS的亚组分析可以发现，>70岁老年人，PS=1，*KRAS*或*NRAS*突变，左半结肠癌，这些亚组患者PD-1单抗相较单纯化疗的获益没有显著性差异；*BRAF*基因状态对PD-1获益无影响，均显著获益。

ORR结果：PD-1单抗组的ORR为43.8%，显著高于化疗组的33.1%，差值为10.7%，*P*=0.0275。其中主要CR率明显较化疗组高，分别是11.1%对比3.9%；值得注意的是，PD-1单抗组的疾病控制率（DCR）远低于单纯化疗组，为64.7%对比75.3%；其中，一线治疗中PD的比例，PD-1单抗组也显著高于单纯化疗组，29.4%对比12.3%。PD-1单抗组75%及化疗组82%的患者出现肿瘤体积的缩小。中位应答时间（DOR）PD-1单抗组尚未达到，而化疗组为10.6个月，>24个月的DOR分别是83%对比35%。治疗相关毒性3度以上的毒性，PD-1单抗组明显低于化疗组，为22%对比66%，PD-1单抗组无治疗相关死亡，化疗组1例患者死于消化道穿孔。

免疫治疗相关毒性，PD-1单抗组3度以上毒性9%，7%的患者导致停药，无免疫治疗相关死亡。治疗交叉和OS化疗组一共有56例（36%）在疾病进展后交叉到帕博利珠单抗组接受治疗；另外有35例患者接受了研究之外的其他PD-1或PD-L1单抗治疗，因此，意向治疗

（ITT）人群中一共 59%的患者接受了有效的交叉治疗。DMC 建议在最终分析时汇报 OS 情况，因此研究仍将继续保持 OS 的盲态直到 190 个 OS 事件发生后，或第二次期中分析后的 12 个月才进行 OS 公布。

研究结论：与单纯化疗/靶向治疗比较，帕博利珠单抗一线免疫治疗给 MSI-H 型 mCRC 患者带来了临床意义明显的、统计学上也显著的 PFS 改善，中位 PFS 从 8.2 个月延长 1 倍到 16.5 个月，HR=0.6 是近些年来 mCRC 一线治疗研究中从没见过的差异如此显著的风险比。免疫治疗获得的治疗应答较单纯化疗更持久。同化疗比较，PD-1 单抗的整体治疗毒性明显降低。帕博利珠单抗应该成为 MSI-H mCRC 的新型一线标准治疗。

四、胃肠肿瘤免疫治疗的不良反应及管理

（一）免疫治疗不良反应的发生部位

免疫治疗可以累及全身所有器官和组织，也就是有血流的器官都可能出现。常见：皮肤、结肠、内分泌器官、肝脏和肺。罕见：神经系统、心血管系统。CTLA-4 单抗与 PD-1 单抗常见的 irAE 类型有所区别，不同疾病、不同产品亦不同。

（二）免疫治疗不良反应的发生率

免疫相关 3/4 级的毒性发生率较低，CTLA-4 单抗：31%，PD-1 单抗：10%。少部分患者因 irAE 死亡（0.36%～1.08%），心脏等特殊毒性的致死率高达 50%。

（三）免疫治疗不良反应的发生时间

可以在接受治疗后的任何时间发生，通常为 1～6 个月，胃肠道及皮肤毒性往往最早出现。也可以在终止治疗后才出现，随着治疗时间的延长，发生概率降低，在类固醇剂量递减期间，也可能发生 irAE 反弹。

（四）免疫治疗毒性管理的五个关键环节

1. 预防　了解免疫毒性特征，确定免疫异常风险因素，告知患者及其护理者。

2. 预判　基线检查要充分全面，治疗期随访认真及时，利用现代通信手段与患者及其家属保持有效沟通，治疗结束后随访到位。

3. 检测　基线水平=参照水平，消除进展，始终考虑免疫异常毒性。

4. 治疗　积极认真对症治疗，经常与患者或其家属讨论病情及感受。如果出现不良反应应该暂停免疫治疗，待确诊或治疗后再决定是否重复免疫治疗。如果不良反应较重，超出本科室或医院的诊疗水平范围，应该转诊至专科专家。皮质类固醇大多情况下不影响免疫治疗的疗效，应该及早应用，若不能有效控制疾病则应该与其他免疫抑制药物联合应用。

5. 监测　出现免疫治疗相关不良反应应该认真监测，目的在于了解免疫不良反应的发生机制及消退动力学特征，谨慎评估肿瘤复发，防治免疫不良反应重现，处理并消除免疫抑制并发症。

免疫治疗的不良反应的发生随机不确定，因此对每一例患者任何时候都不能掉以轻心，

密切观察，及时沟通，精准诊疗，勇敢面对，熟能生巧，只有在不断的实践中才能不断进步。

（信　涛）

参 考 文 献

郭天安，谢丽，赵江，等. 2018. 中国结直肠癌 1988~2009 年发病率和死亡率趋势分析 [J]. 中华胃肠外科杂志，21（1）：33-40.

郑荣寿，孙可欣，张思维，等. 2019. 2015 年中国恶性肿瘤流行情况分析 [J]. 中华肿瘤杂志，41（1）：19-28.

André T，Boni C，Mounedji-Boudiaf L，et al. 2004. Multicenter International Study of Oxaliplatin/5-Fluorouracil/Leucovorin in the Adjuvant Treatment of Colon Cancer（MOSAIC）investigators. Oxaliplatin，fluorouracil，and leucovorin as adjuvant treatment for colon can [J]. N Engl J Med，350（23）：2343-2351.

Chen W，Zheng R，Baade PD，et al. 2016. Cancer statistics in China，2015 [J]. CA Cancer J Clin，66（2）：115-132.

Chibaudel B，Tournigand C，Bonnetain F，et al. 2015. Therapeutic strategy in unresectable metastatic colorectal cancer：an updated review [J]. Ther Adv Med Oncol，7（3）：153-169.

Di Costanzo F，Sobrero A，Gasperoni S，et al. 2003. Adjuvant chemotherapy in the treatment of colon cancer：randomized multicenter trial of the Italian National Intergroup of Adjuvant Chemotherapy in Colon Cancer（INTACC）[J]. Ann Oncol，14（9）：1365-1372.

Okabe H，Ueda S，Obama K，et al. 2009. Induction chemotherapy with S-1 plus cisplatin followed by surgery for treatment of gastric cancer with peritoneal dissemination [J]. Ann Surg Oncol，16（12）：3227-3236.

Sargent D，Sobrero A，Grothey A，et al. 2009. Evidence for cure by adjuvant therapy in colon cancer [J]. J Clin Oncol，27（6）：872-877.

Seymour M T，Morton D. 2019. FOxTROT：an international randomised controlled trial in 1052 patients（pts）evaluating neoadjuvant chemotherapy（NAC）for colon cancer [J]. J Clin Oncol，37（suppl）：abstr 3504.

Siegel R L，Miller K D，Fedewa S A，et al. 2017. Colorectal cancer statistics [J]. CA Cancer J Clin，67（3）：177-193.

Zhang L，Cao F，Zhang G，et al. 2019. Trends in and Predictions of Colorectal Cancer Incidence and Mortality in China From1990 to 2025 [J]. Front Oncol，9：98.

Zheng R，Zeng H，Zhang S，et al. 2016. National estimates of cancer prevalence in China，2011 [J]. Cancer Lett，370（1）：33-38.

第十一章

胃肠肿瘤术后中医药康复理论及实践

第一节 胃 癌

胃癌是一种消化道最常见的恶性肿瘤，早期常无明显症状，随着病情的进展，可出现上腹部不适、胃部隐痛、泛酸、嗳气、呕吐、呕血、黑便等症状，甚至出现消化道梗阻、出血及穿孔等并发症。中、晚期常伴有消瘦、乏力、低热、贫血等恶病质表现。中医学没有胃癌病名，但从历代文献中可见类似于胃癌临床表现的记载不少，从其发病特点及临床表现看，胃癌可以归属于中医学"伏梁""胃反""噎塞""积聚"等范畴。例如，在《素问·腹中论》中记载："病有少腹盛，上下左右皆有根……病名曰伏梁……裹大脓血，居肠胃之外，不可治，治之每切按之致死……此下则因阴，必下脓血，上则迫胃脘，生鬲，侠胃脘内痈。"症状的描述似胃癌表现。《金匮要略·呕吐哕下利病脉证治》曰："跌阳脉浮而涩，浮则为虚，涩则伤脾，脾伤则不磨，朝食暮吐，暮食朝吐，宿谷不化，名曰胃反。"《诸病源候论·积聚癥瘕候》记述："癥者，由寒温失节，致脏腑之气虚弱，而饮食不消，聚结在内，染渐生长块段，盘劳不移者，是癥也。言其形状，可征验也。"《外科大成·论痔论》中记载："三阳热结伤津液，干枯贲幽魄不通，贲门不纳为噎膈，幽门不放翻胃成。"上述描述与胃癌表现一致，我们多从历代医家对这些病证的病因病机及诊治中取得胃癌理法方药方面的认识，对我们诊治胃癌有重要的指导意义。

一、病 因 病 机

胃癌的发生主要由正虚感邪所致，一般都有一个渐积成病的过程，如《诸病源候论·积聚病诸候》认为："积聚者，由阴阳不和，腑脏虚弱，受于风邪，搏于腑脏之气所为也……诸脏受邪，初未能为积聚，留滞不去，乃成积聚。"病程是个渐进的过程，邪气久聚络脉，稽留不去，息而成积。《明医指掌·痞块》曰："痞块……或先有死血，继以食积、痰饮；或先有食积，继以死血、痰饮相裹而成者。"这与现代医学胃黏膜癌变模式（正常胃黏膜→浅表性胃炎→萎缩性胃炎→肠上皮化生→异型增生→胃癌）的普遍认识相一致。

胃癌形成的病因较为复杂，其发病与情志不遂、忧思过度、饮食不节、平素脾胃虚弱或长期胃部慢性疾病等因素密切相关。这些致病因素易导致脾胃功能受损，运化失职，出现气滞、痰凝、热毒、血瘀等病理变化，胶结于胃，日久入络形成积块。而癌毒日久，耗气伤阳或化热伤阴，形成气血亏虚、脾肾阳虚或胃热阴虚等一系列病机演变。

总之，本病的病位在胃，但与脾、肝、肾的关系尤为密切。早期病机以邪实为主，多见正盛邪实之证，邪实体现在肝胃不和、气滞痰凝、瘀血内阻或胃热炽盛，中、晚期往往表现虚实夹杂的本虚标实之证，本虚体现在脾胃气虚、脾胃虚寒、脾肾阳虚、胃阴不足、肺肾阴虚或气血两虚等，虚实两者互为因果，正虚则邪恋，邪实则正虚，使疾病缠绵难治。

二、辨 证 论 治

（一）辨证要点

本病的辨证，首先是要分清正虚和邪实，应根据患者的一般情况，病期的早、中、晚阶段，病变范围，病情轻重等结合全身症状及舌脉，以区别虚实。病程较短，病变局限于胃，饮食尚正常，无恶病质，以实证症状为主，往往属于邪实正不虚；病程较长，病变范围大，累及腹腔、大网膜及肝等部位，食少或食入即吐，状态较差，出现恶病质等，多见虚实夹杂的症状，则属邪实正虚之证。进一步应分清邪实的特点及正虚的不同。

（二）辨证分型

1. 肝胃不和证

症状：胃脘胀满，胃脘及两胁作痛，嗳腐吞酸，食少纳呆，或恶心呕吐，肠鸣泄泻，胸闷心烦，舌苔薄白，脉弦。

治法：疏肝和胃，降逆止痛。

方药：逍遥散合旋覆代赭汤加减。

2. 痰湿阻滞证

症状：脘膈痞闷，呕吐痰涎，痰核累累，口黏而甘，食少纳呆，大便时溏或黏滞，舌暗淡，苔白厚腻，脉滑或细濡。

治法：健脾燥湿，化痰散结。

方药：平胃散加减。

3. 胃热伤阴证

症状：胃脘嘈杂，灼热隐痛，呕吐吞酸，口干欲饮，形体消瘦，五心烦热，盗汗，大便干燥，舌质红绛，少苔或无苔，脉弦细数。

治法：清热和胃，养阴润燥。

方药：麦门冬汤合玉女煎加减。

4. 瘀毒内阻证

症状：胃脘刺痛剧烈，痛有定处，心下痞硬，呕血，便结或黑便，肌肤甲错，舌质紫暗或瘀斑，脉细弦或沉细涩。

治法：活血化瘀，解毒消积。

方药：失笑散合膈下逐瘀汤加减。

5. 脾胃虚寒证

症状：胃脘隐痛，喜温喜按，呕吐清水，面色苍白，神疲肢冷，大便溏薄，舌淡胖有齿痕，苔白滑，脉沉缓或沉细。

治法：健脾益气，温中和胃。

方药：附子理中汤加减。

6. 脾肾阳虚证

症状：胃脘隐痛，喜温喜按，朝食暮吐，大便溏薄，下利清谷，小便清长，面浮肢肿，畏寒肢冷，腰酸膝软，舌质淡胖，边有齿痕，舌苔白滑，脉沉细。

治法：温补脾肾。

方药：附子理中汤合右归丸加减。

7. 气血两虚证

症状：胃脘不适，呕血，黑便，全身乏力，心悸气短，头晕目眩，面色无华，虚烦不眠，舌质淡，苔薄白，脉虚或沉细。

治法：益气健脾养血。

方药：十全大补汤加减。

随症加减常用药：食欲不振者，加焦山楂、莱菔子、鸡内金；恶心、呃逆、呕吐者，加旋覆花、赭石、陈皮、半夏、生姜、竹茹、柿蒂等；吞酸者，加吴茱萸、黄连、海螵蛸、煅瓦楞子等；腹泻者，加秦皮、石榴皮、赤石脂、诃子等；便秘者，选加大黄、火麻仁、瓜蒌仁、肉苁蓉等；出血者，加用白及、海螵蛸、仙鹤草、三七、茜草、大黄炭等；胃痛明显者，加延胡索、川楝子、八月札、枳壳、白芍、甘草等；黄疸者，加茵陈、栀子、大黄、金钱草等；腹水肢肿者，加茯苓、猪苓、泽泻、车前子、冬瓜皮等。

另外，在辨证的基础上，应适当选择具有抗肿瘤作用的中药。清热解毒类：藤梨根、蟾皮、野葡萄藤、山豆根、半枝莲、半边莲、白花蛇舌草、草河车等。活血化瘀类：丹参、水红花子、急性子、王不留行、土鳖虫。理气散结类：青皮、陈皮、木香、佛手、旋覆花、紫苏梗、八月札等。化痰软坚类：夏枯草、海藻、生薏苡仁、土贝母、生半夏、南星、山慈菇等。

三、其他疗法

胃癌的治疗，临床上可以使用内外兼施的方法，或采用适当外治法，使药物直接作用于病变处，以提高临床疗效。胃癌患者往往由于种植性腹膜转移，引起腹水、肠粘连而形成不完全性粘连性肠梗阻，这种情况手术剥离往往难以奏效，而口服药物亦较难取效，而中药导管肛滴给药具有吸收浓度高、生物利用率高等优势，可避免"肝首过效应"。对于上消化道梗阻，如吻合口复发、幽门梗阻等无法口服中药的患者，改用中药导管肛滴给药，辨证治疗，并针对腑气不通病机，配合通里攻下法，可使疗效明显增加。如周浩等观察辨证应用中药导管滴入结合化疗对癌性不完全性肠梗阻的临床疗效。应用中药导管滴入结合化疗（中药导管滴入方法及辨证用药的具体方法如下：应用中医辨证原则，以健脾理气导滞为主，以四君子汤合大承气汤为主方，以党参、茯苓、赤石脂、白芍、大黄、生白术、枳实、莱菔子、红藤等药物为基本方。辨证加味：气血亏虚者，加入黄芪、川芎、当归、制何首乌等；阴虚者，加用鳖甲、玄参、沙参等；湿热明显者，加用败酱草、黄芩、黄连等；久病血脉瘀阻者，加入莪术、三棱、地鳖虫等以活血化瘀。药物的制备、使用：将中药先浸泡 1 小时，然后按煎药要求浓煎至 150ml 后放入输液瓶中，在 40℃ 下保温备用。用液状石蜡将待插的胃、十二指肠管润滑后，经肛门插入至少 40cm。将输液瓶与胃、十二指肠管连接后，打开输液器开关，调节滴速至 20～30 滴/分钟，进行缓慢滴注。中药滴完后 1 小时内，患者尽量少活动以减少药液排出，使药液尽可能吸收），7 天为 1 个疗程，治疗 1～2 个疗程，观察治疗前后的梗阻症状评分与 KPS 评分的变化情况。结果：梗阻症状的有效率为 55%，治疗后 KPS 评分有明显改善，与对照组比较有明显差异。说明辨证应用中药导管滴入结合化疗对癌性不完全性肠梗阻有缓解梗阻症状、改善患者生活质量的作用。癌性肠梗阻是消化道恶性肿瘤治疗中的一个难题，其中常见的胃癌、大肠癌等消化道恶性肿瘤引起的急性梗阻或术后复发、转移引起的梗阻，均可配合使用此疗法。

四、食　疗

胃癌患者术后饮食对改善患者的不适症状、恢复免疫功能、改善患者生活质量、延长患者生存期有着重要意义。胃癌患者术后饮食应避免暴饮暴食，忌食辛辣、苦寒、生冷之品，以避免脾胃受损。胃癌患者围术期主要以气血亏虚，脾胃功能受损为主要病机特点，故食疗应以益气养血、健脾和胃为原则，益气宜选用粳米、薏米、鸡蛋、银鱼、葡萄、荔枝、樱桃等。补血宜选用猪肝、鸭血、大枣、牛肉、黑木耳、海带、龙眼肉、鲤鱼、鸽子肉等。

放、化疗后患者胃肠功能下降、正气受损，宜补充五谷杂粮易于消化的食物，可与甘温益气等药食同煮，培护脾胃之气，以恢复脾胃的正常运化功能。化疗后多健脾祛痰利湿之法，胃癌化疗后，胃肠功能下降，食欲不振，食后腹胀，脾失健运，胃失和降，宜食健脾和胃之品，如山楂、陈皮、山药、红豆、扁豆、萝卜等。放疗后多滋养肺胃之阴。由于放射线属"火邪"，易损伤人体阴津，胃癌患者放疗后常出现脾胃阴虚，可适量进食酸甘养阴、清热生津的食物，如冬瓜、山药、苦瓜、黄瓜、莲藕、银耳、梨子、百合、鸭肉、乌鱼等。

术后恶病质态出现形气不足，中医学认为甘味食物能补能缓，可食用小米粥、红豆、大枣、山药、薏米、海带、鸡汤、鸽子肉之类，以甘温益气，这些食材可与粥、肉糜炖煮至软烂食用，使患者易于消化吸收，待慢慢恢复胃肠功能则可以正常饮食。属于气阴两虚者宜益气养阴，可选用食材有藕汁、梨汁、甘蔗汁、猕猴桃、银耳、芝麻、牛乳、枸杞菜、白萝卜、番茄、西瓜、山药、鸭肉、鸡蛋清等。脾胃阳虚者可适当多食温性食物，以补阳气不足，可选用食材有羊肉、兔肉、狗肉、鹿肉、鸡肉、鲢鱼、香菇、橙子、生姜、胡椒、芡实、大枣等。

五、中成药治疗

（一）注射剂中成药

1. 扶正方面

（1）参麦注射液

成分：红参、麦冬。

功效：益气固脱，养阴生津，生脉。

适应病症：用于治疗气阴两虚型之休克、冠心病、病毒性心肌炎、慢性肺源性心脏病（肺心病）、粒细胞减少症。本品能提高肿瘤患者的免疫功能，与化疗药物合用时，有一定的增效作用，并能减少化疗药物所引起的毒副作用。

（2）参芪扶正注射液

成分：党参、黄芪。

功效：益气扶正。

适应病症：用于肺脾气虚引起的神疲乏力，少气懒言，自汗眩晕；肺癌、胃癌见上述证候者的辅助治疗。

2. 祛邪方面

（1）华蟾素注射液

成分：华蟾素。

功效：解毒，消肿，止痛。

适应病症：用于中、晚期肿瘤，慢性乙型肝炎等症。

（2）复方苦参注射液

成分：苦参、白土苓。

功效：清热利湿，凉血解毒，散结止痛。

适应病症：用于癌肿疼痛、出血。

（二）口服中成药

（1）华蟾素片

成分：干蟾皮提取物。

功效：解毒，消肿，止痛。

适应病症：用于中、晚期肿瘤，慢性乙型肝炎等症。

（2）安替可胶囊

成分：当归、蟾皮。

功效：软坚散结，解毒定痛，养血活血。

适应病症：用于食管癌（瘀毒证），与放疗合用可增强对食管癌的疗效；用于晚期原发性肝癌（瘀毒证），对不宜手术、放化疗者有一定抑制肿瘤增长的作用，可改善生存质量；用于中、晚期胃癌（瘀毒证）的化疗辅助治疗，配合 5-FU-DDP 方案（5-FU、MMC、DDP），可改善临床症状及患者的生存质量。

（3）平消胶囊

成分：郁金、仙鹤草、五灵脂、白矾、硝石、干漆（制）、麸炒枳壳、马钱子粉。

功效：活血化瘀，散结消肿，解毒止痛。

适应病症：本品对毒瘀内结所致的肿瘤患者具有缓解症状、缩小瘤体、提高机体免疫力、延长生存时间的作用。

（4）康力欣胶囊

成分：阿魏、九香虫、大黄、姜黄、诃子、木香、丁香、冬虫夏草。

功效：扶正祛邪，软坚散结。

适应病症：用于消化道恶性肿瘤、乳腺恶性肿瘤、肺恶性肿瘤见于气血瘀阻证者。

第二节　结 直 肠 癌

结直肠癌是消化道常见的恶性肿瘤，中医学虽没有结直肠癌病名，但从其发病特点及临床表现看，可将其归属于中医学"肠覃""积聚""脏毒""锁肛痔"等范畴。例如，在《灵枢·水胀》中记载："肠覃者，寒气客于肠外，与卫气相搏，气不得荣，因有所系，癖而内着，恶气乃起，瘜肉乃生。其始也，大如鸡卵，稍以益大，至其成如杯子状，久者离岁，按之则坚，推之则移。"症状的描述似结肠癌腹内结块的表现。《灵枢·五变》曰："人之善病肠中积聚者……如此则肠胃恶，恶者邪气留止，积聚乃伤。"《医宗必读》云："积之成也，正气不足，而后邪气踞之。"《诸病源候论·积聚癥瘕候》记述："癥者，由寒温失节，致脏腑之气虚弱，而饮食不消，聚结在内，染渐生长块段，盘劳不移动者，是癥也。言其形状，可征验也。"《丹溪心法·肠风脏毒》论述："脏毒者，蕴积毒久而始见。"这些都有利于了解结直肠癌的病因。清代祁坤《外科大成·论痔漏》中记载："锁肛痔，肛门内外如竹节锁紧，形如海蜇，里急后重，便粪细而带扁，时流臭水，此无治法。"上述症状的描述与直肠癌基本相符。这些医籍的描述与结直肠癌的病因病机及临床表现非常吻合，对其诊治有重要的指导意义。

一、病 因 病 机

大肠的生理功能是接受小肠下注的浊物，主津液的进一步吸收，司糟粕传导，并将之排出体外，《素问·灵兰秘典论》曰："大肠者，传导之官，变化出焉。"结直肠癌的发生常以正气虚损为内因，邪毒入侵为外因，两者相互影响，正气虚损，易致邪毒入侵，更伤正气，且正气既虚，无力抗邪，致邪气留恋，壅蓄不散，大肠传导失司，日久则积生于内，发为结直肠癌。具体如下。

（1）素体脾胃虚弱，寒温失节，外邪入侵，邪气客于肠道，客邪留滞，气机不畅，血行瘀阻，久而成积，《景岳全书·积聚》云："凡脾胃不足及虚弱失调之人多有积聚之病。"

（2）饮食不节，恣食肥腻，损伤脾胃，致脾运化失司，湿热内生蕴毒结于肠道，气血瘀滞，瘀毒内结，日久成积。

（3）忧思抑郁，肝气不舒，木乘脾土，脾胃失和，痰浊内生，郁而化热，湿热蕴毒，下注肠道，气滞血瘀，日久成积。

总之，本病的病位在肠，但与脾、胃、肝、肾的关系尤为密切。以湿热、瘀毒蕴结于肠道，传导失司，肠道结块为基本病机，往往表现正虚邪实的特点，正虚以脾胃亏虚，或脾肾阳虚、气血不足、肝肾阴虚多见；标实以痰、湿、瘀、毒、滞、寒、热为主，两者互为因果，正虚则邪恋，邪实则正虚，故使疾病缠绵难治。

二、辨 证 论 治

（一）辨证要点

本病的辨证，首先是要分清正虚和邪实，应结合全身症状及舌脉，重点关注大便（便血、便质、腹泻或便秘情况）、腹痛、包块，以区别虚实。以标实为主的患者往往腹部肿块，胀痛或刺痛，拒按，多见大便不畅，或有黏液脓血，精神状态尚好，形体一般，食欲尚可，病程较短；而以本虚为主的患者往往腹部肿块或已将肿块切除，表现为腹部隐痛，喜按，多见大便溏薄或溏泄不已，精神状态较差，形体明显偏瘦，面色萎黄，胃纳不佳，病程较长。进一步应分清邪实的特点及正虚的不同。

（二）辨证分型

1. 湿热蕴结证

症状：腹部肿块，腹部阵痛拒按，便中带血或黏液脓血便，或便溏腥臭，里急后重，或伴肛门灼热，发热、恶心、胸闷、口干、小便黄等，舌苔黄腻，脉滑数。

治法：清热利湿，化瘀解毒。

方药：白头翁汤合槐角丸加减。

2. 瘀毒内阻证

症状：腹部肿块，刺痛拒按，里急后重，大便脓血黏液，色暗而浊，气味腥臭，烦热口渴，面色晦暗，或有肌肤甲错，舌质紫暗或有瘀点、瘀斑，苔薄黄，脉弦数或细涩。

治法：行气活血，化瘀解毒。

方药：膈下逐瘀汤加减。

3. 脾气虚证

症状：腹胀腹痛，不拒按，经常腹泻，大便溏薄，食少纳呆，神疲乏力，面色萎黄，口唇淡白，舌体胖，边有齿痕，舌苔薄白，脉濡。

治法：健脾理气化湿。

方药：香砂六君子汤加减。

4. 脾肾阳虚证

症状：腹痛喜温喜按，大便溏薄，下利清谷或五更泄泻，或见大便带血，面色苍白，倦怠乏力，畏寒肢冷，腰酸膝软，舌质淡胖，边有齿痕，舌苔薄白或腻，脉沉细弱。

治法：温补脾肾。

方药：参苓白术散合四神丸加减。

5. 肝肾阴虚证

症状：腹痛隐隐，大便燥结，或见大便带血，口咽干燥，头晕耳鸣，腰膝酸软，视物昏花，五心烦热，盗汗，消瘦，舌质红少苔，脉弦细数或细数。

治法：滋养肝肾。

方药：知柏地黄汤加减。

随症加减：气滞较重，腹痛腹胀明显，舌质暗淡，苔白腻，脉沉弦，可加延胡索、莪术、大腹皮、厚朴、乌药、川楝子，以增强理气化滞之功。血瘀较重，症见腹块拒按，或痛有定处，下利紫黑脓血，舌紫或有瘀斑，脉沉涩，可加当归、生蒲黄、五灵脂、乳香、牡丹皮、赤芍、莪术，以增强活血化瘀之力。气血两虚者，加人参、黄芪、当归，以益气补血。食滞较重，腹胀纳差、腹泻、泻下黏滞，夹未消化食物，可加焦三仙、鸡内金、熟军，以增强化食导滞之力。分利止泻可加车前草、泽泻、猪苓。固涩止泻加肉豆蔻、诃子、罂粟壳、石榴皮、儿茶、老鹳草、赤石脂、禹余粮。大便秘结，可加冬瓜仁、火麻仁、番泻叶等。里急后重较甚，可加木香、槟榔、酒军、秦皮、葛根、白芍以行气缓急。便下脓血较多，可加地榆、槐花、血余炭、仙鹤草、大小蓟、三七、蜂房以止血活血。

另外，根据辨证应适当选择具有抗肿瘤作用的中药。清热解毒：苦参、藤梨根、野葡萄藤、土茯苓、半枝莲、红藤、白花蛇舌草、马齿苋、草河车。活血化瘀：莪术、红豆杉、鬼箭羽、水红花子。化痰软坚：夏枯草、海藻、昆布、半夏、南星等。

三、其他疗法

结直肠癌的治疗，若只局限于内治，内服之药难达病所，奏效缓慢。往往临床主张内外兼施，采用适当外治法，使药物直接作用于病变处，以提高临床疗效。

李斯文运用中药灌肠治疗肠癌。灌肠Ⅰ号：槐花、地榆、血余炭、半枝莲、白花蛇舌草、大黄、败酱草、马齿苋、八月札，浓煎100ml保留灌肠，适用于湿热轻瘀毒盛型。灌肠Ⅱ号：黄芩、黄连、黄柏、苦参、侧柏炭、槐花、天龙、龙葵、藤梨根、野葡萄根、红藤，浓煎100ml保留灌肠，适用于湿热重瘀毒轻型。

孙光荣常用动物药蚯蚓液保留灌肠，治疗直肠癌。具体方法是：每日取鲜蚯蚓10条，捣碎，用纱布裹密，绞取液汁，用50ml注射器（不用针头）吸取蚯蚓液20～30ml后，以液状石蜡涂于注射器外，缓缓推入直肠，至痛点为止，注后，用药棉塞住肛门，保留1～2小时。该法配合攻补兼施的内服中药，内外合治，临床起效极快，且疗效巩固。

四、食疗

《内经》曰："饮食自倍，肠胃乃伤。"近年来，我国大肠癌发病率逐年增高，此与人们的生活方式与饮食习惯发生了很大的变化有关。现今饮食结构高脂肪、高蛋白和低纤维素的饮食使胃肠道不堪重负，毒素在肠道内蓄积，久而久之，易演变成大肠癌，所以控制大肠癌的发病或复发，关键在饮食方面下功夫。要建立良好的饮食、生活习惯。特别是对于有肠道症状及癌前病变的患者，更要强调既病防变。饮食上强调少吃腌制食品，不吃霉变食品，多吃五谷杂粮、新鲜的蔬菜、水果等富含纤维素的饮食。

金国梁教授最常用薏苡仁粥与菱壳汤。薏苡仁是药食两用的食疗佳品。《本草述》云："薏苡仁除湿而不如二术助燥，益气而不如参术辈犹滋湿热，诚为益中气要药。"现代药理研究证实，薏苡仁含有丰富的营养物质，更有着良好的抗肿瘤、提高机体免疫力、增强肿瘤放化疗敏感性，以及降压降糖、解热镇痛抗炎等一系列药用价值。薏苡仁生用时偏于渗湿利水，清热排脓；炒用则补脾止泻，利湿的作用增强。一般用生薏苡仁 30~90g，可加大枣适量，水煎熟后，连汤带渣一起服食，可以早晨空腹食以代早餐。此食疗方适应人群广，老幼皆宜。菱壳为菱科植物菱或其他同属植物的果皮，始载于《本草纲目拾遗》，别名菱皮、乌菱壳、风菱壳等。味微苦、涩，性凉。入肺、脾、大肠三经，具有清热解毒、益气健脾、抗癌、防癌的作用。功效主治：①解毒疗疮，治各种疔疮，无名肿毒。②涩肠止泻，治泄泻、大便次数增多，粪质溏薄或完谷不化，甚至泻水样便。③清化湿热，治湿热肠风下血。本品的食疗方法是取新鲜或干菱角壳适量，加水，煎汤代茶饮。若觉味苦涩难下咽，尚可加冰糖适量以矫味。此药乃水乡特产，药源丰富，价廉物美，经济易得，效果良好。

李佩文教授也有两个大肠癌食疗小验方：①生地香蕉汤（材料：香蕉 2 只，鲜生地黄 50g。做法：先将生地黄切片煮沸 10 分钟，弃药渣。香蕉去皮，加冰糖适量，与生地黄水再煮，服水吃香蕉，每日 1 次），建议：大肠癌便血，大便秘结者食用。②桃花粥（材料：干桃花瓣 2g，粳米 50g。做法：桃花瓣洗净与粳米一起煮粥，每日 1 次，连服 7~14 天，大便通后停服），建议：大肠癌大便不通、食积腹胀者食用。

五、中成药治疗

（一）注射剂中成药

1. 扶正方面

（1）参麦注射液（略，见本章第一节）。

（2）参芪扶正注射液（略，见本章第一节）。

2. 祛邪方面

（1）华蟾素注射液（略，见本章第一节）。

（2）复方苦参注射液（略，见本章第一节）。

（二）口服中成药

（1）复方斑蝥胶囊

成分：斑蝥、人参、黄芪、刺五加、三棱、半枝莲、莪术、山茱萸、女贞子、熊胆粉、甘草。

功效：破血消瘀，攻毒蚀疮。

适应病症：用于原发性肝癌、肺癌、直肠癌、恶性淋巴瘤、妇科恶性肿瘤等。

用法用量：口服。一次 3 粒，一日 2 次。

（2）西黄丸

成分：牛黄、人工麝香、醋乳香、醋没药。

功效：清热解毒，消肿散结。

适应病症：用于痈疽疔毒、瘰疬、流注、癌肿等。

用法用量：口服。一次 3g，一日 2 次。

（3）平消胶囊（略，见本章第一节）。

（4）康力欣胶囊（略，见本章第一节）。

（5）华蟾素片（略，见本章第一节）。

第三节　中医药在胃癌、结直肠癌的现代运用研究

一、中医药在胃癌、结直肠癌术后抗复发、转移方面的运用

（一）中医药在胃癌术后抗复发、转移方面的运用

针对胃癌术后"本虚毒聚"的基本病机以扶正解毒立法，而对于"扶正"和"解毒"不同程度的应用，应视不同年龄、性别、体质、疾病时期等不同条件，要注重"扶正""解毒"的主次选择和治疗先后。胃癌术后必定使原本虚弱的脾胃更受损伤，脾胃受损，中焦气机失调，使上下不相交通，造成上热下寒、寒热错杂的情况。此时要注意在扶正解毒的基础上寒热并用调整阴阳。例如，花金宝首重脾胃，运用气机升降理论治疗胃癌，取得满意疗效。其治疗一胃癌切除术后的女性患者，49 岁，4/5 胃切除。病理示：溃疡型低分化腺癌，LNM2/40，临床分期：Ⅱ期。初诊时已完成术后化疗 1 个周期，药物：DDP+5-FU，症状：乏力、纳可、大便次数多，小便正常，余未见明显不适，舌质淡红，苔薄白，脉沉细。辨证分析：患者为术后、化疗中患者，导致脾胃虚弱不能纳化水谷，脾升清功能失调，则出现大便次数增多、乏力、舌质淡红、苔薄白、脉细等脾胃虚弱的临床表现，患者脉沉表明清气不能上升，寒浊郁滞下焦。治疗上以健脾补肾升清为主，佐以降浊利湿。方药：生黄芪 45g，炒白术 15g，茯苓 20g，陈皮 6g，枸杞子 15g，山茱萸 12g，干姜 9g，肉桂 6g，生薏苡仁 20g，清半夏 10g，黄连 6g，生姜 5 片，大枣 5 枚，生麦芽 20g，野菊花 15g，14 剂，水煎服，每天 1 剂。方中以生黄芪、炒白术、生麦芽为主健脾升清，辅以枸杞子、山茱萸补肾升清；茯苓、陈皮、生薏苡仁、清半夏、黄连、干姜等药，小剂量化气升湿降浊；野菊花功用一是胃癌术后脾胃虚弱，用于平肝气防其犯胃，二是可解毒抗癌，辅以健脾益肾颗粒保证完成化疗，患者 6 个周期化疗完成后，一般情况正常，此时无症可辨时，花金宝根据胃癌辨病论治原则，以恢复脾胃功能为治疗用药的准则。治以升清降浊并用，方药续以太子参、生白术、茯苓、陈皮、生

薏苡仁、生麦芽健脾利湿升清，砂仁、枳壳、白芷、鸡内金、藤梨根、白花蛇舌草等并用降浊解毒，此后随访已有 9 年余，未见复发转移。此案体现了扶正治疗与气机升降理论结合防治肿瘤的优势。梁健等进行了健脾益气法为主的中药结合化疗治疗胃癌的系统评价，共纳入 6 个随机对照试验（RCT），合计 608 例胃癌患者。Meta 分析结果显示：与使用常规西药相比，健脾益气为主的中药结合化疗在改善患者生活质量、抑制肿瘤复发转移方面有明显的优势，在提高生存率方面并无明显的优势。

（二）中医药在结直肠癌术后抗复发、转移方面的运用

对于早期结直肠癌应首选手术治疗，但结直肠癌病变早期起病隐匿，常无明显阳性体征，只有发展到一定程度时才出现相应的症状及体征，临床上约有 50%的患者确诊时已属晚期，只有部分患者适合手术治疗，且术后还会有 50%发生转移和复发。现代中医药在结直肠癌术后抗复发、转移方面的运用十分广泛，一般通过扶正祛邪中药的调理，可以降低肿瘤复发转移、延长无瘤生存期。术后早期，以理气健脾养血为主，旨在恢复脾胃的升降功能，提高患者对手术的耐受性，促进术后恢复。术后中期以后脾胃功能渐恢复，当扶正祛邪兼顾。

结直肠癌虽病位在大肠，与脾、肾关系密切，往往因脾肾亏虚，湿浊下注于大肠而导致本病的发生，所以要强调补肾健脾在治疗结直肠癌中的作用。脾主运化，脾虚则脾失健运，不能运化水谷，水反为湿，谷反为滞，而内生湿浊下注大肠；肾阳能够温煦脾土，肾阳不足不能温煦脾土，水湿难化，下注肠间缠绵不去，可致本病发生或致本病复发。而术后或者经过手术和化疗的双重损伤，虚证更加明显，表现为倦怠乏力、食欲下降、饮食减少、便质稀等脾虚症状和腰酸、头晕耳鸣等肾虚表现，故以脾肾亏虚为核心病机，兼顾局部湿、毒、瘀的病理基础，以补肾健脾、扶正固本兼以清热化湿、解毒、活血为基本治疗法则。如孙桂芝的二黄鸡枸汤，处方组成：黄芪 30g、黄精 20g、鸡血藤 15g、枸杞子 20g，该方尤其适用于手术、放化疗后肠癌患者，针对脾肾不足而设，方中黄芪补气升阳，托毒生肌；黄精为平补三焦要药，补脾益气，滋润肺阴；鸡血藤为大肠经血药，活血化瘀，润肠通便；枸杞子滋补肝肾益精，全方脾肾共调，气、血、精共补，四味药的药理研究均显示有抗肿瘤作用。在临床运用中应注意适时祛邪，常配合清热化湿、清热解毒、活血化瘀之品，如土茯苓、半枝莲、红藤、败酱草、白花蛇舌草、草河车、莪术、水红花子等，以对抗癌症，达到祛邪之目的。如孙桂芝治疗的一例直肠中分化腺癌术后，肠系膜淋巴结 LNM6/17，术后化疗 4 个周期后，就诊时症状：间断性排便不规律，时干时稀，肛门下坠感，偶有腹痛，乏力，纳差，腰酸，头晕，四肢稍麻木，小便调，睡眠可，舌暗苔白略腻，脉细弱。辨证：脾肾不足，血瘀湿蕴。治以健脾益肾，活血祛湿解毒，以四君子汤合二黄鸡枸汤加减。处方：太子参 30g，炒白术 15g，茯苓 15g，陈皮 10g，黄芪 30g，黄精 10g，鸡血藤 15g，枸杞子 10g，红藤 10g，败酱草 10g，儿茶 10g，蚕沙 10g，皂角刺 10g，九香虫 6g，炮山甲（代）6g，水红花子 10g，木香 10g，三七 5g，鸡内金 30g，赭石 15g，生麦芽 30g，草河车 15g，白花蛇舌草 30g，炙甘草 10g。14 剂，水煎服，每 2 日服 1 剂。1 个月后复诊，患者大便改善，基本规律，每日 1～2 次，质成形，乏力、纳差改善，腹痛缓解，诉偶有腰酸不适，前方去儿茶、蚕沙、皂角刺，加炒杜仲 10g，桑螵蛸 10g，继服 14 剂，水煎服，每 2 日服 1 剂。后坚持门诊中药治疗，病情稳定，未复发转移。

二、中医药在胃癌、结直肠癌化疗期间的运用

（一）减轻消化道反应

化疗引起的消化道反应包括恶心、呕吐、腹泻、厌食等。中医理论认为，脾胃是与人体消化功能最为密切的脏腑，脾主运化，胃主受纳，脾主升，胃主降。化疗药物能使脾胃功能失调，胃失和降则恶心、呕吐，脾失运化则腹泻、厌食。所以患者在化疗期间常出现脾气虚弱、胃失和降的表现，治疗应以健脾和胃，降逆止呕为主，以提高患者对化疗的耐受性，减轻化疗的胃肠道反应，方用香砂六君子汤加减。处方：太子参 30g，炒白术 10g，茯苓 10g，炙甘草 6g，姜半夏 9g，陈皮 6g，乌梅 6g，砂仁 6g，广木香 6g，紫苏梗 10g，焦三仙各 10g，黄连 3g，竹茹 10g。

党彩风等探讨中药灶心土在防治胃肠肿瘤术后辅助化疗消化道反应中的作用，将 60 例胃癌、结直肠癌术后辅助化疗患者，随机分为两组，一组采用 5-羟色胺受体抑制剂防治消化道反应（西药组），另一组采用重用灶心土的中药方剂防治消化道反应（中药组）。结果显示：中药组防止化疗急性呕吐的疗效与西药相当，对化疗引起的延迟性呕吐优于西药，在防治化疗引起的厌食、腹泻方面也优于西药。处方组成为党参 15g，茯苓 12g，木香 3g，草蔻 3g，半夏 10g，陈皮 6g，白术 10g，焦三仙（焦山楂、焦麦芽、焦神曲）各 10g，甘草 6g，生姜 6g，灶心土（先煎 5 分钟，去渣后用煎汤代水煎其他药）100g 水煎，1 日 2 次，口服。口苦，舌红，苔黄腻者加黄连 3g、黄芩 6g。腹泻严重者加干姜 6g、车前子 15g，白术改为焦白术 30g。方中重用灶心土，灶心土是烧柴草灶内中心焦黄土块，目前在我国北方地区仍可找到，具有温中、止血、止呕、止泻的作用，主要用于脾胃虚寒引起的吐血、呕吐、腹泻及厌食等，在防治胃肠肿瘤术后化疗消化道反应时灶心土与香砂六君子汤联用效果显著。

（二）减轻骨髓抑制

化疗后骨髓抑制最常见的临床特征是粒细胞和血小板减少，重者可致全血减少，这一毒副作用往往使化疗药物剂量和疗程受到限制，导致治疗失败。根据化疗后骨髓抑制出现的乏力、头晕、心慌、气短、腰膝酸软等临床表现，其属中医学"血虚""虚劳""髓劳"范畴。《素问·生气通天论》曰"肾主骨，生髓""肾藏精，精血同源，血为精所化"。骨髓是血液生成的主要来源，精髓充足，则化血旺盛。"肾为先天之本""脾胃为气血生化之源"，血液的变化与脾、肾有着密切关系，化疗药物属有毒之品，化疗杀伤骨髓造血干细胞属"药毒"致病范畴，毒邪直入机体，与正气交争，扰乱中焦气血，久则累及脾肾，损伤精髓，暗耗阴血，所以脾肾亏虚是导致化疗后骨髓抑制的重要机制。根据临床全身症状、舌脉辨证，最常见的有"精血亏虚""脾肾亏虚""气血不足"等证候。防治骨髓抑制的中药复方多以"扶正"为核心，侧重于填精补髓、补益气血、健脾补肾等，均离不开调补"精""髓""气""血"。益气生血、健脾填髓之法成为常规治法。临床治疗中，单味中药中使用较多的药物依次是黄芪、当归、白术、党参、茯苓、甘草、枸杞子、女贞子、熟地黄、鸡血藤等，而临床中化疗后骨髓抑制治疗的经典方剂常用四物汤、四君子汤、八珍汤、当归补血汤、左归丸、右归丸、龟鹿二仙胶等补益剂为主结合临床症状加减化裁，如用下列处方防治化疗后出现的骨髓抑制：生黄芪 30g，当归 10g，太子

参 30g，炒白术 10g，茯苓 10g，炙甘草 6g，川芎 6g，白芍 10g，阿胶 10g，熟地黄 10g，菟丝子 20g，女贞子 15g，旱莲草 15g。

卢丽莎等观察龟鹿二仙胶汤对结肠癌化疗患者骨髓抑制的治疗作用，将 98 例结肠癌住院患者随机分为对照组和治疗组各 49 例，对照组患者采用 mFOLFOX6 方案治疗，治疗组患者在对照组的基础上加用龟鹿二仙胶汤。处方：鹿角胶（烊化）、党参、枸杞子各 15g，龟板（先煎）50g。制成煎剂，化疗开始后每天 1 剂，水煎服，每次 200ml。4 周为 1 个疗程，连用 4 个疗程后观察比较两组患者的近期疗效、血常规、重组人粒细胞集落刺激因子（G-CSF）使用率、KPS 评分情况。结果：治疗组患者疗效稳定率为 83.67%，对照组为 61.22%，$P<0.05$。治疗组患者白细胞、血红蛋白、血小板减少发生率显著低于对照组。治疗组患者 G-CSF 使用率为 18.36%，对照组为 51.02%，$P<0.01$。治疗后，两组患者 KPS 评分均有所提高，且治疗组患者 KPS 评分显著高于对照组，$P<0.05$。结论：龟鹿二仙胶汤能提高肠癌患者的化疗疗效，减轻化疗引起的骨髓抑制，提高患者的生活质量。

另外，患者在化疗后出现骨髓抑制，容易合并感染，如果出现感冒症状或发热，应立即换方，必须停用补药以防引邪入里，要及时换用祛邪方剂，一般多用辛凉透表、清热解毒之品，并对症加减，方用银翘散加减。例如：金银花 15g，连翘 15g，桑叶 10g，菊花 10g，荆芥 10g，防风 10g，柴胡 10g，黄芩 10g，板蓝根 15g，白芷 6g，薄荷 6g，桔梗 10g，杏仁 10g，石膏 30g。

三、中医药在胃癌、结直肠癌放疗期间的运用

肿瘤患者放疗后易出现口渴欲饮、潮热盗汗、倦怠乏力等气津两伤之象，所以放疗期间临床用药可酌情加用生地黄、石斛、麦冬、天花粉等养阴生津之品。放疗中放射线治疗的部位不同，对机体脏腑的损伤、表现不一，但发病的过程中"热毒津亏血瘀"贯穿整个疾病始终，故治疗放疗毒副作用的关键是"清热解毒、养阴生津、活血化瘀"。一般治疗早期应以清热解毒化瘀为主，中、晚期则应以攻补兼施养阴生津、清热解毒为宜。放疗侧重于局部的病灶治疗，而维护全身气血津液的平衡，减少放疗导致的脏器损伤及其他毒性反应，促进疾病的康复则是中医药调理和治疗的特色、优势。

（一）中医药治疗放射性胃炎

放射性胃炎是上腹部接受放疗后引起的并发症。其常见症状为剑突下疼痛，吞咽困难，烧心感，胃痛，反酸，恶心、呕吐，消化不良，食欲不振等，严重者可有便血、黑便。

中医学认为，放射线为火毒之邪，火毒之邪直中胃肠，火为阳邪，化火食气，最易耗伤人体气阴，形成气阴两伤的临床证候。津伤、气虚和热盛均可导致血瘀，最终形成火毒蕴结、气阴两伤、血脉瘀阻等。本病既存在肿瘤正气亏虚之本，同时又有癌毒结聚之实，同时有放射线之"热毒"侵犯，体内肝火旺盛，脾气亏虚，水湿不化，痰瘀互结而致胃络灼伤，脏腑功能失调，出现肝胃不和，胃失和降，如患者纳差日久，不进谷食，后天之精无以充养，亦会阴损及阳，后期则出现阴阳两伤，而见脾肾俱虚，故本病表现为本虚标实，虚实夹杂的病机特点。

范丽华观察口服中药治疗放射性胃炎的疗效。将 60 例出现轻重程度不一的放射性胃炎患者分为两组，中药组 30 例予口服中药（基本方：麦冬 12g、南沙参 12g、天花粉 15g、玉竹 10g、

石斛 12g、太子参 20g、淡竹叶 9g、橘皮 9g、竹茹 9g、陈皮 10g、黄连 3g、炙杷叶 10g，随证加减，每日 1 剂，分早、晚 2 次煎服）；常规组 30 例予常规口服甲氧氯普胺、多潘立酮、氢氧化铝凝胶等保胃药物，继续放疗。观察比较两组患者中出现胃部反应需补液的例数及需暂停放疗的例数。结果两组患者中出现胃部反应需补液的例数及需暂停放疗的例数相比，均有显著差异（P＜0.01），结论为口服中药治疗放射性胃炎有显著疗效。

（二）中医药治疗放射性肠炎

放射性肠炎是放射治疗盆腔、腹腔、腹膜后恶性肿瘤的最常见并发症，据报道，该疾病的发病率为 5%～50%。急性放射性肠炎多数发生在放疗后 1～2 周或数周内，急性期给予对症治疗后大部分患者可以缓解。急性放射性肠炎 3 个月迁延不愈或放疗结束后 1～5 年或数年后发病成为慢性放射性肠炎，临床表现为反复发作的腹泻，伴恶心、呕吐、腹痛、脓血便、里急后重，严重者出现肠梗阻、肠瘘等症状。

放射性肠炎属中医学"肠澼""泄泻""痢疾"等范畴。目前多数学者认为本病病位在肠，与脾、胃、肝、肾虚损相关，脾胃虚弱，而热毒蕴积损其肠腑为其发病关键，故属本虚标实、虚实夹杂之证，肿瘤患者病机特点以虚、毒、瘀贯穿始终，而放疗在遏制肿瘤生长的同时，也在一定程度上伤害人体正气，火毒之邪直中，脾胃气化失职，而湿邪内生，湿热壅滞，故总以正气内虚为本，火毒侵袭为标。

邹长鹏等观察加味芍药汤灌肠联合西药治疗急性放射性肠炎的临床疗效，将收治的放射性肠炎患者 80 例作为研究对象，随机分为治疗组（n=40）和对照组（n=40）。对照组给予西药常规疗法，治疗组在此基础上给予加味芍药汤保留灌肠（方剂组成：白芍 15g、黄芩 10g、黄连 10g、大黄 5g、当归 15g、仙鹤草 15g、侧柏叶 15g、川芎 15g、槟榔 5g、木香 5g、肉桂 5g、甘草 5g，煎剂浓缩至 100ml，待温度降至 37℃左右保留灌肠），每日 1 次，持续治疗 1 周。治疗后，比较两组患者临床疗效、中医证候评分、KPS 评分、血清炎症因子水平及不良反应发生情况。结果：治疗后，对照组总有效率为 75.00%，低于治疗组的 92.50%，差异具有统计学意义（P＜0.05）；两组中医证候评分均较治疗前显著降低，且治疗组低于对照组（P＜0.05）；两组患者 KPS 评分均较治疗前显著升高，且治疗组高于对照组（P＜0.05）；两组患者血清 IL-4 水平较治疗前显著升高，IL-6、肿瘤坏死因子（TNF）-α、C 反应蛋白（CRP）水平较治疗前显著降低，且治疗组优于对照组（P＜0.05）。结果显示，加味芍药汤灌肠配合西医疗法，可减轻腹盆腔肿瘤放疗患者的急性肠道毒性反应，提高患者的生存质量，临床疗效优于单纯西药治疗。

（三）中医药治疗放射性膀胱炎

放射性膀胱炎主要是由放疗照射造成的血管损伤和黏膜充血引发的溃疡现象，可见于直肠肿瘤放疗后，临床表现主要为尿急、尿痛，严重者还会出现血尿等现象。

放射性膀胱炎在中医学中属于"血尿""血淋"范畴。《景岳全书·气厥篇》曰："胞移热于膀胱，则癃，溺血。"膀胱受到放射线损伤，为热毒入侵，热灼血络，血溢脉外，表现为血尿。膀胱气化功能受损，出现尿频尿急，而"离经之血，虽清血、鲜血，亦是瘀血"（唐容川），脉络不通而痛，可见尿痛。所以本病的病机关键是热灼脉络，热迫血行，伤津耗气，湿热下注，瘀热互结，治疗当以"活血化瘀、清热解毒、养阴生津"为基本大法。一般治疗早期应以攻邪、清热解毒化瘀为主，中、晚期则应以攻补兼施养阴生津、清热解毒为宜，临床多采用八正散、猪苓汤、小蓟饮子、六味地黄汤等加减化裁。

南新记运用自拟的"参七二甲汤"治疗宫颈癌放疗后放射性膀胱炎患者 64 例。药物组成：参三七（研末冲服）9g，龟板（先煎 30 分钟）25g，太子参 15g，丹参 20g，生黄芪 30g，白芍 12g，制女贞子 15g，桑寄生 20g，杜仲 20g，生地黄 15g，鳖甲（先煎 30 分钟）25g，仙鹤草 15g，炒牡丹皮 10g，墨旱莲 15g。上药水煎取汁 800ml，1 剂/天，分 2 次温服，半个月为 1 个疗程。经治疗 2~3 个疗程后治愈 22 例，有效 36 例，无效 6 例，总有效率为 90.63%。

四、中医药在晚期胃癌及结直肠癌患者中的运用

中医药在晚期肿瘤患者的应用意义，主要在于可以使晚期肿瘤患者带瘤生存，改善伴随症状，提高生存期和生活质量。特别对于年龄大，经济能力较差，合并疾病多，伴随症状多，不能耐受更强的放化疗，不能接受再次手术的患者尤为重要。中医药治疗可以明显改善伴随症状，改善免疫学指标，提高患者的生活质量，延长患者生存期，同时经济实惠，所以晚期肿瘤的中医药治疗往往成为患者的强烈需求。对于大多数中晚期胃癌及结直肠癌患者来说，治疗的主要目的不是根治，也不仅仅局限于杀伤肿瘤细胞，往往不以肿瘤缓解率作为评价标准，而是要尽可能改善患者的生活质量、延长生存期。

中、晚期胃癌大多为患病已久、正气耗伤，脾胃虚损、瘀毒内结。脾胃虚损，纳运失常，则食少纳呆、上腹疼痛或痞满、腹胀；胃气上逆则恶心呕吐，进食梗阻或不畅；毒邪结聚、阻塞络道，以致血行不畅，瘀血内生；胃络损伤则可见黑便；脾失健运，传导无力，则大便或溏或结。尤华等研究东直门医院 60 例中、晚期胃癌患者的 6 个常见证型出现的频率，由大到小依次为脾胃虚寒型、胃热伤阴型、气血双亏型、肝胃不和型、痰湿凝结型、痰毒内结型。其中脾胃虚寒型占总例数 21.67%；胃热伤阴型和气血双亏型出现率均为 16.67%。因此，中医治疗晚期胃癌当以顾护脾胃、扶正固本、健脾和中贯穿始终。

章永红创立扶正抑癌方治疗晚期肠癌，认为晚期肠癌病性以脾气虚弱为本，湿热瘀毒蕴结为标，提出治疗当以扶正气、健脾胃为主，辅以清热化湿、活血解毒。其中尤以益气健脾、扶助正气为重。而肿瘤不同于其他虚损之证，补益药物应用不当反而会刺激肿瘤细胞的生长。过于温热的补益药物有助热助火之弊，所以要避免使用辛温助阳药物，选用性味平和、甘温平补之品，如党参、白术、黄芪、西洋参等，并创立了核心处方——扶正抑癌方。药物组成：生黄芪 30g，党参 15g，炒白术 10g，云茯苓 10g，薏苡仁 30g，白扁豆 30g，丹参 20g，白花蛇舌草 15g，仙鹤草 15g，败酱草 15g。全方集益气、健脾、化湿、解毒于一体，祛邪与扶正并作，非一味猛攻，而是以扶正为主，使攻不伤正，补不助邪。

总之，中医药是胃癌及结直肠癌综合治疗中重要的不可或缺的组成部分。可将中医治疗分为围术期、辅助治疗期、随访观察期及晚期姑息治疗期 4 个阶段，围术期中药调理，可提高患者对手术的耐受性，促进术后恢复，调节免疫功能；辅助治疗期主要有化疗、放疗、生物靶向治疗、免疫治疗、中医药治疗等方法，在放化疗期间中药的调理可起到增敏减毒的作用；随访观察期，可通过扶正祛邪中药的调理，减低肿瘤复发转移、延长无瘤生存期；晚期姑息治疗期应以中药为主，采用扶正、祛邪并用，积极控制症状，提高患者的生存质量，延长生存期。

（李叶双　齐晓琳）

参 考 文 献

方锦舒，王祥，朱宝龙. 2016. 培土固本方对进展期胃癌患者术后生存质量的影响 [J] . 中医学报，31（9）：
　　1258-1261.

刘俊红，杨会举，刘佃温，等. 2020. 中药方剂对结直肠癌化疗患者免疫功能和骨髓抑制的影响 [J] . 中国卫
　　生工程学，19（2）：294-296.

王辉，孙桂芝. 2012. 治疗肠癌经验 [J] . 中医杂志，53（17）：1454-1456.

周浩，郑坚，沈克平. 2008. 辨证应用中药导管滴入结合化疗治疗癌性不完全性肠梗阻临床研究 [J] . 上海中
　　医药杂志，42（6）：37-39.

第十二章

经自然腔道取标本手术后康复管理

第一节　经自然腔道取标本手术概述

一、定　义

随着外科学技术水平的发展，患者对于手术后生活质量的追求日益提高，微创理念逐渐深入人心，微创手术也毫无争议地成为当下外科舞台的主要角色。经自然腔道取标本手术（natural orifice specimen extraction surgery，NOSES）应运而生，并得到国内外医疗从业者与患者的普遍认可。NOSES 是指使用腹腔镜、达芬奇机器人、经肛门内镜或软质内镜等设备平台完成腹盆腔内各种常规手术操作（切除与重建）并经人体自然腔道（直肠、阴道或口腔）取标本的腹壁无辅助切口手术。

二、适应证的选择

《经自然腔道取标本手术学——腹盆腔肿瘤》一书已经明确规定了 NOSES 手术的适应证。主要包括以下 7 点：

（1）手术医师对腹腔镜手术具有经验。

（2）能用于局部晚期肿瘤。

（3）不适用于肿瘤引起的急性肠梗阻和肠穿孔。

（4）不适用于需要进行全腹腔探查。

（5）需考虑术前对病灶进行定位。

（6）肿瘤浸润深度以 $T_{2\sim3}$ 为宜。

（7）经直肠 NOSES 的标本环周直径以 3～5cm 为宜。

相对禁忌证包括肿瘤局部病期较晚，病灶较大，肥胖患者（BMI≥35kg/m²）。不建议对未婚、未育及已婚但计划再生育的患者实施。由此可见，NOSES 患者的一般状态往往较好，我们在术后康复过程中所需应对的压力也会有所减轻。

三、手 术 方 式

根据患者性别、肿瘤部位、取标本方式来分类，结直肠肿瘤 NOSES 手术方式共有 10 种（表 12-1），胃肿瘤 NOSES 手术方式有 9 种（表 12-2）。因此，根据患者所实施的不同术式，我们需要针对性地给予术后康复指导，并对患者进行术后康复情况的评估。

表 12-1 结直肠肿瘤 NOSES 手术方式分类

术式简称	手术名称	取标本途径	肿瘤位置
CRC-NOSES Ⅰ式（A、B、C、D、E、F法）	腹部无辅助切口经肛门取标本的腹腔镜下低位直肠前切除术（癌根治术）	直肠	低位直肠
CRC-NOSES Ⅱ式	腹部无辅助切口经直肠拖出标本的腹腔镜下中位直肠前切除术（癌根治术）	直肠	中位直肠
CRC-NOSES Ⅲ式	腹部无辅助切口经阴道拖出标本的腹腔镜下中位直肠前切除术（癌根治术）	阴道	中位直肠
CRC-NOSES Ⅳ式	腹部无辅助切口经直肠拖出标本的腹腔镜下高位直肠前切除术（癌根治术）	直肠	高位直肠/乙状结肠远端
CRC-NOSES Ⅴ式	腹部无辅助切口经阴道拖出标本的腹腔镜下高位直肠前切除术（癌根治术）	阴道	高位直肠/乙状结肠远端
CRC-NOSES Ⅵ式（A、B法）	腹部无辅助切口经肛门拖出标本的腹腔镜下左半结肠切除术（癌根治术）	直肠	左半结肠/乙状结肠近端
CRC-NOSES Ⅶ式	腹部无辅助切口经阴道拖出标本的腹腔镜下左半结肠切除术（癌根治术）	阴道	左半结肠/乙状结肠近端
CRC-NOSES Ⅷ式（A、B法）	腹部无辅助切口经自然腔道拖出标本的腹腔镜下右半结肠切除术（癌根治术）	直肠/阴道	右半结肠
CRC-NOSES Ⅸ式	腹部无辅助切口经肛门拖出标本的腹腔镜下全结肠切除术（癌根治术）	直肠	全结肠
CRC-NOSES Ⅹ式	腹部无辅助切口经阴道拖出标本的腹腔镜下全结肠切除术（癌根治术）	阴道	全结肠

表 12-2 胃肿瘤 NOSES 手术方式分类

术式简称	手术名称	取标本途径
GC-NOSES Ⅰ式	腹部无辅助切口经肛门取标本的腹腔镜下远端胃切除术（毕Ⅰ式）	直肠
GC-NOSES Ⅱ式	腹部无辅助切口经阴道取标本的腹腔镜下远端胃切除术（毕Ⅰ式）	阴道
GC-NOSES Ⅲ式	腹部无辅助切口经肛门取标本的腹腔镜下远端胃切除术（毕Ⅱ式）	直肠
GC-NOSES Ⅳ式	腹部无辅助切口经阴道取标本的腹腔镜下远端胃切除术（毕Ⅱ式）	阴道
GC-NOSES Ⅴ式	腹部无辅助切口经肛门取标本的腹腔镜下近端胃切除术	直肠
GC-NOSES Ⅵ式	腹部无辅助切口经阴道取标本的腹腔镜下近端胃切除术	阴道
GC-NOSES Ⅶ式	腹部无辅助切口经肛门取标本的腹腔镜下全胃切除术	直肠
GC-NOSES Ⅷ式	腹部无辅助切口经阴道取标本的腹腔镜下全胃切除术	阴道
GC-NOSES Ⅸ式	腹部无辅助切口经口取标本的胃肿瘤切除术	口腔

四、手 术 评 价

NOSES 可以极大地减少腹部的创伤和瘢痕（图 12-1）。所以，一方面，NOSES 往往可以减轻患者短期的术后疼痛、加速患者术后康复、保全肛门功能；另一方面，因为 NOSES 技术建立在腹腔镜的基础上，所以 NOSES 也容易学习、推广和开展。但是，NOSES 本身适应证比较严格，同时需要进行很多特殊操作，这些都对术者本身提出了更高的要求。NOSES 要求我们更加严格地把握适应证，对患者的一般状态有充分把握及加强对腹腔镜等手术知识的学习。

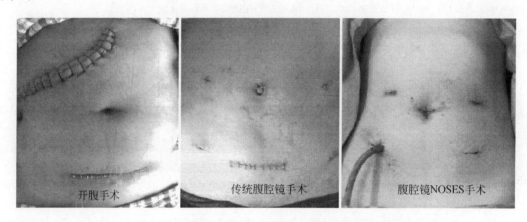

图 12-1　开腹手术、传统腹腔镜手术、腹腔镜 NOSES 手术后腹壁切口对比

第二节　经自然腔道取标本手术后管理

一、术后常规管理

1. 术后初期管理　NOSES 术后处置与传统手术方式的术后处置基本相同。全身麻醉患者恢复意识回到病房后，保持去枕平卧位至少 6 小时，必要时可将头歪向一侧避免咽喉分泌物或呕吐物误吸而导致窒息。给予低流量吸氧及生命体征监测（心率、血压、呼吸频率及血氧饱和度）至少 12 小时。患者此时处于禁食、水状态，给予补液支持治疗、预防感染及镇痛等对症治疗。

胃肠肿瘤患者术后提倡尽早离床活动。一般术后 24 小时，患者可根据自身状态逐渐增加活动量。接受 NOSES 手术者更倾向于早期离床活动，可有效减少长期卧床所致的术后肠粘连、坠积性肺炎、压疮、血栓形成等并发症。

2. 排气/造口排气及进食、水时间　术后排气表明患者胃肠道功能的恢复，但时间上因人而异，多数情况下患者术后 48 小时内可排气。接受 NOSES 手术者早期离床活动可促进排气。

患者排气后可试饮少量温水，无明显不适则说明胃肠道功能恢复良好。此时可逐渐增加进水量并加用肠内营养制剂。接受 NOSES 手术者进食恢复一般较快。

3. 腹部术区换药及造口护理 除腹腔镜器械遗留的 Trocar 孔外，接受 NOSES 手术者腹部无其他切口，有效避免了切口相关并发症。常规用碘伏棉球消毒后，可用创可贴或无菌纱布覆盖 Trocar 孔。一般术后 3～4 天未用于放置引流管的 Trocar 孔皮缘对合良好时，可考虑停止换药，以有效减轻患者的不适和减少住院花费。

少部分低位直肠癌或超低位直肠癌接受 NOSES 手术者，为避免吻合口漏的发生，可能会进行预防性回肠双腔造口。这部分造口患者涉及造口护理与还纳，其处理方式与常规手术后造口护理、还纳手术无异，此处不再赘述。

4. 腹腔引流管及尿管管理 术后患者腹腔引流液的量和颜色是患者腹腔内状况的切实体现，应嘱咐护理人员密切观察引流液颜色、性状，将过量的引流液引入容器中记录 24 小时内引流总量，以便医护人员对患者术后状态进行评估和记录。留置的腹腔引流管由可拆的缝合线固定于腹壁皮肤，活动时可能引起不适，属正常现象，但应注意活动时避免过度牵拉引流管。当引流量逐步减小，连续 2～3 天引流量不足 100ml 时，考虑拔除引流管。

接受 NOSES 手术者可早期离床活动，疼痛感相对轻，为膀胱功能的迅速恢复提供了保障，较早的尿管拔除为患者的术后恢复提供了很大便利。拔除尿管时间受患者个体情况和手术部位影响而异，拔除前 1～2 天可间断夹闭导尿管，锻炼患者的膀胱功能。

二、常见症状管理

1. 疼痛 接受 NOSES 手术者疼痛感相对轻，常规使用镇痛泵、静脉滴注非甾体抗炎药即可减轻疼痛，一般不使用阿片类药物。

2. 呕吐 麻醉、焦虑、手术时间过长等因素都可导致患者术后恶心、呕吐，联合应用止吐药物可显著减轻患者症状。接受 NOSES 手术者呕吐症状一般较轻。

3. 发热 患者术后 1～2 天都会出现低热症状，此时一般为吸收热，密切观察即可。术后 3～4 天时仍有低热，可采用物理降温方法并预防性应用抗生素。当持续高热不退时，应考虑腹腔感染，立即给予抗生素治疗及完善相关检查，明确致病菌后换用敏感抗生素。

三、术后并发症管理

1. 吻合口出血 关键在于预防，术中吻合肠管时，应仔细检查吻合口有无出血，可行注水实验检查吻合口确切与否，必要时可对吻合口进行加固缝合。发生吻合口出血时应立即应用止血药物，并于急诊内镜下止血。

2. 吻合口漏 发生因素及处理详见第三章第三节。现有研究证明，接受 NOSES 手术者发生吻合口漏的概率与其他传统手术方式相比具有非劣效性。

3. 术后肠梗阻 肠梗阻是腹部手术后的常见并发症，术后的粘连、内疝、扭曲及感染等因素均可导致肠梗阻的发生。接受 NOSES 手术者一般可早期离床活动，发生术后肠梗阻的概率较低。

4. 腹腔感染　NOSES 术后发生腹腔感染的原因主要包括术前肠道准备不充分、术中无菌操作不规范、术后吻合口漏、腹腔引流不充分、患者状态差、伴发糖尿病、高龄、营养不良等因素。因此，腹腔感染应以预防为主。治疗方法详见第三章第三节。

5. 坠积性肺炎和压疮　坠积性肺炎和压疮的发生与术后长期卧床有关。NOSES 术后患者离床活动较早，一般可降低坠积性肺炎和压疮的发生率。

6. 心脑血管并发症　对于合并心脑血管疾病的胃肠肿瘤患者，术前即应请相关科室会诊，改善基础疾病状态，为手术顺利进行做足准备。同时对于有手术绝对禁忌证者（如 6 个月内发生心肌梗死者），除急诊手术外应禁忌行择期手术。术后密切观察，及时请相关科室会诊，指导心脑血管疾病术后的防治。

7. 下肢深静脉血栓形成（DVT）　肿瘤患者血液处于高凝状态，且术后长期卧床，下肢深静脉血栓形成风险增高。DVT 导致肺栓塞时可危及患者生命。术后鼓励患者早期离床活动，可于卧床时人工或器械辅助按摩双下肢以促进下肢静脉血液回流。接受 NOSES 手术者离床活动时间较早，一般可降低 DVT 的发生率。

第三节　经自然腔道取标本手术后康复和随访

一、术后心理康复

恶性肿瘤带给患者不良的人生体验，突然面对恶性肿瘤可能带来的病痛和死亡，患者一时之间无法接受，容易出现恐惧、焦虑等情绪。严重时，患者会感到无助、绝望，甚至出现抑郁、自杀倾向。因而，充分认知患者可能的情绪和心理变化，对其进行有效评估和疏导有着重大意义。结合本章节而言，NOSES 在取得肿瘤根治效果的同时，减少了腹壁瘢痕带来的不良心理暗示，微创手术又有效地减少了疼痛体验，故患者的心理状态一般较为乐观。

1. 心理评估手段　心理评定是康复治疗中的重要环节，如果患者出现焦虑、抑郁、悲观情绪，可以选用汉密尔顿焦虑量表（Hamilton anxiety scale，HAMA）及汉密尔顿抑郁量表（Hamilton depression scale，HAMD）。

此外，人格评估同样是进行心理鉴定、评价和诊断的重要方面，是心理治疗不可缺少的手段。目前常用的有投射测试（主题统觉测验）、主题测试（会谈法、自我概念测量）、自陈量表（明尼苏达多相人格调查）及行为观察等。

2. 心理康复疗法　包括行为训练、音乐治疗、认知疗法和艺术治疗等，可个别实施，也可集体实施，根据患者实际病情开展。具体疗法详见第三章第四节。

二、躯体功能康复

常规的躯体功能评价和康复方法此处不再赘述。对于经自然腔道取标本手术,标本经自然腔道取出可能会涉及对肛门和阴道功能的影响。尽管目前开展的国内外研究并未发现明确的功能障碍比例升高,但 NOSES 术后肛门和阴道功能检测仍需要密切实施。

1. 肛门功能 肛门功能监测主要是针对肛门括约肌功能。如果肛门括约肌功能良好,患者术后一般不会出现便失禁等症状,这不仅有利于提高患者的生活质量,帮助患者早日融入社会,也会减少不良心理暗示。肛门括约肌功能的评价主要采用 Wexner 评分表。评分表内容详见附表 12-1。

2. 阴道功能 对于接受经阴道取标本 NOSES 手术的女性患者,术后阴道功能恢复及可能的性功能评估主要是运用女性性功能指数(female sexual function index,FSFI)来进行评估。

三、术后营养支持

1. 肠外营养 可分为经中心静脉肠外营养支持和经周围静脉肠外营养支持,主要成分包括葡萄糖、脂肪乳、氨基酸、电解质、维生素与微量元素等。术前 1~3 天可根据患者营养状态给予营养储备。术后禁食、水期间,肠外营养为患者主要能量和营养来源。

2. 肠内营养 肠内营养具有价廉、方便、符合生理、有效等优点,主要类型包括氨基酸型、短肽型、整蛋白型等,可用于营养不良患者的术前喂养及作为胃肠道功能恢复过程中的过渡饮食。NOSES 术后患者排气时间较早,肠内营养的较早使用对于患者肠道功能的恢复、改善肠黏膜功能、降低感染及节约住院花费等方面都大有裨益。

四、生活质量评估

生活质量评估是康复评估的重要环节。患者的生活质量提高不仅是医疗技术水平的体现,也是患者融入社会、恢复正常生活的保障。欧洲癌症治疗研究组织(the European Organization for Reasearch and Treatment of Cancer,EORTC)历时 7 年于 1993 年推出的跨文化、跨国家的 QLQ-C30(quality of life questionnare-Core 30)评分量表,从多维角度对 QOL 进行测评,能较好地反映 QOL 内涵,被应用于欧洲多个国家和地区的癌症患者 QOL 测量。

五、术后随访和复查

结直肠肿瘤术后随访和复查是严密监测肿瘤复发、评估治疗效果的重要过程。NOSES 术后随访和复查与传统手术后随访、复查的频率、内容相同,详见第十五章,此处不再赘述。但应注意术后对肛门、阴道功能的定期随访。

（王玉柳明）

参 考 文 献

王锡山. 2019. 经自然腔道取标本手术学——腹盆腔肿瘤 ［M］. 北京：人民卫生出版社：8.

余瑾. 2017. 中西医结合康复医学 ［M］. 北京：科学出版社：387.

中国 NOSES 联盟，中国医师协会结直肠肿瘤专业委员会 NOSES 专委会. 2019. 结直肠肿瘤经自然腔道取标本
　手术专家共识（2019 版）［J/CD］. 中华结直肠疾病电子杂志，8（4）：336-342.

Guan X，Liu Z，Longo A，et al. 2019. International consensus on natural orifice specimen extraction surgery
　（NOSES）for colorectal cancer ［J］. Gastroenterol Rep（Oxf），7（1）：24-31.

Jorge J M，Wexner S D. 1993. Etiology and management of fecal incontinence ［J］. Dis Colon Rectum，36（1）：
　77-97.

Rosen R，Brown C，Heiman J，et al. 2000. The Female Sexual Function Index（FSFI）：a multidimensional self-report
　instrument for the assessment of female sexual function ［J］. J Sex Marital Ther，26（2）：191-208.

【附表】

附表 12-1　Wexner 肛门失禁评分

失禁情况	频率（分）				
	从不	很少	有时	常常	总是
干便	0	1	2	3	4
稀便	0	1	2	3	4
气体	0	1	2	3	4
需要衬垫	0	1	2	3	4
生活方式改变	0	1	2	3	4

注：从不，0 次；很少，每月少于 1 次；有时，每月超过 1 次且每周少于 1 次；常常，每周超过 1 次但每天少于 1 次；总是，每天超过 1 次。0 分为正常，20 分为完全性肛门失禁，分值高低代表肛门失禁的严重程度。

第十三章

胃肠肿瘤机器人辅助手术后康复管理

第一节　胃肠肿瘤机器人辅助手术概述

一、概　述

　　微创手术是现代外科手术发展的主要方向之一。从 20 世纪末开始，随着外科治疗理念的革新、医学科技的进步，腹腔镜微创外科得以兴起并迅速发展。腹腔镜微创手术目前经历了手辅助腹腔镜微创术（hand-assisted laparoscopic surgery）、腹腔镜辅助微创术（laparoscopy-assisted surgery）、全腹腔镜微创术（totally laparoscopic surgery）这三个阶段。但由于传统腹腔镜微创手术医疗器械上的技术限制与不足，腹腔镜微创手术在外科中的应用仍有一定的限制性。近年来，随着国外机器人辅助手术器械控制系统的出现和发展成熟，微创手术治疗的适应证逐步增多，手术质量逐步提升，这是对传统腹腔镜微创手术的重大发展和创新，将微创手术的理念和治疗效果发展至一个新高度。目前，机器人辅助手术在临床各专业领域正日益流行起来，目前已在心胸外科、泌尿外科、妇科和腹部外科等领域逐渐普及，并且其在胃肠肿瘤手术中的相关技术日趋成熟，代表着未来微创手术的发展趋势，机器人辅助手术以其全新的理念和技术优势被认为是现代微创外科发展的又一个新的里程碑。

二、达芬奇机器人手术系统介绍

　　达芬奇机器人手术系统主要由三部分组成（图 13-1）。

　　1. 医生操作主控台（surgeon console）　　由术者操纵控制，术者位于手术室无菌区之外，使用两个主控制器（通过双手控制）及脚踏板（通过脚控制）来控制器械和一个三维高清腹腔镜。术者对控制台手柄的所有操作将被同步转换为器械末端的同样动作（图 13-1A）。

　　2. 床旁机械臂系统（patient cart）　　是由外科手术机器人的操作部件，由 4 个仿真机械手臂组成，包括 3 支具有 7 个自由度交互功能的仿真机械臂和 1 支扶镜臂。其主要功能是为器械臂和摄像臂提供支撑。助手医生在无菌区内的床旁机械臂系统边工作，负责更换器械和腹腔镜，协助术者完成手术。为了防止术中出现意外情况，助手对于床旁机械臂系统拥有比术者更高的优先控制权。

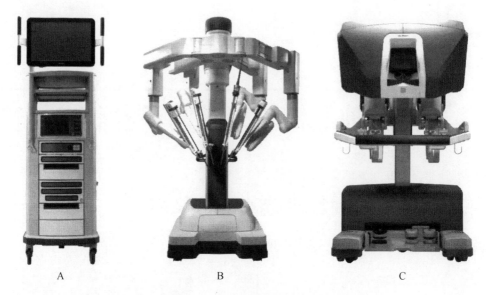

图 13-1　达芬奇手术机器人系统
A. 三维成像视频影像平台；B. 床旁机械臂系统；C. 医生操作主控台

3. 三维成像视频影像平台　是装有外科手术机器人的核心处理器及图像处理设备，有 2 个并行摄像头。采集的图像在主控台转化为放大的 3D 立体图像，主控台位于手术的无菌区外，可由巡回护士操作，并可放置各类辅助手术设备。外科手术机器人的腹腔镜为高分辨率三维镜头，对手术视野具有 10 倍以上的放大倍数，能为术者提供体腔内 3D 立体高清影像，术者更能把握操作距离，更能辨认解剖结构，提升了手术的精确度。实施手术时外科医生不与患者直接接触，通过三维视觉系统和动作定标系统操作控制，医生手臂、手腕和手指的动作通过传感器在计算机中记录下来，并同步翻译给机械手臂，机械手臂的前端根据需要安装各种特殊的手术器械来模拟外科医生的技术动作，完成手术操作。

自第三代达芬奇手术机器人开始，手术系统支持双操控台，可以供两位医生同时操控。前几代的达芬奇手术机器人拥有 1 条镜头臂和 3 条器械臂，在仅有一个操控台的前提下，一位医生同一时间只能控制 1 条镜头臂或 2 条器械臂，如果需要控制第三条器械臂时，则需要使用脚踏板进行切换操作。而双人双操控台的出现，使得两位医生可以同时控制这三条器械臂的移动，提高了手术效率，减少了手术时间。双操控台也可以用于经验丰富的外科医生对新手进行指导教学。

三、达芬奇机器人手术特点

达芬奇手术系统具有如下特点。

1. 图像更清晰　应用高清 3D 立体成像系统呈现高清的手术视野，术者通过双眼接受来自左右摄像机传来的完整图像，形成了 3D 立体图像，使术者有如开腹手术一般的直观感，弥补了传统腹腔镜手术二维平面空间感的缺失，并且将图像视野放大 10 倍以上，最高可达 15 倍，能更精确地移动机械手臂进行操作。机械扶镜臂在移动的同时能保证镜头固定，避免了画面抖动带来的副损伤。

2. 操作更加准确　达芬奇机器人机械臂具有 7 个方向自由度的活动，在操作范围内可以任意改变角度进行操作，即便是在狭小的空间里，也可以通过机械臂头端的转向活动来完成操作，具有传统腹腔镜所无法比拟的灵活性。区别于腹腔镜的镜像操作器械，达芬奇手术系统的机械臂可以完全模拟术者的动作，做到直观的同向控制。此外，控制器可以自动过滤人手的生理颤动，保证了更高的操作稳定性和准确性，并且机械臂的动作定标功能，可确保更换器械时原操作位置不变。

3. 操作更加便利　达芬奇机器人手术系统彻底改变了术者站立手术的传统模式，术者将坐在操作平台前完成全部手术操作，减轻了疲劳，更适合长时间复杂手术的开展。达芬奇手术系统配备了几乎所有手术器械的机械手版本，包括抓钳、超声刀、电钩、电凝剪刀等，方便术者选择合适的手术器械。通过脚踏开关，术者可以自由选择需要控制的机械臂，包括镜头和另外 3 个器械臂，但同时只能控制 2 个机械臂。

4. 远程可操作　借助光缆等高科技传送设备，图像和操作信号可以进行及时的远距离传送，使远程手术操作变成了现实。

机器人手术对比开腹手术与传统腹腔镜手术优势巨大，弥补了既往微创手术的不足与限制，国内许剑民教授团队总结了三种手术方式的对比（表 13-1）。

表 13-1　三种手术特点间的比较

	传统开放手术	腹腔镜手术	达芬奇机器人手术
眼手协调	自然的眼手协调	眼手协调降低，视觉范围和操作器械的手不在同一个方向	图像和控制手柄在同一个方向，符合自然的眼手协调
手术控制	术者直接控制手术野，但不精细，有时受限制	术者须和持镜的助手配合，才能看到自己想看的视野	术者自行调整镜头，直接看到想看的视野
成像技术	直视三维立体图像，但细微结构难以看清	二维平面图像，分辨率不够高，图像易失真	直视三维立体高清图像放大 10～15 倍，比人眼更清晰
灵活性/精准程度	用手指和手腕控制器械，直观、灵活，但有时达不到理想的精度	器械只有 4 个自由度，不如人手灵活、精确	仿真手腕器械有 7 个自由度，比人手更灵活、准确
器械控制	直观地同向控制	穿刺孔逆转器械的动作，医生需反向操作器械	器械完全模仿术者的动作，直观地同向控制
稳定性	人手存在自然的颤抖	穿刺孔通过器械，放大了人手的震颤	控制器自动滤除震颤，比人手稳定
创伤性	创伤较大，术后恢复慢	微创，术后恢复较快	微创，术后恢复较快
安全性	常规的手术风险	除常规的手术风险外，存在一些机械故障的可能	除常规的手术风险外，机械故障的概率大于腔镜手术系统

	传统开放手术	腹腔镜手术	达芬奇机器人手术
术者姿势	术者站立完成手术	术者站立完成手术	坐姿，利于长时间复杂手术
力反馈	直接	通过腔镜器械反馈	缺失，没有手感

第二节　胃肠肿瘤机器人辅助手术后管理

机器人手术与传统腹腔镜手术相比，其改变主要源于器械的革新，并没有发生手术方式上的更改，因此机器人手术的术后护理与传统腹腔镜的方式一致（参考第三章）。但由于机器人手术的限制性，应当在如下方面进行强化护理。

一、机器人手术后麻醉管理

在进行机器人辅助的盆腔及下腹部手术时，为了达到更佳的手术部位暴露效果，患者往往会维持头低体位和更长时间的 CO_2 气腹，二者共同作用将引起特殊的生理改变及并发症，且机器人手术时间更长，所以应当注意以下几点。

1. 呼吸系统的管理　由于手术过程中人工气腹持续时间更长，腹腔压力增加及膈肌抬高致使肺的功能残气量及肺的顺应性降低，有效通气量下降，气道峰压和气道平台压增高，通气/血流比失调，氧合降低，甚至引起肺不张、肺水肿。患者肺泡通气量下降及 CO_2 经腹膜快速吸收入血引起动脉血二氧化碳分压（$PaCO_2$）升高，导致具有潜在肺部疾病的患者术后并发症增加。尤其是慢性阻塞性肺疾病患者排出 CO_2 的效率较低，患者易出现高碳酸血症而危及生命。因此，在麻醉苏醒阶段应着重观测患者的呼吸频率、血氧饱和度等指标，并延长机械通气时间以排除机体蓄积的 CO_2，协助患者呼吸系统功能的恢复。

2. 循环系统的管理　长时间的 CO_2 气腹及头低体位导致患者腹腔内压增高，心脏前负荷和体循环阻力增加，后负荷减少，心排血量减少，心脏指数降低。这些情况的出现，心排血量下降及手术应激等因素引起交感神经系统兴奋，而机械、神经内分泌等因素综合作用常常导致患者术中出现高血压，应重视患者围术期血流动力学的变化，同时警惕围术期出现的心动过缓甚至心脏停搏，由于腹压增高牵拉腹膜兴奋迷走神经引起反射性的心率减慢。因此应当在术后积极监测血流动力学指标、心电图，控制患者输入液体量，在适当条件下使用药物保持患者血流动力学稳定，避免组织低灌注对脏器造成的损害。

3. 神经系统的管理　头低体位及气腹可导致颅内压增高和脑灌注压增加。导致颅内压增高的三种主要原因：①重力及气腹的机械作用引起腹内压增高而压迫上腔静脉和椎静脉，从而影响静脉与脑脊液的回流，导致脑血容量及脑脊液体积增加。②当 $PaCO_2$ 升高时脑血管扩张、阻力降低而脑血流量增加，同时血脑屏障的通透性增大，进一步加强机械因素的作用而引起脑水肿。此外 CO_2 麻醉或高碳酸血症可导致神经系统异常。③一般情况下患者在适度头低位时由于脑血管自动调节作用存在，术中一般不会造成明显的脑组织缺氧和无氧代谢现象。随着麻醉时间的延长，脑血管自动调节功能失代偿，导致脑组织缺氧和无氧代谢造成脑水肿。为减少患者出现颅内压增高的情况，应当限制输入晶体总量，在对循环影响较小时可考虑使用利尿药。此外，机器人手术中可能会出现严重的皮下气肿及高二氧化碳蓄积，此时应密切监测动脉血气，维持内环境稳定，减少 CO_2 麻醉和高碳酸血症所致的神经系统异常。

二、机器人手术后康复管理

1. 一般护理　术后患者予以心电监护、持续低流量吸氧，预防下肢深静脉血栓，补液、抗感染、营养支持治疗。观察患者胃管与尿管排出物的变化，术后给予减压贴贴于骶尾部以预防压疮、术后早期重点关注和维持循环系统的稳定，根据血压、心率、尿量等指标合理安排输液顺序、调整输液速度。由于机器人手术时间较长，注意观察患者的体温变化。

2. 镇痛管理　术后常规采用硬膜外或静脉止痛泵方法进行止痛，为了早期撤除静脉止痛泵，促进患者早期康复，应当采取宽慰患者、分散患者的注意力、改变体位、促进有效通气、解除腹胀等措施。争取早期去除静脉止痛泵，科学且合理地使用镇痛药物。

3. 引流管理　近年来，加速康复外科的理念逐渐被临床医护人员接受，根据患者的不同病情，在安全的前提下尽早拔除各种管道，最大程度地减少患者的不适和应激。腹腔引流管妥善固定并且做好标记，观察有无扭曲、受压、折叠的情况，告知患者引流袋低于引流部位的原因，患者卧位变换时，应及时调整，以保持引流管通畅。

4. 术后活动的管理　机器人手术的优点是创伤小，避免了腹部巨大切口和对肋骨及腹壁的长时间牵拉，对早期活动和腹式呼吸恢复有利，因此鼓励进行机器人手术的患者早期离床活动。先进行被动肢体锻炼，麻醉完全清醒后，逐步训练其床上自主运动，如深呼吸、关节伸屈、活动双下肢、间隙翻身等。手术次日在患者生命体征平稳的前提下，可鼓励患者离床活动。告知患者早期下床活动的重要性和可行性。协助患者床上和下床活动，每日逐渐增加活动时间和活动量。

5. 胃肠道功能的管理　胃肠道营养管理是胃肠肿瘤术后患者管理的关键。由于患者术后暂时无法进食，术后早期患者采取肠外营养支持治疗。基于加速康复外科的理念，应根据患者状态缩短静脉营养时间，联合辅助制剂一同输入。对胃肠肿瘤术后患者实施早期肠内营养，可以有效地维护肠道黏膜的完整性，降低肠源性感染的发生率，对患者的术后康复具有重要作用。可采用经口摄食、鼻胃管、鼻十二指肠管、鼻空肠管、胃/空肠造瘘管等方式，肠内营养、肠外营养相结合进行，以刺激肠道功能早日恢复。应观察患者是否耐受，从小剂量开始，以后逐渐增加剂量，并计算患者所需的热量及营养。肠内营养期间应使用生理盐水冲洗管道，以防阻塞，营养液温度保持适宜。早期肠内营养可促进肠蠕动，降低分解代谢，保护肠黏膜屏障和增强术后免疫功能。

6. 术后并发症的管理　应警惕术后出血、感染、吻合口漏等并发症的发生。除了监测生命体征外，还应注意观察患者的意识，腹部伤口有无渗血，引流液的颜色、性质及量，并及时关注凝血常规、血常规等化验结果，及时听取患者主诉，以便早期发现并发症征兆。术后早期更改患者体位为半卧位，早晚行口腔护理，运用雾化吸入、用力咳嗽、翻身叩背等方法帮助患者咳痰，以预防患者术后肺部感染。

（王贵玉　张巍远）

参 考 文 献

陈竟文，韦烨，许剑民.2014. 机器人技术在结直肠肿瘤外科中的应用［J］. 中华结直肠疾病电子杂志，（1）：31-34.

第十四章

胃肠肿瘤围术期营养支持概论与饮食管理

第一节　结直肠肿瘤围术期营养支持概论与饮食管理

一、围术期营养支持概论

1. 概述　结直肠肿瘤患者往往伴有不同程度的体重丢失和营养不良,究其原因可能涉及营养摄入不足、癌症恶病质及部分患者合并的炎症反应综合征等。营养不良带来的后果可以分为两个方面:一方面,拟接受手术治疗的患者可能因无法耐受手术而错失最佳时机,或术后的并发症发生率、死亡率增加和住院时间延长,会加重患者经济负担,影响患者生活质量;另一方面,拟接受化疗、放疗的患者也可能因为营养不良而降低对治疗的耐受性,将对患者的生活质量和结局产生影响。《结直肠癌围手术期营养治疗中国专家共识(2019 版)》建议:营养治疗应贯穿于从首诊到完成整个综合治疗的全过程。

2. 营养风险筛查与营养不良评估　营养治疗是一个规范化的治疗过程,其步骤应包括营养风险筛查、营养不良评估和营养治疗。营养风险筛查应为首先进行的步骤,对筛查出的患者进一步评估来了解营养不良的程度,并决定治疗方案。目前推荐使用的营养风险筛查工具是营养风险筛查 2002(nutritional risk screening 2002,NRS 2002)评分,该评分经由欧洲肠外肠内营养学会(European Society for Parenteral and Enteral Nutrition,ESPEN)和中华医学会肠外肠内营养学分会(Chinese Society for Parenteral and Enteral Nutrition,CSPEN)的研究验证。对 NRS 2002 评分≥3 分的胃肠手术患者和肿瘤患者进行营养状况评估,对术前制定合理的营养治疗方案和术后临床结局的预测均具有良好的指导意义。

3. 营养支持的基本原则　综合国内、国外的最新指南建议,如果结直肠肿瘤患者的 NRS 2002 评分≥3 分,可诊断为营养不良,应立即开始营养治疗。此外,根据实际的食物摄入,若患者未进食达 1 周,或者 1～2 周患者的能量摄入低于总需求量的 60%,也应立即开始营养治疗。能量目标需要量的计算,建议采用间接测热法来实际测量机体的静息能量消耗值,若不具备测定条件时，可以按照 104.5～125.4kJ/（kg·d）[25～30kcal/（kg·d）] 提供。此外，蛋白质的目标需要量可以按照 1.0～1.5g/（kg·d）提供。

4. 胃肠肿瘤接受放、化疗患者的营养支持 化疗常见的不良反应为胃肠道毒性，可导致黏膜炎、口腔干燥、恶心呕吐、腹泻和营养不良，不仅影响患者的生活质量，而且使患者不易接受放、化疗和降低放、化疗的疗效。胃肠道的不良反应可以导致患者营养状态的恶化、生活质量的下降及免疫功能的受损。而严重毒性反应常导致化疗中断，或化疗延迟，或减少总体化疗时间。目前研究表明，化疗期间给予胃肠肿瘤患者营养治疗，不仅能改善营养状态、提高耐受性、减轻毒性反应，还可使患者获得生存收益。

二、结直肠肿瘤切除术后饮食管理

1. 结直肠肿瘤切除术后饮食原则

（1）一般结直肠肿瘤切除术后 1～2 天，经医生许可后患者即可开始进食清流食，如稀米汤、糖盐水等。每餐可由 50ml 开始，慢慢增加至 100～200ml，一日 6～8 餐。

（2）医生告诉患者可以开始进流食后，可由流食（如藕粉、杏仁霜、婴儿米糊、稀粥及淡果汁、胡萝卜汁等）开始，逐渐过渡到低脂少渣半流食，如米粥、烂面条、疙瘩汤、馒头、土豆泥及酸奶、蛋羹、瘦肉丸子、瓜果菜等。适应后可尝试少渣软食，大约 2 个月后逐渐过渡至普食。

（3）结直肠肿瘤切除术后，患者可能发生腹泻、腹胀等症状，若饮食恢复较慢或体重下降过快，可以在医生或营养师的指导下口服补充肠内营养制剂来补充摄入的不足。

（4）肠造口患者应注意限制多渣、辛辣及产气的食物，如蒜薹、辣椒、韭菜、萝卜、干豆、玉米等。

（5）术后康复期便秘的患者可服用菜泥、苹果泥、可溶性膳食纤维等以促进大便排出。

2. 结直肠肿瘤切除术后详细饮食参考方案

（1）第一步：清流食阶段（术后 1～2 天）

频次建议：每日 6～7 餐，从 30ml 开始，逐渐加量至 80～100ml。

食物建议如下。

1）主食类：米汤、稀藕粉。

2）蔬果类：菜汤、过滤果汁、果水。

详细饮食参考方案见表 14-1。

表 14-1 清流食阶段饮食参考方案

餐时	饮食参考方案
早餐	稀米汤（30～80ml）或小米糊（小米 30g）
加餐	蔬菜汤（30～50ml）
午餐	米汤（粳米标准 20g）
加餐	煮苹果水（30～80ml）
晚餐	稀米汤（30～80ml）
加餐	煮苹果水（30～80ml）

（2）第二步：无渣流食阶段（术后3～5天）

进食清流食无明显腹痛、腹泻等症状，经医生许可，术后3～5天可以逐渐过渡到无渣流食。流食一般包括米汤、藕粉、杏仁霜、米糊、低脂酸奶、豆腐脑、菜汁、果汁。进食量从50ml起始，逐渐加量。流食一般持续3天左右。

频次建议：每日6～7餐，从50ml起始，逐渐加量至100～150ml。

食物建议如下。

1）主食类：各种稠米汤、米糊、过滤稀麦片粥、藕粉、杏仁霜。

2）蛋白质类：蒸嫩鸡蛋、少量牛奶或酸奶、清鸡汤、清鱼汤等。

3）蔬果类：鲜果汁、胡萝卜汁、西红柿汁、鲜藕汁。

4）全营养类：全营养配方粉。

详细饮食参考方案见表14-2。

表14-2　无渣流食阶段饮食参考方案

餐时	饮食参考方案
早餐	米汤（粳米标准20g）或蛋花汤（鸡蛋25g）
加餐	蔬果汁+稀藕粉（30g）
午餐	米汤（粳米标准15g），全营养粉（32g）
加餐	南瓜粉（30g）
晚餐	蔬菜米糊+酸奶（100～150ml）或清淡的肉汤（30～80ml，盐少许）+嫩蛋羹（鸡蛋25g）

（3）第三步：少渣半流食阶段（术后7～14天）

进食流食无明显腹痛、腹泻等症状，经医生许可，可以逐渐过渡到少渣半流食。多渣或产气的食物（如生萝卜、洋葱、红薯、香蕉、豆类、牛奶、豆浆等）应注意避免。此阶段一般持续1～2周。

频次建议：每日5～6餐，从80ml起始逐渐加量至120～200ml。

食物建议如下。

1）主食类：肉末碎菜粥、大米粥、疙瘩汤、烂面条、馒头蘸汤、面片、土豆泥等。

2）蛋白质类：肉泥丸子、鱼丸、鱼片、鸭肝、嫩蛋羹、烩豆腐、酸奶等、蛋白粉。

3）蔬果类：菜泥（西红柿、冬瓜、胡萝卜、茄子、南瓜等），果泥（苹果、葡萄、木瓜、火龙果、梨等）或菠菜、西兰花、圆白菜等叶菜可用搅拌机制成匀浆。

4）全营养类：全营养配方粉。

详细饮食参考方案见表14-3。

表14-3　少渣半流食阶段饮食参考方案

餐时	饮食参考方案
早餐	馒头+鸡蛋羹（面粉25g+鸡蛋25g）
加餐	全营养配方粉（40g）
午餐	肉泥馄饨（面粉25g、里脊肉泥15g）+蔬菜泥（50g） 或菜肉小馄饨（瘦猪肉30g，小麦粉75g，大白菜100g）+小馒头（标准粉25g）+蘑菇虾仁豆腐（蘑菇50g，虾仁30个，豆腐100g）+烹饪油（色拉油6g）

续表

餐时	饮食参考方案
加餐	全营养配方粉（40g）或南瓜粉（30g）
晚餐	西红柿龙须面（面粉 25g，鸡蛋 25g+西红柿 50g）或鸡蛋鸭丝碎菜面（标准粉 75g，鸡蛋 25g，鸭丝 50g，碎青菜 100g）+烹饪油（色拉油 6g）
加餐	全营养配方粉（40g）

（4）第四步：半流食、软食阶段（术后 2 周～2 个月）

手术后 2～3 周，可以逐渐尝试进食发糕、面包、面条、软饭、水煮嫩蛋、水果及少渣蔬菜。进食量可从 150ml 起始，逐渐加量。该阶段可能持续 2～3 个月，如果此阶段内患者无明显腹痛、腹泻等不适，可以逐渐过渡为普食。此后 3 个月之内饮食注意清淡、易消化。对于刺激性食物、粗纤维丰富食物或油腻的食物应注意限制或避免，如胡椒、辣椒、芹菜、蒜薹、竹笋、干豆、肥肉等。

频次建议：每日 4～6 餐，从 150ml 起始，逐渐加量至 200～300ml。

食物建议如下。

1）主食类：馄饨、馒头、包子、面条、面包、软饭、山药、芋头。

2）蛋白质类：瘦肉丸子、卤水鸭肝、滑嫩的肉丝、清蒸鱼、炖肉、水煮嫩蛋、南豆腐。

3）蔬果类：细软水果及少渣蔬菜（鲜嫩绿叶菜）。

4）全营养类：全营养配方粉。

详细饮食参考方案见表 14-4 和表 14-5。

表 14-4　半流食阶段饮食参考方案

餐时	饮食参考方案
早餐	馒头（面粉 50g）+鸡蛋羹（鸡蛋 50g+西红柿 50g）或薄粥（粳米标准 25g）+肉松（猪肉松 20g）+小素包（小麦粉 40g，香菇碎 25g，青菜碎 75g）
加餐	全营养配方粉（40g）
午餐	肉丸菠菜面片（面粉 50g，菠菜 100g，鸡胸肉 25～50g）或白粥（粳米标准 40g）+荠菜墨鱼片（墨鱼片 75g，荠菜 75g）+蘑菇豆腐（蘑菇 75g，豆腐 100g）+烹饪油（色拉油 10g）
加餐	全营养配方粉（40g）或紫米粥（粳米标准 20g，紫米糯米 20g）或藕粉（30g）
晚餐	馒头（面粉 50g）+肉末西葫芦（西葫芦 100g，里脊肉末 25～50g）或碎青菜面条（青菜 125g，挂面 50g）+虾仁炒蛋（虾仁 30g，鸡蛋 25g）+番茄去皮葫芦瓜（番茄 100g，葫芦瓜 125g）+烹饪油（色拉油 10g）
加餐	全营养配方粉（40g）

表 14-5　软食阶段饮食参考方案

餐时	饮食参考方案
早餐	白粥（粳米 25g）+豆沙包（标准粉 50g，豆沙 20g）+白煮蛋（50g）或白粥（粳米 25g）+素菜包（标准粉 50g，青菜 100g，香菇 10g）+白煮蛋（50g）
加餐	全营养配方粉（55g）
午餐	软饭（粳米 100g）+醋熘鸡片黄瓜（去皮鸡胸肉 50g，黄瓜 150g）+炒碎青菜（青菜 150g）+烹饪油（色拉油 10g）或软饭（粳米 100g）+青椒牛柳（青椒 150g，牛柳 50g）+荠菜豆腐羹（荠菜 150g，豆腐 100g）+烹饪油（色拉油 10g）
加餐	全营养配方粉（55g）
晚餐	香菇菜包（标准粉 100g，鲜香菇 10g，青菜 100g）+玉米鱼丁（玉米 100g，鱼丁 50g）+南豆腐豆花汤（南豆腐 100g，蘑菇 50g，虾仁 15g）+烹饪油（色拉油 6g）或小馄饨（小麦粉 100g，猪腿肉 50g）+什锦西兰花（胡萝卜 100g，西兰花 150g）+烹饪油（色拉油 6g）
加餐	全营养配方粉（55g）

（5）结直肠肿瘤切除术后合并腹泻、便秘患者的饮食建议：结直肠肿瘤切除术后部分患者可能发生肠道功能紊乱，出现腹泻、便秘和肠梗阻等合并症，影响患者进食和营养状态。此时，适当的饮食调理和营养支持可以帮助这部分患者预防或改善症状。

1）腹泻：术后康复早期部分患者会发生腹泻症状，这可能是由胃肠道功能易激惹及食物刺激等原因引起的。此时，应避免食用油腻、多渣、产气或刺激性的食物，如油炸食物、肥肉、韭菜、芹菜、花菜、笋、蒜薹、洋葱、青椒、甜瓜、豆类、玉米、糙米等。进食习惯上注意细嚼慢咽，频次上应少食多餐。另外，腹泻应根据不同时期、不同情况调整饮食。

A.腹泻急性期：腹泻严重者暂时禁食，通过静脉输液补充水和电解质，必要时应该进行进一步的检查和住院留观，待腹泻缓解后，可考虑给予流食，如浓米汤、藕粉、杏仁茶等，每日6~7餐，每餐约200ml（暂不食用牛奶、豆浆等）。

B.腹泻好转期：大便次数减少，频度下降，可考虑给予半流食（如大米稀粥、肉末蔬菜粥、鸡蛋龙须面、蒸蛋羹、低脂酸奶、豆腐脑）及粗纤维素含量较少的蔬菜（如冬瓜、去皮西红柿、生菜、黄瓜、土豆、胡萝卜泥等），同时注意水分的补充。

C.腹泻恢复期：此阶段可考虑给予患者低脂少渣的软食，少食油腻、生冷、甜食、甜味剂、高纤维及产气多的蔬菜、粗粮及刺激性食品等。

2）便秘：患者首先应增加饮水量，每天应饮6~8杯水，注意摄入含细纤维素及脂肪等成分的通便食品，如青菜、薯类、水果、香蕉及蜂蜜、酸奶、坚果、植物油等。产气量多的患者可适当补充一些益生菌制剂，这些制剂也有一定改善症状的作用，如乳酸杆菌制剂等。另外，辣椒、胡椒、芥末等辛辣刺激性食物可加重便秘等不适症状，应适当限制或避免进食。

3）乳糖不耐症：中国人群约60%体内缺少乳糖酶，这导致该部分人群喝牛奶后容易出现腹泻、腹胀等乳糖不耐受症状。但该部分人群如果改为喝酸奶，并且改为餐后喝奶则可能比较容易耐受，并且随着喝奶时间的延长，乳糖酶会逐渐增加，耐受性也会相应提高。

第二节　胃肿瘤围术期营养支持概论与饮食管理

一、围术期营养支持概论

1.概述　早期胃癌因肿瘤对机体影响较小，发生营养不良的概率较低。在胃癌进展期，营养治疗是改善机体营养状况或纠正营养不良，使机体能够承受手术、放化疗等抗肿瘤治疗的基础。合理的营养治疗是对伴有营养不良的胃癌手术患者实施有效治疗的突破口，了解患者的机体代谢变化特点及营养不良的发生机制，有利于对胃癌围术期的营养不良进行针对性的预防和治疗。

2.营养不良原因　营养不良原因复杂，可能是肿瘤因素和治疗因素的共同作用。首先，肿瘤患者的营养物质代谢与非肿瘤患者相比会发生变化，脂肪分解增加、脂肪储存减少、糖类代谢异常、蛋白质转化率增加、肌肉及内脏蛋白消耗、体重减少、水电解质平衡紊乱、能量消耗改变等，均会诱发和加重营养不良。其次，肿瘤细胞产生的炎症因子、促分解代谢因子及肿瘤微环境引起的机体炎症反应和免疫应答也加速了营养不良的进程。最后，接受手术治疗的患者可能面临胃切除及消化道重建导致的消化吸收障碍、胃排空延迟、消化道梗阻等合并症所导致的营养摄入减少，而放化疗等带来的恶心呕吐、抑郁焦虑情绪等也会影响营养的摄入。

3. 营养风险筛查与营养不良评估 胃肿瘤患者营养不良的诊断，首先应采用有效筛查工具（如 NRS 2002）进行筛查，明确存在营养风险的患者。在此基础上，须至少符合一项表现型指标和一项病因型指标，方可诊断。表现型指标包括：①（亚洲地区）BMI<18.5kg/m^2（≤70 岁）或 BMI<20kg/m^2（>70 岁）；②无意识的体重减轻：6 个月内体重下降>5%，或 6 个月以上体重下降>10%；③通过有效的人体成分检测技术确定的肌肉量降低（去脂肪体重指数、握力等）。病因型指标包括：①能量摄入量降低≤50%（>1 周），或任何比例的能量摄入降低（>2 周），或导致患者吸收不足或吸收障碍的慢性胃肠道症状；②急性疾病、损伤，或慢性疾病相关的炎症。

4. 营养支持的基本原则 胃肿瘤患者围术期能量目标需要量，推荐采用间接测热法来实际测量，或按照 25~30kcal/（kg·d）计算，蛋白目标需要量推荐按照 1.2~1.5g/（kg·d）计算，根据患者的实际情况适当调整。胃肿瘤患者的营养支持包括肠内营养和肠外营养，方式上与结直肠癌类似，此处不再赘述。需要注意的是，胃肿瘤患者围术期营养治疗的营养底物需要保持合理的脂肪及糖类供能比例，可以适当地提高能量密度；尤其要注意为患者补充生理需要量的维生素及微量元素，如铁、维生素 B$_{12}$、维生素 D 等。

二、胃肿瘤切除术后饮食管理

1. 胃肿瘤切除术后患者的饮食原则

（1）术后 2~3 天可在医生指导下适量饮水。术后一般 3~5 天，经医生许可后可以由进食稀米汤起始，逐渐增加稀藕粉或菜水、清淡肉汤等。此时，牛奶、豆浆等产气的食物应避免食用。清流食阶段一般持续 3 天左右。

（2）进食清流食无明显腹痛、腹泻等症状，经医生许可，于术后 5~6 天可过渡到流食阶段。流食一般包括米汤、藕粉、杏仁霜、米糊、低脂酸奶、豆腐脑、菜汁、果汁。

（3）进食流食无明显腹痛、腹泻等症状，经医生许可后，逐步过渡到半流食。可以食用的种类包括发糕、烂面条、疙瘩汤、大米粥、面片、嫩蛋羹、嫩豆腐、土豆泥、酸奶及瓜果类蔬菜泥（如西红柿、南瓜、冬瓜、西葫芦等）及肠内营养制剂或匀浆膳。由 50~80ml 起始，逐渐加量至 100~150ml。此阶段一般持续 5~7 天。

（4）大约术后 2 周，进食半流食无明显腹痛、腹胀、腹泻等症状，经医生许可后，可以过渡到少渣半流食。可以食用的种类包括面包、蛋糕、馄饨、烂面条、馒头蘸汤、瘦肉丸子、瓜果菜及匀浆膳或肠内营养制剂。不易消化的食物，如韭菜、鲜豆类、饺子和油炸食品等应限制或避免食用，但叶菜可使用搅拌机制成匀浆食用。进食量以感觉 7~8 分饱，进食后无明显不适为准。此阶段一般持续 2~5 周。

（5）术后 1 个月左右，可进半流食，即在少渣半流食的基础上增加一些嫩叶菜和炖肉，并逐渐过渡至软食（如馒头、面条、软饭、水煮嫩蛋、嫩叶菜、菜花等）及细软的水果，以及肠内营养制剂或匀浆膳。进食量可从 150ml 起始，逐渐加量至 200～300ml。半流食一般需持续 5 个月左右。无明显腹痛、腹胀、腹泻等症状，则可逐渐过渡为普食。

（6）此外，术后 0.5～1 年，饮食应注意清淡、细软、好消化，避免油腻、刺激性、粗硬和过热、过冷的食物（如芹菜、蒜苗、辣椒、干豆、油条、肥肉、冰激凌、奶油蛋糕等）。

2. 胃肿瘤切除术后详细饮食参考方案

（1）第一步：清流食阶段（术后 3～6 天）

频次建议：每日 6～7 餐，从 30ml 开始，逐渐加量至 80～100ml。

食物建议如下。

1）主食类：米汤、稀藕粉。

2）蔬果类：菜汤、过滤果汁、果水。

详细饮食参考方案同表 14-1。

（2）第二步：流食阶段（术后 6～9 天）

频次建议：每日 6～7 餐，从 50ml 起始，逐渐加量至 100～150ml。

食物建议如下。

1）主食类：各种稠米汤（大米、小米）、过滤稀大米粥、米糊、杏仁霜、藕粉等。

2）蛋白质类：蒸嫩鸡蛋羹、少量牛奶、清鸡汤、清鱼汤、蛋白粉等。

3）蔬果类：鲜果汁、胡萝卜汁、西红柿汁、鲜藕汁。

4）全营养类：全营养配方粉。

详细饮食参考方案见表 14-6。

表 14-6　流食阶段饮食参考方案

餐时	饮食参考方案
早餐	米汤（粳米标准 20g）或蛋花汤（鸡蛋 25g）
加餐	蔬果汁+稀藕粉（30g）
午餐	米汤（粳米标准 15g），全营养粉（32g）
加餐	南瓜粉（30g）
晚餐	蔬菜米糊+蛋白粉（8g）
加餐	全营养配方粉（20～40g）

（3）第三步：半流食（泥状软食）阶段（术后 1～2 周）

频次建议：每日 6～7 餐，从 50～80ml 起始，逐渐加量至 100～150ml。

食物建议如下。

1）主食类：大米粥、烂面条、疙瘩汤、面片、发糕。

2）蛋白质类：蒸嫩鸡蛋、少量牛奶或酸奶、清鸡汤、清鱼汤、蛋白粉等。

3）蔬果类：果泥、瓜果类蔬菜泥（如西红柿、冬瓜、南瓜、西葫芦、茄子等去皮制软）。

4）全营养类：全营养配方粉。

详细饮食参考方案见表 14-7。

表 14-7　半流食阶段饮食参考方案

餐时	饮食参考方案
早餐	米粥（粳米标准 20g）或嫩鸡蛋羹（鸡蛋 25g）
加餐	蔬果汁+全营养粉（32g）
午餐	米粥（粳米标准 15g）+嫩蛋羹（鸡蛋 25g）+烹饪油（橄榄油 4g）或者去油番茄肉泥汤（猪腿肉 30g，番茄 100g）+米粥（粳米 20g）+烹饪油（橄榄油 1.5g）
加餐	全营养粉（25～40g）
晚餐	蔬菜米糊+酸奶（100～150ml）或西红柿汁蛋花汤（西红柿 100g，鸡蛋 25g）+白稀粥（过箩，粳米标准 25g）或玉米汁鸡蓉汤（玉米 100g，鸡肉 50g）+米粥（粳米标准 20g）+烹饪油（橄榄油 1.5g）
加餐	全营养配方粉（32g）

（4）第四步：少渣半流食阶段（术后 2～5 周）

频次建议：每日 5～6 餐，从 80ml 起始，逐渐加量至 120～200ml。

食物建议如下。

1）主食类：肉末碎菜粥、大米粥、面片、烂面条、疙瘩汤、馒头蘸汤、土豆泥等。

2）蛋白质类：肉泥丸子、鱼丸、鱼片、鸭肝、嫩蛋羹、烩豆腐、酸奶、蛋白粉等。

3）蔬果类：菜泥（西红柿、胡萝卜、冬瓜、南瓜等）；果泥（苹果、火龙果、葡萄、梨、木瓜等）；菠菜、西兰花、圆白菜等叶菜可用搅拌机制成匀浆。

4）全营养类：全营养配方粉。

详细饮食参考方案见表 14-8。

表 14-8　少渣半流食阶段饮食参考方案

餐时	饮食参考方案
早餐	馒头+鸡蛋羹（面粉 25g+鸡蛋 25g）
加餐	全营养配方粉（40g）
午餐	肉泥馄饨（面粉 25g，里脊肉泥 15g）+蔬菜泥（50g）或菜肉小馄饨（瘦猪肉 30g，小麦粉 75g，大白菜 100g）+小馒头（标准粉 25g）+虾仁豆腐（虾仁 30 个，豆腐 100g）+烹饪油（色拉油 6g）
加餐	全营养配方粉（40g）或南瓜粉（30g）
晚餐	西红柿龙须面（面粉 25g，鸡蛋 25g+西红柿 50g）或鸡蛋鸭丝碎菜面（标准粉 75g，鸡蛋 25g，鸭丝 50g，碎青菜 100g）+烹饪油（色拉油 6g）
加餐	全营养配方粉（40g）

（5）第五步：半流食或软食阶段（术后 5 周～5 个月）

频次建议：每日 4～6 餐，从 150ml 起始，逐渐加量至 200～300ml。

食物建议如下。

1）主食类：馄饨、馒头、包子、面条、面包、软饭、山药、芋头。

2）蛋白质类：瘦肉丸子、卤水鸭肝、滑嫩的肉丝、清蒸鱼、炖肉、水煮嫩蛋、豆腐等。

3）蔬果类：少渣蔬菜（嫩的绿叶菜、菜花、大白菜嫩叶等）及细软的水果。

4）全营养类：全营养配方粉。

详细半流食饮食方案同表 14-4，详细软食饮食方案同表 14-5。

（6）胃切除术后倾倒综合征的预防：胃大部切除术后，患者由于胃容积减少，进食后可能会出现不适症状，如倾倒综合征、低血糖等。倾倒综合征主要表现为进食后腹胀、腹痛、呕吐、出汗等，常发生在进食后15~30分钟，与胃容量缩小、幽门失控后大量食物快速进入空肠有关；低血糖常发生在餐后2小时左右，表现为心悸、头晕、出冷汗等，由糖类吸收过快导致胰岛素分泌增加，继发性血糖下降所致。通过饮食习惯的调整可以大大减少这两种合并症的发生，主要的预防措施如下。

1）少食多餐：胃大部切除术后的患者因胃容量变小，影响胃的纳食和消化功能，宜少食多餐，每日5~7餐，以增加摄入量。

2）干稀分食：进餐时只吃较干的食物，在进餐前30分钟、餐后60分钟以后喝水或液体食物，以减缓食物进入小肠的速度，促进食物的消化吸收。

3）注意体位：进餐时采取半卧位，细嚼慢咽，餐后斜卧30分钟可减轻不适症状。

4）低糖饮食：康复期宜选用含可溶性纤维较多的食物，如小米粥、荞麦面、杂面馒头、发糕等，以延缓糖吸收，减少低血糖的发生。术后限用精制糖及糖加工成的食物，如甜饮料、甜果汁、甜点心、蛋糕等，每日主食少于5两。

（王贵玉　王玉柳明）

参 考 文 献

董明，周建平，姚宏伟. 2019. 结直肠癌围手术期营养治疗中国专家共识（2019版）[J]. 中国实用外科杂志，39（6）：533-537.

李子禹，闫超，李沈. 2020. 胃癌围手术期营养治疗中国专家共识（2019版）[J]. 中国实用外科杂志，40（2）：145-151.

中国抗癌协会，中国抗癌协会肿瘤营养与支持治疗专业委员会，中国抗癌协会肿瘤康复与姑息治疗专业委员会，等. 2016. 结直肠癌营养治疗指南 [J]. 肿瘤代谢与营养电子杂志，3（3）：164-165.

中华医学会肠外肠内营养学分会. 2017. 肿瘤患者营养支持指南 [J]. 中华外科杂志，55（11）：801-829.

中华医学会放射肿瘤治疗学分会. 2017. 肿瘤放疗患者口服营养补充专家共识（2017）[J]. 中华放射肿瘤学杂志，26（11）：1239.

Arends J，Bachmann P，Baracos V，et al. 2017. ESPEN guidelines on nutrition in cancer patients [J]. Clin Nutr，36（1）：11-48.

Kondrup J，Rasmussen H H，Hamberg O，et al. 2003. Nutritional risk screening（NRS 2002）: a new method based on an analysis of controlled clinical trials [J]. Clin Nutr，22（3）：321-336.

Lappas BM，Patel D，Kumpf V，et al. 2017. Parenteral nutrition: indications，access，and complications [J]. Gastroenterol Clin North Am，47（1）：39-59.

Lee J Y，Chu S H，Jeon J Y，et al. 2014. Effects of 12 weeks of probiotic supplementation on quality of life in colorectal cancer survivors: a double-blind，randomized，placebo-controlled trial [J]. Dig Liver Dis，46（12）：1126-1132.

Ryder M，Ryder M. 2006. Evidence-based practice in the management of vascular access devices for home parenteral nutrition therapy [J]. J Parenter Enteral Nutr，30（suppl）：82-93.

第十五章

胃肠肿瘤术后随访及复查指导

　　胃肠道癌是最常见并且恶性程度较高的恶性肿瘤,及时发现患者病情变化及其对治疗方案的反应,才能准确地调整治疗方案,减少患者不良预后,所以胃肠肿瘤术后的随访和复查非常重要。

第一节　胃肠肿瘤术后随访要点

一、随访的定义

　　随访是指医生对曾在医院就诊的患者以通信或其他方式,进行定期了解患者病情变化和指导患者康复的一种观察方法。通过随访可以提高医院治疗前后的服务水平,同时方便医生对患者进行跟踪观察,掌握第一手资料以进行统计分析、经验积累,同时也有利于医学科研工作的开展和医务工作者业务水平的提高,从而更好地为患者服务。

二、随 访 目 的

　　胃肠肿瘤术后随访十分重要。主要目的是尽早发现局部复发或远处转移,以便再次应用某些可能成功的治疗手段,尽早切除新出现的复发或远处转移,为患者争取良好的预后。

　　胃肠肿瘤的术后随访往往从患者出院以后不久开始,一般每3个月至1年一次,视疾病的不同病期和治疗方法而定。在近期随访中,医生主要观察患者治疗的效果及是否发生不良反应,并根据随访情况和复查结果来调整用药;远期随访可获得某一治疗方案的长期效果、远期并发症及生存时间,有利于筛选出更有效的治疗方法,并可建立资料档案,掌握某一疾病的发展规律,有助于医学科学的发展。但是,目前缺乏高级别循证医学证据支持最佳随访/监测策略。

三、随 访 要 点

　　胃肠肿瘤以胃癌和结直肠癌多见,随访应根据肿瘤位置、分期和手术方式的不同,按照个体化的原则开展。如果患者身体状况欠佳，不能接受随访，或复发且需要抗肿瘤治疗时，则不主张对患者进行常规肿瘤随访/监测。本节将综合 NCCN、CSCO 等权威指南及临床循证证据，归纳总结出胃肠肿瘤的术后随访要点，但是由于各地区、各医院的习惯不同（包括客观条件和主观认识的差异），随访的项目和程序也存在差异。胃肠肿瘤的术后随访要点如下。

1. 随访分类

（1）按随访级别分类

1）医院随访：对医院服务质量和满意度的整体调查，整理出院患者的意见及建议，进而提高医院的服务水平。

2）科室随访：对具体科室和医生的满意度调查，包括医疗服务、医疗环境、医生和护士的医务水平等方面，形成对具体科室的意见反馈。

3）医生随访：负责患者的具体医生对出院患者的后期跟踪治疗和复查提醒，同时进行患者的满意度调查。

（2）按随访内容分类

1）医疗性随访：一般多采用定期健康检查的方法，对特定群体进行有关保健项目的观察和访问，了解健康情况，掌握发病、患病和死亡的情况。

2）预防性随访：对于从事特殊职业的人群，如接触放射线、粉尘工作及化工物质的职工，通过定期流行病学调查，了解他们的健康、发病和患病情况。

3）研究性随访：为了证实诊断和观察疗效，进一步了解出院患者，称之为研究性随访。研究性随访又可分为诊断性随访、疗效观察性随访。

（3）按随访的方式分类：门诊随访、信访随访、家庭访视、电话及电子邮件随访等。

2. 随访时间　由于肿瘤部位、肿瘤分期和手术方式等因素的不同,随访时间同样存在差异。对胃癌患者随访时，常以早期胃癌根治术后随访、进展期胃癌根治性术后随访和不可切除姑息性治疗随访区分，见表 15-1。

表 15-1　胃肠肿瘤术后随访分期及频率

名称	分期	随访频率
胃癌	早期胃癌根治术后随访	<3 年，1 次/6 个月；≥3 年，1 次/12 个月
胃癌	进展期胃癌根治术后及不可切除姑息性治疗随访	<2 年，1 次/3 个月；2~5 年，1 次/6 个月；>5 年，1 次/12 个月
结直肠癌	Ⅰ期随访	<5 年，1 次/6 个月；≥5 年，1 次/12 个月
结直肠癌	Ⅱ~Ⅲ期随访	<3 年，1 次/3 个月；3~5 年，1 次/6 个月；>5 年，1 次/12 个月
结直肠癌	Ⅳ期转移瘤 R0 切除/毁损后随访	<3 年，1 次/3 个月；3~5 年，1 次/6 个月；>5 年，1 次/12 个月
	症状恶化及新发症状	随时随访

对早期胃癌患者，根治术后随访频率：术后的前3年，每6个月1次，之后每年一次，至术后5年，5年后每年1次；进展期胃癌患者根治性术后或不可切除姑息性治疗患者随访/监测频率：前2年每3个月1次，然后6个月1次至术后5年，5年后每年1次。

对结直肠癌患者随访时，常以Ⅰ～Ⅲ期结直肠癌的术后随访和Ⅳ期转移瘤 R0 切除/毁损术后相区别。Ⅰ～Ⅲ期结直肠癌的术后随访频率，又会以Ⅰ期和Ⅱ～Ⅲ期区分开来。Ⅰ期：每6个月1次，共5年，5年后每年1次；Ⅱ～Ⅲ期：每3个月1次，共3年，然后每6个月1次，至术后5年，5年后每年1次。Ⅳ期转移瘤 R0 切除/毁损术后患者的随访/监测频率：前3年每3个月1次，然后6个月1次至术后5年，5年后每年1次。

在全部胃肠肿瘤术后患者的随访过程中，如果存在症状恶化和（或）新发症状时都需要随时进行随访。

3. 随访内容　随访方式也由于肿瘤部位、肿瘤分期和手术方式的不同而不同，区分方式与随访时间一致。主要随访方式较为相近，大致可以分为医生问诊和体检、实验室检查、影像学检查、内镜检查、组织细胞学检查。

胃癌的常规随访项目包括全面的血液化验（包括 CEA 和 CA19-9 等肿瘤标志物），胃镜检查，胸、腹部、骨盆增强 CT 检查、PET/CT、MRI。对进展期胃癌根治术后患者的随访，无论是术前接受新辅助放化疗的胃癌患者，还是常规根治术后的患者，随访内容相同。

结直肠癌的常规随访项目包括全面的血液化验（包括 CEA 等肿瘤标志物）、直肠指诊、大便隐血试验、结肠镜检查、肝脏和直肠超声、肝脏和盆腔 CT、胸片、MRI。

（1）医生问诊和体检：详细地询问病史和体格检查是随访的第一手资料，虽然患者的主诉和体检不能作为判断肿瘤复发和转移的因素，但其有助于为之后的检查和早期诊断提供帮助。针对结直肠癌患者体检时，强调直肠指诊。

（2）实验室检查：血常规和肿瘤标志物（CEA、CA19-9、CA12-5 等），应该作为每次复查的必检项目；而实验室检查还包括肝功能、肾功能和免疫指标等检测。对于肝功能、肾功能和免疫指标的检查，若没有放化疗等辅助治疗，可在第一次复查结果无异常的情况下，半年复查一次。在胃癌患者中，幽门螺杆菌检测也是十分重要的实验室检测之一。

（3）影像学检查：胸、腹、盆腔 CT、超声、PET/CT、MRI 检查，肝脏超声造影和增强 CT 均为胃肠肿瘤术后随访采取的影像学检查方式。

针对胃癌治疗术后，若肿瘤标志物 CEA 提示异常，需每年进行1次胸、腹部及骨盆 CT 检查。PET/CT、MRI 检查仅推荐用于临床怀疑复发者，并且常规影像学检查为阴性时，比如，持续 CEA 升高，腹部 CT 检查或超声为阴性。目前不推荐将 PET/CT 检查列为常规随访/监测手段。

针对结直肠癌，结肠与直肠复查内容存在些许不同。结肠癌术后复查，Ⅰ～Ⅱ期患者每次复查时都需进行肝脏超声检查；Ⅲ期或 CEA、超声结果异常患者，需每年进行1次胸、腹部及骨盆 CT 检查；Ⅳ期转移瘤 R0 切除/毁损后患者，每6～12个月进行1次胸、腹、盆腔增强 CT。直肠癌术后复查患者，除去与结肠癌相似之处，即每次复查时，Ⅰ～Ⅱ期患者都需要进行肝脏超声检查；Ⅲ期或 CEA、超声结果异常时，除每年进行1次胸、腹部及骨盆 CT 检查外，还需每年进行1次盆腔增强 MRI。Ⅳ期转移瘤 R0 切除/毁损后患者，每6～12个月进行1次胸、腹、盆腔增强 CT 和盆腔增强 MRI，可根据患者随访情况进行调整。同胃癌相同，PET/CT 仅推荐用于临床怀疑复发，不推荐列为常规随访/监测手段。

（4）内镜检查：包括内镜检查或内镜超声。

对于胃癌患者，胃镜检查并不属Ⅰ级推荐。然而，一些回顾性研究表明，CT、肿瘤标志物的测量（CEA和CA19-9）和内镜检查可有效检测复发、胃残余癌症和异时性多发性癌症。因此推荐术后1年内进行胃镜检查，每次胃镜检查行病理活检，若发现有高级别不典型增生或者胃癌复发证据，则需在1年内复查。建议患者每年进行1次胃镜检查。

针对结直肠癌患者，结肠镜在Ⅰ～Ⅲ期疾病的术后已经作为Ⅰ级推荐，而对于Ⅳ期转移瘤R0切除/毁损后患者，结肠镜仍然作为Ⅱ级推荐。推荐术后1年内进行结肠镜检查，如果术前因肿瘤梗阻无法行全结肠镜检查，术后3～6个月进行检查；每次结肠镜检查时，如果未发现进展期腺瘤，则3年内复查，之后每5年复查1次。如果发现进展期腺瘤（绒毛状腺瘤，直径大于1cm，或有高级别不典型增生），需在1年内复查，若未发现进展期腺瘤，则3年内复查，然后每5年复查1次。直肠癌术后的结肠镜随访主要目的是发现新生腺瘤或多原发癌，因为高位直肠癌的吻合口局部复发很少发生，而低位直肠癌的吻合口局部复发则可以通过直肠指诊来监测。

（5）组织学检查：对于怀疑复发和转移的患者，包括影像学检查发现占位、体检触及包块、肿瘤标志物升高或（和）站位可行切除或可行细胞学穿刺的情况下，应当积极行组织细胞学检查，明确诊断，以便尽早、科学地实施包括手术在内的综合治疗，改善患者生存质量。

胃肠肿瘤术后随访时间及项目见表15-2～表15-6。

表15-2　早期胃癌根治术后随访

随访项目	1个月	6个月	12个月	1.5年	2年	2.5年	3年	4年	5年
临床病史及体格检查	○	○	○	○	○	○	○	○	○
血液学检查	○	○	○	○	○	○	○	○	○
幽门螺杆菌检测	○	○	○	○	○	○	○	○	○
胸、腹、盆腔CT或超声			○	○	○	○	○	○	○
胃镜检查			○		○		○	○	○

表15-3　进展期胃癌根治术后及不可切除姑息性治疗随访

随访项目	1个月	3个月	6个月	9个月	12个月	15个月	18个月	21个月	24个月	2.5年	3年	3.5年	4年	4.5年	5年
临床病史及体格检查	○	○	○	○	○	○	○	○	○	○	○	○	○	○	○
血液学检查	○	○	○	○	○	○	○	○	○	○	○	○	○	○	○
幽门螺杆菌检测	○	○	○	○	○	○	○	○	○	○	○	○	○	○	○
胸、腹、盆腔CT或超声					○	○	○	○	○	○	○	○	○	○	○
胃镜检查			○						○		○		○		○

表 15-4 结直肠癌 I 期疾病的术后随访

随访项目	1个月	6个月	12个月	1.5年	2年	2.5年	3年	4年	5年
临床病史及体格检查	○	○	○	○	○	○	○	○	○
血液学检查	○	○	○	○	○	○	○	○	○
肝脏超声	○	○	○	○	○	○	○	○	○
胸腹增强 CT	○	○	○		○		○	○	○
盆腔增强 MRI（直肠癌）			○		○		○	○	○
结肠镜检查	○	○	○	○	○	○	○	○	○

表 15-5 结直肠癌 II ~ III 期疾病的术后随访

随访项目	1个月	3个月	6个月	9个月	12个月	15个月	18个月	21个月	24个月	27个月	30个月	33个月	36个月	3.5年	4年	4.5年	5年
临床病史及体格检查	○	○	○	○	○	○	○	○	○	○	○	○	○	○	○	○	○
血液学检查	○	○	○	○	○	○	○	○	○	○	○	○	○	○	○	○	○
肝脏超声（II 期）	○	○	○	○	○	○	○	○	○	○	○	○	○	○	○	○	○
盆腔增强 MRI（直肠癌）					○				○				○		○		○
胸腹增强 CT					○				○				○		○		○
结肠镜检查	○	○	○	○	○	○	○	○	○	○	○	○	○	○	○	○	○

表 15-6 结直肠癌 IV 期转移瘤 R0 切除/毁损后

随访项目	1个月	3个月	6个月	9个月	12个月	15个月	18个月	21个月	24个月	27个月	30个月	33个月	36个月	3.5年	4年	4.5年	5年
临床病史及体格检查	○	○	○	○	○	○	○	○	○	○	○	○	○	○	○	○	○
血液学检查	○	○	○	○	○	○	○	○	○	○	○	○	○	○	○	○	○
肝脏超声（II 期）	○	○	○	○	○	○	○	○	○	○	○	○	○	○	○	○	○
盆腔增强 MRI（直肠癌）			●		○		●		○		●		○	●	○	●	○
胸腹增强 CT			●		○		●		○		●		○	●	○	●	○
结肠镜镜检查	○	○	○	○	○	○	○	○	○	○	○	○	○	○	○	○	○

根据患者术后状态的不同，可以更改随访内容。病情较轻的患者建议随访应持续 5 年，之后患者应转诊至区域社区医师，或应鼓励患者接受监督检查，作为其所在地区医疗保健计划的一部分。在这方面，需要各级医疗机构之间的合作，以为为胃肠肿瘤术后患者提供全面的治疗和护理。最终，仍需要循证证据支持科学的术后随访，这与良好的预后密切相关。

四、结 果 评 估

（一）功能状态评分

肿瘤患者术后，活动能力或者功能状态是考虑患者术后用药、复查时间、复查方式和放化疗选择的最重要因素。目前常用的功能状态量表中，Karnofsky 评分量表、东部肿瘤协作组（Eastern Cooperative Oncology Group，ECOG）评分量表和 WHO 评分量表是成人最常用的评分量表。患者的功能状态评分较低（如卧床患者），则可能不能得到较完善的术后治疗，其生活质量（QOL）可能会下降。功能状态评分也是临床试验受试者纳入和排除的标准。

1. Karnofsky 功能状态评分　KPS 评分，是 Karnofsky 功能状态的评分标准，又称为卡氏、KPS、百分法功能状态评分。得分越高，健康状况越好，越能忍受治疗给身体带来的副作用，因而也就有可能接受彻底的治疗，从而更好地提高生存质量，延长生存时间。一般认为 Karnofsky 80 分以上为非依赖级（independent），即生活自理级。50～70 分为半依赖级（semi-independent），即生活半自理。50 分以下为依赖级（dependent），即生活需要别人帮助。大于 80 分者术后状态较好，存活期较长（附表 15-1）。

2. ECOG 体力状况评分　ECOG 评分标准，是从患者的体力来了解其一般健康状况和对治疗耐受能力的指标。ECOG 体力状况评分标准记分：0 分、1 分、2 分、3 分、4 分、5 分。治疗前应该对患者的一般健康状态做出评价，一般健康状态的一个重要指标是评价其活动状态（performance status，PS）。活动状态是从患者的体力来了解其一般健康状况和对治疗耐受能力的指标。美国东部肿瘤协作组（ECOG）则制定了一个较简化的活动状态评分表。将患者的活动状态分为 0～5 级共 6 级（附表 15-2）。一般认为活动状况 3、4 级的患者不适宜进行化疗。

3. 其他功能量表　WHO 量表：由联合国制定，包括毒性和毒性分级。

Lansky 功能量表：专为儿童使用而开发，因为 KPS、ZPL 量表通常不适用于儿童人群。

生活质量（QOL）：根据患者自己的看法确定的部分独立的功能量度。它已被证明是某些癌症中肿瘤反应和生存的独立预测因子。

（二）心理评分

心理评分是康复治疗中的重要环节，有文章显示畏惧癌症而引起的心理影响远远超过疾病对身体的影响。及时给予心理干预，可提高癌症患者的治愈率、延长寿命、提高生活质量。在怀疑患者出现焦虑、抑郁、悲观情绪时，可以选用 90 项症状清单（symptom checklist 90，SCL-90）、抑郁自评量表（self-rating depression scale，SDS）、焦虑自评量表（self-rating anxiety scale，SAS）、生活质量综合评定问卷（generic quality of life inventory-74，GQOLI-74）、汉密尔顿抑郁量表（Hamilton depression scale，HAMD）或汉密尔顿焦虑量表（Hamilton anxiety scale，HAMA）等焦虑抑郁量表。此外，人格评估同样是进行心理鉴定、评价和诊断的重要方面，是心理治疗不可缺少的手段。目前常用的有投射测试（主题统觉测验）、主题测试（会谈法、自我概念测量）、自陈量表（明尼苏达多相人格调查）及行为观察等。

1. 90 项症状清单 又名症状自评量表（self-reporting inventory），于 1975 年编制，其作者是 L.R.Derogatis，是世界上最著名的心理健康测试量表之一，是当前使用最为广泛的精神障碍和心理疾病门诊检查量表，它将协助患者从 10 个方面来了解自己的心理健康程度。本测验适用对象为 16 岁以上的人群。该量表共有 90 个项目，包含有较广泛的精神病症状学内容，从感觉、情感、思维、意识、行为直至生活习惯、人际关系、饮食睡眠等，均有涉及，并采用 10 个因子分别反映 10 个方面的心理症状情况。该量表包括 90 个条目，共 9 个分量表，即躯体化、强迫症状、人际关系敏感、抑郁、焦虑、敌对、恐怖、偏执和精神病性。每一个项目均采用 5 级评分制：①没有，自觉无该项问题；②很轻，自觉有该项症状，但对被试者并无实际影响，或者影响轻微；③中度，自觉有该项症状，对被试者有一定影响；④偏重，自觉有该项症状，对被试者有相当程度的影响；⑤严重，自觉该症状的频度和强度都十分严重，对被试者的影响严重。SCL-90 的统计指标主要为两项，即总分和因子分。量表作者未提出分界值，按全国常模结果，总分超过 160 分，或阳性项目数超过 43 项，或任一因子超过 2 分，需考虑筛选阳性，需进一步检查。

2. 抑郁、焦虑自评量表

（1）抑郁自评量表（self-rating depression scale，SDS）：是（心理学）抑郁自评量表，目前广泛应用于门诊患者的粗筛、情绪状态评定以及调查、科研等，但是不能用于诊断。本评定量表共有 20 个题目。在评定之前，一定要把整个量表的填写方法及每个问题的含义都弄明白，然后要让患者做出独立的、不受他人影响的评定。本量表包含 10 道反向计分题。正向计分题 A、B、C、D 按 1、2、3、4 分计；反向计分题会按 4、3、2、1 计分。将 20 个项目的各个得分相加，即得粗分。标准分等于粗分乘以 1.25 后的整数部分。总粗分的正常上限为 41 分，标准总分为 53 分。抑郁严重度=各条目累计分/80。评分结果多数认为 0.5 以下者为无抑郁；0.5～0.59 为轻微至轻度抑郁；0.6～0.69 为中至重度；0.7 及以上为重度抑郁，但是仅作参考。同时需要注意的是，SDS 主要适用于具有抑郁症状的成年人，心理咨询门诊及精神科门诊或住院精神病患者均可使用。对严重阻滞症状的抑郁患者，评定有困难。其次，关于抑郁症状的分级，除参考量表分值外，主要还要根据临床症状，特别是要害症状的程度来划分，量表的分值仅能作为一项参考指标而非绝对标准。

（2）焦虑自评量表（self-rating anxiety scale，SAS）：由 William W.K.Zung 编制，是一种焦虑评定的标准，用于测量焦虑状态轻重程度及其在治疗过程中的变化情况。主要用于疗效评估，不能用于诊断。此量表与抑郁自评量表相似，此系统的结果剖析图给出的是标准分，分数越高，表示这方面的症状越严重。一般来说，焦虑总分低于 50 分者为正常；50～60 分者为轻度焦虑，61～70 分者是中度焦虑，70 分以上者是重度焦虑。同样量表的分值仅能作为一项参考指标，不能作为绝对标准。

3. 汉密尔顿量表

（1）汉密尔顿抑郁量表（Hamilton depression scale，HAMD）：由 Hamilton 于 1960 年编制，是临床上评定抑郁状态时应用得最为普遍的量表。本量表有 17 项、21 项和 24 项三种版本，然而，本量表对于抑郁症与焦虑症，却不能较好地进行鉴别，因为两者的总分都有类似的增高。

（2）汉密尔顿焦虑量表（Hamilton anxiety scale，HAMA）：由 Hamilton 于 1959 年编制。最早是精神科临床中常用的量表之一，包括焦虑心境、紧张、害怕、失眠、认知功能、抑郁心境、躯体性焦虑（肌肉系统症状）、感觉系统症状、心血管系统症状、呼吸系统症状、胃肠消化道症状、生殖、泌尿系统症状、自主神经系统症状、与人谈话时的行为表现等项目。HAMA 所有项目采用 0～4 分的 5 级评分法，各级的标准如下。0 分：无症状；1 分：轻；2 分：中等；3 分：重；4 分：极重。总分≥29 分，可能为严重焦虑；≥21 分，肯定有明显焦虑；≥14 分，肯定有焦虑；≥7 分，可能有焦虑；如<7 分，则没有焦虑症状。

（三）器官功能评分

随着外科学技术水平的发展，患者对于手术后生活质量的追求日益提高，微创手术也成为当下胃肠肿瘤手术的选择。包括使用腹腔镜、达芬奇机器人、经肛门内镜或软质内镜等设备平台完成腹盆腔内各种常规手术操作（切除与重建）。在进行微创手术时虽然减少了手术产生的瘢痕，但是同时也需要考虑对肛门及女性功能的影响。所以如若手术方式选择经过肛门及女性会阴，除了常规的躯体功能评估以外还需要对肛门及女性功能进行评估。

1. 肛门功能评判　肛门功能评估量表包含等级评分量表与总分评分量表两类，常用的肛门评分量表包括 Wexner、Vaizey、Pescatori、AMS 四种。主要从以下方面评估。失禁程度：包括排气及黏液、稀便、硬便三个方面；失禁频率：从不、很少、有时、每周、每天、每天几次；生活习惯及是否应用衬垫及肛塞：从不、很少、有时、每周、每天、每天几次；是否应用止泻药物、是否缺乏延迟排便 5 分钟以上。下面将以 Wexner 为例详细介绍。

当采用 Wexner 时，对于直肠脱垂合并便秘的患者，采用 Wexner 便秘评分（WCS）比较术前、术后 1 个月、术后 3 个月、随访期（术后 6 个月及以上）排便困难程度。Wexner 便秘评分包含排便频率、排便困难度、不完全排便感觉、排便疼痛度、排便时间、辅助排便方式、24 小时尝试排便失败次数及便秘持续时间 8 个项目，分值为 0～30 分，分值高低代表便秘程度，0～8 分为正常，9～30 分为便秘（附表 15-3）。

对于直肠脱垂合并肛门失禁的患者，采用 Wexner 肛门失禁评分（WFIS）比较患者术前、术后 1 个月、术后 3 个月、随访期（术后 6 个月及以上）大便失禁程度，分值为 0～20 分，分值高低代表肛门失禁的严重度，0 分为正常，20 分为完全失禁（附表 12-1）。

2. 女性功能评分　女性性功能指数（FSFI）是一项由 19 个项目组成的问卷，它是一种简短的多维自我报告工具，用于评估女性性功能的关键方面。从心理上讲它是合理的，易于管理，并且已显示出区分临床人群和非临床人群的能力。FSFI 设计并验证了所描述的调查问卷，用于评估女性性功能和生活质量的临床试验或流行病学研究。它在这些领域的进一步使用仍有待研究。其主要用于测量女性近 4 周内性生活的感觉与反应，属于自评式量表，共 6 个维度，19 个条目，分别为性欲维度（条目 1～2）、性唤起维度（条目 3～6）、阴道润滑维度（条目 7～10）、性高潮维度（条目 11～13）、性满意度维度（条目 14～16）、性交疼痛维度（条目 17～19）。除第 1、2、15、16 条目采用 5～1 分 5 级反向计分外，其他条目均采用 0～5 分 6 级正向计分，评分越高，说明性生活的感觉与反应越好。FSFI 量表内容如表 15-7 所示。

表 15-7　FSFI 量表内容

维度	条目	分值范围（分）	系数	最小分值	最大分值
性欲	1～2	1～5	0.6	1.2	6
性唤起	3～6	0～5	0.3	0	6
阴道润滑	7～10	0～5	0.3	0	6
性高潮	11～13	0～5	0.4	0	6
性满意度	14～16	0 或 1～5	0.4	0.8	6
性交疼痛	17～19	0～5	0.4	0	6
	FSFI 总评分			2	36

第二节　胃肠肿瘤术后复查指导

一、复查的定义

广义上讲，复查是指再一次做检查或审核，可指对病情的再次检查，以明确诊断和目前疾病状态。狭义的复查是指针对某种疾病在规定的时间内，完成具有针对性的检查项目，为了观察疾病的变化、治疗的效果及其副作用，从而完善和调整治疗方案，做到更好的个体化治疗。

二、复查指导的目的

复查指导是通过告知患者复查目的、时间、检查项目和注意事项，及时科学地复查，进而评估可能发生或已经发生的治疗副作用，及早发现和治疗复发的病情，并制定个体化治疗方案，消除患者的顾虑和疑虑，达到让患者积极配合医生完成复查的目的。

三、复查指导的内容

（一）复查时的心理准备

1. 告知患者复查的目的　随着医学技术和医药研发的飞速发展，诊疗手段不断丰富，社会医疗保障不断完善，恶性程度较高的胃肠肿瘤患者生存率明显提高、复发率显著降低，其中科学规律地复查也是胃肠肿瘤术后患者良好预后的重要环节。然而，由于对癌症的恐惧，对肿瘤的偏见，特别是担忧复查结果不理想，许多肿瘤术后患者不能遵照医嘱规律复查，甚至拒绝复查，以至于延误治疗。

复查是为了观察疾病的变化、治疗的效果，及时评估可能发生或已经发生的治疗副作用，及早发现和处理复发的病情，并调整治疗方案，复查是为了"预防为主，关口前移"，实现对疾病的有效防控，让患者明确复查的目的，消除患者对复查的顾虑和疑虑，改变其负面情绪，让患者积极地配合医生复查，才能制定长期的健康计划。

2. 告知患者复查的内容　通过电话、电子邮件等方式通知患者本人或其家属复查的内容。

由于肿瘤部位、肿瘤分期和手术方式等因素的不同，以及近期复查和远期复查目的的不同，患者每次复查的时间、检查的项目存在明显差异，所以告知患者复查的内容应该包括复查目的、复查时间和检查项目等，方便患者做好充足的准备。

尤其是可以选择复查的医疗机构，随着我国新医改的不断推进，基本医疗服务体系已经逐步完善，但是医疗服务水平仍然存在差异，患者常会选择综合诊治能力更强的大医院进行诊疗。医务人员在指导患者复诊时需要考虑到患者就诊的可及性，对患者可进行复查的医疗机构提出指导性意见，从而提高患者的复查率。向患者推荐复查的医疗机构时要考虑如下几个要素：诊疗水平、同质化情况、就诊距离等。其次还有相关费用情况的告知，保证完成必要的检查，满足医务人员做出合理的诊疗意见，避免过度诊疗。

3. 告知患者有创检查的安全性和可能出现的风险及解决办法　有创检查是胃肠道检查中最有效、最可靠的检查方法，在检查过程中能够直接观察病灶，同时采集活体组织做病理诊断，对胃肠肿瘤术后患者病情复查具有重要的意义。有创检查虽然安全，部分患者在检查后也可能出现短暂的胃肠道不适，并且可能有一定的创伤性和危险性。

（二）复查时的注意事项

1. 患者接受医生问诊和查体时

（1）接受问诊时叙述病情不隐瞒、不说谎。对待医生的问题认真思考作答。自我调节焦虑、恐惧等不良情绪，也可向医护人员寻求帮助，但不随意发泄个人情绪。

（2）按照医生的口令，认真配合完成动作，如有困难及不适主动提出。

（3）患者如对自身疾病存疑可向医生询问，医生在不影响诊疗效率的前提下会给予认真解答。增强对医生的信心，积极主动的沟通，有助于更好地完成患者的求医诉求。

2. 患者接受实验室检查项目时

（1）采血前，嘱咐患者保持清洁，采血当日选择袖口宽松的衣服。操作前进食、饮水可能影响检查结果，需遵医嘱进行。需要空腹的检查项目，如肝功能、肾功能、血糖、血脂、电解质、血液流变学等一定提前告知患者。若仅检查血常规，则不必空腹，但仍需要告诉患者避免高蛋白高脂饮食，以防造成乳糜样血，延误检查时机。复查当天可喝 50～100ml 温水，但不能大量饮水或各种饮料。采血时间一般选在早上 7：30～10：00 为宜。

（2）采血时患者保持放松，避免因紧张造成血管收缩，增加采血难度。

（3）采血后应按压穿刺部位，不揉搓，力度适宜，按压时间因人而异。保持穿刺部位清洁、干燥。若出现局部青瘀，24 小时后可热敷。采血后应休息 15～30 分钟，有不适症状及时提出。若出现晕针、低血糖等，可就地平卧，饮一些含糖饮料，症状缓解后再离开。

3. 患者接受影像学检查时

（1）不同影像学检查对于进食和饮水的要求不同，所以患者行影像学检查前需要遵医嘱。例如，钡剂造影当日需空腹，钡剂灌肠前 1 日流质饮食，检查前 4 小时清洁灌肠，上腹 CT 前空腹 8 小时。当行盆腔部位检查（如膀胱、前列腺、妇科等）时，需大量喝水充盈膀胱后再行检查。含造影剂的检查需先行造影剂过敏试验，特殊患者需要询问用药史。尽量取下身体上的金属物，以防灼伤自己和形成伪影误诊，体内有支架、起搏器、胰岛素泵、节育环等的患者应及时与医生确认。

（2）检查中心情放松，过高的血压和血糖会导致检查不能进行。认真配合完成呼吸和屏气、吞咽等动作，不需动作时尽量保持不动以防止造成伪影影响结果。

（3）检查后，如果是用钡剂的患者，应该胃内钡剂排空后再进食。含造影剂检查后，先需在休息室休息 15 分钟后再离开，防止过敏反应发生，并注意特殊药物恢复使用的时间。造影剂可导致后几日的血糖波动，按医嘱多喝水促进排泄，穿刺部位保持清洁、干燥。如有不适及时提出，若出现穿刺部位出血、血肿、感染等需遵医嘱用药或留院观察。

4. 患者接受内镜检查时

（1）接受胃镜检查前，患者需要空腹 10 小时，十二指肠镜镜检前行碘过敏试验，肠镜前需特殊肠道准备，包括术前流质食物，避免粗纤维、籽类蔬果，按医嘱清肠，排清水样便。电切术患者禁食牛奶及乳制品；女性患者经期不宜行肠镜检查；高龄及重症患者需行心电图等术前检查并签署知情同意书；患者若平时服用抗凝、抗血小板药物，需与医生沟通，遵医嘱停用及恢复使用。

（2）内镜检查过程中，需要放松心情，认真配合医生的口令完成动作，如有不适一定及时提出。

（3）内镜检查后，不同的检查项目对患者要求有所差异。普通胃镜后 1 小时内患者应该禁食、水；普通肠镜后，如果患者无严重不适可以正常饮食；无痛内镜检查后、行内镜治疗的患者，饮食及生活均需遵医嘱进行，无痛内镜检查后 24 小时不可驾驶、从事高空作业等，并且保持大便通畅，如有腹胀、腹痛、呕血、便血等不适或异常应该及时告知医生。

（三）复查完成后的指导内容

对肿瘤患者的管理，复查仅仅是手段而非目的，必须完成复查后对结果的解读及相应的处置。复查完成后的指导内容主要包括以下两个方面。

1. 复查结果的解读　肿瘤患者复查完成后取得的复查结果，需要进行个体化的解释，结合患者具体病情对结果进行判断，特别是将差异指标的临床意义向患者解释清楚，对于患者的长期获益是具有积极意义的。例如，胃肠道手术患者由于进食受限，很可能造成在相当长的一段时间内出现营养不良等问题，进而导致复查中实验室检查的诸多指标与正常人群有差异，向患者解释清楚这些差异存在的原因，会起到消除患者心理负担、巩固治疗效果的积极作用。

2. 复查后的处置　在向患者解释清楚检查结果的临床意义后，医生还应当向患者进一步说明不同结果的相应应对策略。患者更期待可操作性强、切实解决临床实际问题的处置意见和建议。这些对策可以包括医疗上的建议，如进一步的用药指导、可能发生不良事件的情况等，还应当包括生活中的注意事项，例如如何照顾胃肠道手术后患者的饮食、如何补充足够的营养以加快康复等。在沟通应对策略时，医务人员应当注意把握好沟通的尺度，对于疾病有进展甚至于复发的患者，应以鼓励为主，但在治疗方案上应当态度坚决；而对于情况维持比较好的患者，应当警惕其麻痹大意情绪，鼓励其按照现有方式巩固治疗效果。

随着我国大力推进互联网+医疗的建设，网络诊疗已经变得触手可及，在复查结果解释中充分利用互联网、人工智能等高科技手段，将对提高肿瘤患者的生存水平发挥积极作用。

（王贵玉　方庆霄）

参 考 文 献

余瑾. 2017. 中西医结合康复医学［M］. 北京：科学出版社：387.

赵晓堂，戴雷，卢云，等. 2016. 4 种量表对低位直肠癌保肛患者的肛门功能的评价［J］. 临床医学研究与实践，（1）：1-3, 15.

中国临床肿瘤学会指南工作委员会. 2018. 中国临床肿瘤学会（CSCO）胃癌诊疗指南-2018. V1［M］. 北京：人民卫生出版社.

中国临床肿瘤学会指南工作委员会. 2019. 中国临床肿瘤学会（CSCO）结直肠癌诊疗指南-2019［M］. 北京：人民卫生出版社.

Agachan F，Chen T，Pfeifer J，et al. 1996. A constipation scoring systemto simplify evaluation and management of constipated patients ［J］. Diseases of the Colon & Rectum，39（6）：681.

Ajani JA，D'Amico TA，Bentrem DJ，et al. 2019. Version 2. 2019，NCCN Clinical Practice Guidelines in Oncology［J］. J Natl ComprCancNetw，17（7）：855-883.

Bartolomei，Sonja，B. S. N，R. N. 2012. Handbook of cancer chemotherapy（8th ed.）. Oncology Nursing Forum，39（1）：111.

Japanese Gastric Cancer Association. 2017. Japanese gastric cancer treatment guidelines 2014（ver. 4）［J］. Gastric Cancer，20（1）：1-19.

Rex DK，Kahi CJ，Levin B，et al. 2006. Guidelines for colonoscopy surveillance aftercancer resection：a consensus update by the American Cancer Society and the US Multi-Society Task Force on Colorectal Cancer［J］. Gastroenterology，130：1865-1871.

Rosen R，Brown C，Heiman J，et al. 2000. The Female Sexual Function Index（FSFI）：a multidimensionalself-report instrument for the assessment of female sexual function［J］. J SexMarital Ther，26（2）：191-208.

Wagner E，Elliot K，Enders，et al. 2015. CRITIQUE DE LIVRE：Chemotherapy and biotherapy guidelines，and recommendations for practice，4th edition. Canadian Oncology Nursing Journal = Revue Canadienne De Nursing Oncologique，25（4）：481.

【附表】

附表 15-1　Karnofsky 功能状态评分

体力状况	评分
正常，无症状和体征	100 分
能进行正常活动，有轻微症状和体征	90 分
勉强进行正常活动，有一些症状或体征	80 分
生活能自理，但不能维持正常生活和工作	70 分
生活能大部分自理，但偶尔需要别人帮助	60 分
常需要人照料	50 分
生活不能自理，需要特别照顾和帮助	40 分
生活严重不能自理	30 分
病重，需要住院和积极的支持治疗	20 分
重危，临近死亡	10 分
死亡	0 分

附表 15-2　ECOG 体力状况评分

体力状况	分级
正常活动	0
症状轻，生活自在，能从事轻体力活动	1
能耐受肿瘤的症状，生活自理，但白天卧床时间不超过 50%	2
症状严重，白天卧床时间超过 50%，但还能起床站立，部分生活能够自理	3
病重卧床不起	4
死亡	5

附表 15-3　Wexner 便秘评分

项目	得分	项目	得分
排便频率		排便时间（分钟）	
每 1~2 天 1~2 次	0	少于 5	0
每周 2 次	1	5~10	1
每周 1 次	2	10~20	2
每周少于 1 次	3	20~30	3
每月少于 1 次	4	大于 30	4
排便困难度		辅助排便方式	
从不	0	没有	0
很少	1	刺激性泻药	1
有时	2	手指协助或灌肠	2
通常	3	24 小时尝试排便失败次数	
总是	4	无	0
不完全排便感觉		1~3 次	1
从不	0	3~6 次	2
很少	1	6~9 次	3
有时	2	超过 9 次	4
通常	3	便秘持续时间（年）	
总是	4	0	0
排便疼痛度		1~5	1
从不	0	5~10	2
很少	1	10~20	3
有时	2	超过 20	4
通常	3		
总是	4	总分	